LA CRÉATION DE L'ÉCOLE DE MÉDECINE DU NORD DE L'ONTARIO

La création de l'École de médecine du Nord de l'Ontario

Une étude de cas dans l'histoire de la formation médicale

DIRECTEURS
Geoffrey Tesson, Geoffrey Hudson,
Roger Strasser et Dan Hunt

McGill-Queen's University Press
Montreal & Kingston • London • Ithaca

© McGill-Queen's University Press 2010
ISBN 978-0-7735-3709-5

Dépôt légal, 1ᵉʳ trimestre 2010
Bibliothèque nationale du Québec

Traduit par Michèle Lejars, révisé par Christiane Ryan sous la direction de Danielle Barbeau-Rodrigue, directrice des Affaires francophones de l'École de médecine du Nord de l'Ontario.

Imprimé au Canada sur papier non acide qui ne provient pas de forêts anciennes (100% matériel post-consommation), non blanchi au chlore.

Nous reconnaissons l'aide financière du gouvernement du Canada par l'entremise du Programme d'aide au développement de l'industrie de l'édition (PADIÉ) pour nos activités d'édition. Nous remercions le Conseil des Arts du Canada de l'aide accordée à notre programme de publication.

Catalogage avant publication de Bibliothèque et Archives Canada

La création de l'École de médecine du nord de l'Ontario: une étude de cas dans l'histoire de la formation médicale / directeurs, Geoffrey Tesson ... [et al.]

Traduction de: The making of the Northern Ontario School of Medicine.
Comprend des références bibliographiques et un index.
ISBN 978-0-7735-3709-5

1. Northern Ontario School of Medicine – Histoire. 2. Enseignement médical – Ontario (Nord) – Cas, Études de. I. Tesson, Geoffrey

R749.N67M3414 2010   610.71'17131   C2009-906588-6

Mis en page par Interscript en 10.5/13 Sabon.

Table des matières

Préface   vii

Chronologie   xv

Acronymes   xxi

PARTIE UN : CONTEXTE

1 Pour le Nord, par le Nord, dans le Nord – Du rêve à la réalité   3
Geoffrey Tesson et John Whitfield

2 Une nouvelle école de médecine dans le contexte global – Planter le décor   21
Raymond Pong

3 Apprendre la médecine dans des communautés rurales et éloignées   36
Roger Strasser

4 Le médecin rural et la formation médicale   52
John Mulloy

PARTIE DEUX : CONTENU

5 Conception d'un processus d'admission pour l'École de médecine du Nord de l'Ontario   71
Jill Konkin

6 Conception d'un nouveau programme d'études pour l'EMNO   90
Joel Lanphear

7 Les étudiants   125
  Geoffrey Tesson, Hoi Cheu et Raymond Pong

8 Gouvernance et organisation   143
  Arnie Aberman et Dorothy Wright

PARTIE TROIS : LEÇONS APPRISES – RÔLE DE LA FORMATION MÉDICALE COMMUNAUTAIRE POUR PALLIER LE MANQUE DE SERVICES EN MILIEU RURAL

9 La formation médicale socialement imputable et la création de l'EMNO   173
  Geoffrey L. Hudson et Daniel Hunt

10 Au-delà de l'EMNO – Des leçons pour les autres   202
   Geoffrey Tesson et Roger Strasser

Bibliographies   223

Index   241

Préface

Ce livre raconte l'histoire de la création de l'École de médecine du Nord de l'Ontario, événement qui a fait date dans l'histoire de la formation médicale au Canada. Le gouvernement de l'Ontario a annoncé en mai 2001 sa décision de créer une école de médecine ayant un campus à l'Université Laurentienne à Sudbury (Nord-Est) et un autre à l'université Lakehead à Thunder Bay (Nord-Ouest). L'École a accueilli ses premiers étudiants en septembre 2005. Au moment où ces pages ont été écrites, elle en était aux dernières étapes du processus d'agrément et s'apprêtait à diplômer sa première classe d'étudiants.

Comme tous les événements qui marquent une importante rupture avec le passé, la création de l'École a eu une très grande visibilité, dont témoignent les débats politiques qui l'ont précédée et l'intérêt intense des médias qu'elle a suscité dans la région. Le discours public portait sur la nécessité d'une action énergique pour remédier à la pénurie chronique de médecins disposés à exercer dans le Nord de l'Ontario. Il touchait une corde sensible dans les villes du Nord de l'Ontario tributaires de l'industrie primaire, qui se sentaient depuis longtemps aliénées du monopole du Sud de l'Ontario sur les programmes de formation professionnelle, lesquels semblaient conçus pour répondre aux besoins des régions métropolitaines. La fierté régionale et des rivalités interrégionales étaient en cause.

Cependant, à un niveau plus profond, la création d'une nouvelle école de médecine signalait des changements dans la réflexion sur la formation médicale, observés depuis quelque temps dans diverses écoles partout au Canada, aux États-Unis et dans d'autres parties du globe qui avaient de la difficulté à préparer les médecins à l'exercice de la médecine dans des régions où la population était disséminée. Comme la nouvelle école était créée à partir de zéro, ses concepteurs pouvaient incorporer dans un nouveau genre de programme de nombreuses innovations ayant fait leurs preuves dans d'autres contextes. L'objectif ambitieux était non seulement de répondre à la pénurie de médecins dans le Nord de l'Ontario, mais également de créer un nouveau programme de formation médicale dont les diplômés auraient une vaste gamme de compétences supérieures, applicables autant dans un environnement rural qu'en milieu urbain. Plus important encore était l'objectif de revoir la préparation des omnipraticiens, des spécialistes et d'autres professionnels de la santé, qui ne se contenterait pas de reproduire la formation dispensée dans les centres urbains métropolitains et conviendrait davantage aux localités du Nord, rurales et isolées. Il ne s'agit pas d'un objectif qu'une école de médecine peut atteindre seule, mais il peut avoir une incidence considérable, tant sur les compétences que doivent acquérir les étudiants au cours de leur programme que sur la culture de l'exercice et les habitudes de travail avec d'autres intervenants pendant leur apprentissage clinique.

La visée première de ce livre est de présenter un récit historique des débats publics et de la mécanique du processus décisionnel qui a conduit à la création de la nouvelle école. Cependant, un autre objectif tout aussi important est de décrire le processus plus complexe qui a permis de transformer le rêve d'une école de médecine adaptée au Nord de l'Ontario en un programme pratique cohérent, fondé sur l'expérience d'autres pionniers dans ce domaine. À ce titre, *La création de l'École de médecine du Nord de l'Ontario* s'adresse à un vaste public. L'histoire des communautés du Nord, qui ont manifesté un intérêt si fort pour leur école de médecine et, sans doute, leur compréhension croissante des complexités inhérentes à la satisfaction de tous leurs besoins en formation médicale, est relatée dans ces pages. La création de l'École témoigne de leur intérêt et de leur contribution intenses qui ont joué un rôle si crucial pour convaincre le gouvernement de l'époque de faire ce pas. Toutefois, le livre s'adresse également aux experts de la formation médicale et des ressources humaines en santé ainsi qu'aux décideurs au Canada, aux États-Unis et dans d'autres pays, surtout ceux qui ont tenté de résoudre les problèmes associés à la prestation de soins de santé aux populations disséminées. Il intéressera particulièrement les personnes qui ont cherché à réorienter la formation médicale pour répondre plus fidèlement aux besoins des communautés. Elles verront comment la conception de l'École repose sur la compréhension des expériences précédentes et constateront qu'aucun effort n'est épargné pour tirer des leçons de cette nouvelle expérience en vue des initiatives futures. Le livre est rédigé avec la conviction que ce projet est une source de précieuses leçons pour d'autres régions géographiques semblables.

La création de l'École de médecine du Nord de l'Ontario, qui se divise en trois parties, est l'œuvre de nombreux auteurs. La première partie relate le processus décisionnel entourant la création d'une nouvelle école de médecine et décrit les conditions sociales et géographiques dans lesquelles cette décision a été prise. Elle expose également la réflexion qui sous-tend la nouvelle approche jugée nécessaire à l'égard de la formation médicale. La deuxième partie est consacrée au programme de la nouvelle école de médecine. Elle décrit l'élaboration du processus d'admission, la création d'un nouveau programme d'études et l'établissement d'une nouvelle structure de gouvernance et d'organisation. Un récit de l'expérience des premiers étudiants admis au programme complète ces détails administratifs. La dernière partie aborde certaines des leçons qui peuvent être tirées du processus de création de l'École. Le reste de cette préface est consacré à un aperçu des chapitres présentés dans le livre.

Dans le chapitre 1, Geoffrey Tesson et John Whitfield, qui ont tous deux occupé le poste de vice-recteur à l'enseignement et à la recherche dans leur université respective (Laurentienne et Lakehead) et ont coprésidé le groupe de travail du Nord qui a produit la première proposition importante visant la création d'une nouvelle école de médecine, présentent un exposé chronologique de la façon dont les aspirations des habitants du Nord de l'Ontario concernant leur propre école de médecine se sont traduites par une proposition concrète qui s'est ensuite matérialisée. Ils donnent un aperçu des étapes qui ont mené à la décision de créer l'École et sert de prélude aux chapitres suivants. Ils décrivent la capacité croissante en matière de formation médicale dans le Nord et la combinaison de politique et de soutien populaire qui, avec les nouvelles analyses des politiques parrainées par le gouvernement, a justifié la création d'une nouvelle école de médecine.

Dans le chapitre 2, Raymond Pong, directeur du Centre de recherche en santé dans les milieux ruraux et du Nord, à l'Université Laurentienne, qui prône depuis longtemps une plus grande attention aux besoins de ressources humaines en santé dans les régions rurales, passe en revue l'histoire et la géographie du Nord de l'Ontario : son économie de ressources et les problèmes associés à la prestation de soins de santé aux populations rurales et éloignées du Nord de l'Ontario et du Canada. Il décrit la création d'une école de médecine pour le Nord comme une réponse au défaut des mesures sporadiques prises pour offrir une solution durable aux pénuries chroniques de médecins dans le Nord de l'Ontario.

Dans le chapitre 3, Roger Strasser, doyen fondateur de l'EMNO, souligne la nature novatrice de la conception de l'École. Il montre comment son élaboration s'est appuyée sur les tendances historiques en formation médicale au cours de la dernière partie du XXe siècle à travers le monde. Ces tendances comprenaient l'apprentissage par cas en classe, la formation médicale en milieu communautaire et rural pour l'apprentissage clinique et l'éducation à distance par voie électronique. La formation médicale dispensée par l'EMNO offre aux étudiants une expérience clinique et éducative de qualité dans une gamme diversifiée de contextes pour les services sociaux, culturels et de santé.

Dans le chapitre 4, John Mulloy, médecin de famille devenu l'un des principaux défenseurs d'une nouvelle école de médecine dans le Nord, donne un aperçu de la motivation des médecins en exercice de participer à la formation médicale. Ce récit largement personnel décrit la façon dont un réseau de médecins du Nord a été convaincu de la nécessité d'assumer plus de responsabilités en formation médicale afin d'assurer la relève. Il souligne l'importance des programmes de résidence en médecine familiale répartis pour la formation d'un large groupe de médecins formateurs, et il décrit la nature spéciale de l'exercice de la médecine dans le Nord et en région rurale, ses difficultés et ses gratifications.

La deuxième partie du livre porte sur le processus même de construction de l'École. Dans le chapitre 5, Jill Konkin, doyenne associée responsable de l'élaboration du processus d'admission de l'EMNO, explique que les critères d'admission ont été conçus à la suite d'une recherche menée sur les types d'étudiants les plus susceptibles de choisir d'exercer dans le Nord et en milieu rural et éloigné. Elle expose également l'apport des différentes communautés, en particulier les Autochtones et les francophones, dans le processus d'admission et montre comment la composition sociale de la toute première classe d'étudiants reflète fidèlement la composition sociale du Nord de l'Ontario.

Dans le chapitre 6, Joel Lanphear, doyen associé responsable de la formation médicale de premier cycle, relate l'évolution historique du programme d'études des écoles de médecine qui permet d'expliquer comment le programme d'études de l'EMNO a été conçu expressément pour l'exécution de son mandat dans les régions rurales et du Nord. Les défis associés à l'élaboration du programme étaient de trois ordres. Tout d'abord, il fallait satisfaire aux normes exigeantes du processus d'agrément. Ensuite, le programme devait tenir compte des problèmes de santé de la population du Nord de l'Ontario ainsi que des particularités des soins en milieu rural et éloigné. Enfin, il devait pouvoir être dispensé dans des sites disséminés dans tout le Nord de l'Ontario et nécessitait donc l'utilisation massive de la technologie de l'information.

Dans le chapitre 7, Geoffrey Tesson, Hoi Cheu et Raymond Pong racontent l'expérience de la première cohorte d'étudiants. Hoi Cheu, spécialiste en études cinématographiques au Département d'anglais de l'Université Laurentienne, a enregistré un grand nombre d'entrevues d'étudiants de l'EMNO sur vidéo. Ce chapitre rend compte d'un échantillon d'entrevues et de données tirées de questionnaires administrés à chaque classe de nouveaux étudiants. Il expose les motivations des étudiants dans le choix de ce programme, décrit leur expérience des premières années du programme et examine leurs aspirations de carrière en rapport avec le mandat de l'École associé aux régions rurales et éloignées.

Dans le chapitre 8, Arnie Aberman, ancien doyen de la faculté de médecine de l'université de Toronto et doyen-conseil de l'EMNO, et Dorothy Wright, chef des services administratifs, décrivent la structure de gouvernance particulière conçue pour répondre aux diverses demandes imposées à l'EMNO. L'École a été établie en tant que personne morale distincte, dotée d'un conseil d'administration structuré de manière à refléter son engagement à servir les différentes communautés culturelles du Nord de l'Ontario ainsi que sa relation avec les deux universités du Nord. Elle a évolué en tant qu'organisation dotée de personnel et de membres du corps enseignant répartis sur deux campus et dans de nombreuses collectivités, avec l'appui de technologies de l'information et de systèmes administratifs de pointe.

La troisième partie du livre présente certaines des leçons tirées de l'expérience de la fondation de l'EMNO. Dans le chapitre 9, Geoffrey Hudson, historien médical membre du personnel enseignant de l'EMNO, et Dan Hunt, vice-doyen à l'enseignement et à la recherche, exposent les défis à relever pour créer une école de médecine bien adaptée aux communautés qu'elle vise à servir. Le mandat de l'EMNO ne consiste pas seulement à répondre aux besoins des différents groupes culturels qui composent le Nord de l'Ontario, mais également à faire participer ces communautés à la conception, à la gestion et à la prestation de ses programmes. Ce chapitre aborde l'histoire de la formation médicale socialement responsable et analyse l'évolution de l'engagement de l'École auprès des communautés autochtones, francophones, rurales et éloignées du Nord de l'Ontario.

Dans le dernier chapitre, Geoffrey Tesson et Roger Strasser parlent de la spécificité historique de l'EMNO, expressément conçue pour répondre aux besoins en soins de santé des populations rurales, éloignées et du Nord, afin de permettre aux autres régions aux prises avec des questions similaires pour la prestation des soins de santé d'en tirer des leçons. Ils analysent : a) la décision de créer une nouvelle école de médecine; b) l'élaboration d'un processus d'admission et d'un programme d'études propres à répondre le mieux possible aux besoins régionaux; c) les stratégies pour mobiliser les communautés; d) la structure de gouvernance. Finalement, ils offrent des conclusions globales sur l'importance future de la formation médicale communautaire.

Un mot sur les auteurs : Il y en a douze au total et chacun a eu un rôle important à jouer dans la création et la construction de l'École de médecine du Nord de l'Ontario. Dans la planification du livre, il a été décidé que la valeur de l'expérience collective de ces intervenants clés l'emportait sur toute difficulté que pourraient susciter les efforts visant à combiner leurs différentes contributions en un ouvrage cohérent. Compte tenu de leur participation, parfois passée, parfois actuelle, on pourrait dire que les auteurs n'ont pas l'objectivité nécessaire pour donner un point de vue critique sur les événements qu'ils décrivent. Ils partagent tous très certainement une fierté et un enthousiasme évidents à l'endroit de l'École, ainsi qu'une solide détermination à en assurer le succès à long terme, ce qui transparaît dans leurs écrits. Mais ils savent tous fort bien que la réputation de l'EMNO parmi les écoles de médecine canadiennes dépendra bien davantage de la qualité réelle de l'expérience éducative de ses diplômés et de la gamme de compétences qu'ils apporteront à leur exercice de la médecine que tous les applaudissements de ses dirigeants.

Une dernière note au lecteur : Le nom de l'École de médecine du Nord de l'Ontario (EMNO) a changé quelques fois depuis la conception initiale de l'École jusqu'à aujourd'hui. Comme ces noms et leurs acronymes omniprésents figurent dans les premiers documents, et donc, tout au long du texte, un bref historique des changements pourrait être utile au lecteur.

NORMS – NORTHERN AND RURAL MEDICAL SCHOOL (ÉCOLE DE MÉDECINE SPÉCIALISÉE DANS LA SANTÉ RURALE ET DU NORD)

Lorsque Robert McKendry a lancé pour la première fois dans son rapport au gouvernement l'idée d'une nouvelle école de médecine située dans le Nord de l'Ontario, il reconnaissait que la pénurie de médecins était aussi prononcée dans les communautés rurales du Sud-Ouest que dans le Nord de l'Ontario. Il recommandait donc que l'école soit conçue de manière à répondre aux besoins des communautés du Nord aussi bien qu'à ceux des collectivités rurales. Cette idée a été reprise par le groupe de travail pan-nordique qui a élaboré la première proposition complète, appelé conseil de liaison de la NORMS, et qui a présenté sa proposition sous l'acronyme NORMS.

EMNO – ÉCOLE DE MÉDECINE DU NORD-ONTARIO

Lorsque le gouvernement de l'Ontario a annoncé en mai 2001 son intention de financer une nouvelle école de médecine dans le Nord de l'Ontario, il a précisé que cette école serait principalement axée sur les besoins du Nord. Il avait d'autres projets, exposés en détail dans le rapport du comité d'experts, pour la décentralisation de la formation clinique dans les régions rurales du Sud et du Sud-Ouest de l'Ontario. Le mot « rural » a donc été retiré du nom de l'École, encore au stade embryonnaire, qui a ainsi été désignée par l'acronyme EMNO.

EMNO – ÉCOLE DE MÉDECINE DU NORD DE L'ONTARIO

Une fois l'École officiellement établie comme entité indépendante ayant obtenu son premier agrément provisoire, une des premières mesures prises par son nouveau conseil d'administration a été de choisir un nouveau nom qui la distinguerait de ses origines mêlées et dirait au monde qu'elle avait enfin vu le jour. L'École porte maintenant officiellement le nom d'École de médecine du Nord de l'Ontario (EMNO) – qui devrait demeurer inchangé dans l'avenir prévisible.

Chronologie de la création de l'EMNO

Avant 1990
Depuis leur création au milieu des années 1960, les universités Lakehead et Laurentienne avaient fréquemment pressé le gouvernement provincial d'établir des écoles de médecine sur leurs campus. Ces efforts ont été vains.

1972
L'université McMaster crée un programme, dirigé par le Dr John Augustine, afin que certains de ses étudiants acquièrent une expérience clinique dans le Nord-Ouest de l'Ontario (Programme de médecine du Nord-Ouest de l'Ontario [PMNO]).

1991
Création de programmes de résidence en médecine familiale à Thunder Bay (une extension du programme de McMaster) et à Sudbury (une extension du programme de l'Université d'Ottawa).

1997
Le gouvernement de l'Ontario finance le Northern Academic Health Sciences Network (NAHSN) offrant un éventail d'activités de formation médicale de premier cycle et postdoctorales dans des localités de tout le Nord de l'Ontario.

Juillet 1999
Face aux préoccupations grandissantes concernant les pénuries de médecins, le ministère de la Santé et des Soins de longue durée de l'Ontario demande au Dr Robert McKendry de préparer un rapport sur les questions d'offre et de demandes de médecins dans la province.

Septembre 1999
Les universités Lakehead et Laurentienne remettent un mémoire au D^r McKendry indiquant qu'elles sont toutes les deux prêtes à travailler avec leur organisme de formation clinique et leurs hôpitaux régionaux respectifs pour créer une école de médecine du Nord.

Décembre 1999
Publication du rapport McKendry qui recommande entre autres de créer une nouvelle école de médecine située aux universités Laurentienne et Lakehead et conçue spécialement pour répondre aux besoins de formation médicale dans le Nord et les régions rurales. Le mémoire de la Laurentienne et de Lakehead est annexé au rapport.

Janvier 2000
1) La ministre de la Santé, Elizabeth Witmer, annonce la formation d'un comité d'experts dirigé par le Dr Peter George, pour conseiller le gouvernement sur la mise en œuvre des recommandations de McKendry.
2) Un groupe de travail, appelé Northern Ontario Rural Medical School (NORMS) Liaison Council est constitué et chargé d'élaborer une proposition complète pour la nouvelle école. Ce conseil, coprésidé par deux vice-recteurs d'universités du Nord, compte des représentants des deux organismes de résidence en médecine familiale du Nord (PMNO et CEMNO), des deux hôpitaux régionaux, ainsi qu'un chef de file communautaire de Thunder Bay et de Sudbury respectivement.

Mai 2000
Réunion à Toronto de cinq maires avec la ministre de la Santé, Elizabeth Witmer, afin de défendre le dossier de l'école de médecine rurale dans le Nord de l'Ontario. La proposition intéresse la ministre qui indique qu'elle est prête à demander au comité d'experts du Dr George de recevoir une proposition.

27 juin 2000
Le conseil de liaison de la NORMS présente au Comité d'experts sur les professionnels de la santé une proposition de création d'une école de médecine rurale dans le Nord (NORMS) avec des sites aux universités Laurentienne et Lakehead. La proposition expose un modèle d'école de médecine autonome conçue spécialement pour

répondre aux besoins des populations du Nord et rurales de l'Ontario et faisant appel au réseau actuel de médecins du Nord engagés dans les programmes de résidence en médecine familiale. La conception de l'école s'inspire du succès d'initiatives de formation médicale en milieu rural menées en Australie, aux États-Unis et en Europe.

23 août 2000
Présentation de la proposition de la NORMS par des représentants du conseil de liaison au comité d'experts.

Décembre 2000
Une fuite de renseignements provenant du comité d'experts suggère que le comité est prêt à recommander une approche graduelle qui commence par l'expansion de la formation clinique dans le Nord. La coalition des maires et le conseil de liaison de la NORMS collaborent pour dénoncer publiquement ce modèle de satellite en disant qu'il est loin de répondre aux attentes du Nord.

Janvier 2001
Le *Toronto Star* publie des éléments clés du rapport du comité d'experts diffusés lors de la fuite (*Shaping Ontario's Physician Workforce*). Le rapport inclut une vaste série de recommandations visant à augmenter le nombre de places de formation de premier cycle et postdoctorale en Ontario. Sudbury et Thunder Bay (ainsi que Windsor) sont désignés comme sièges de la formation clinique des étudiants du volet rural, la création d'une nouvelle école totalement autonome dans le Nord étant seulement un résultat subséquent probable.

Février 2001
La coalition des maires rencontre le ministre du Développement du Nord et des Mines, Dan Newman, qui promet 40 000 $ pour financer un symposium international sur la formation médicale en milieu rural.

Avril 2001
Le symposium international sur la formation médicale en milieu rural a lieu à Sudbury. Des chefs de file de l'enseignement médical provenant d'Australie, de Norvège, de Finlande, du Canada et des États-Unis relatent les succès de ce type de formation dans leur pays à

un vaste auditoire de médecins et de professionnels de la santé, d'universitaires, de chefs de file communautaires et de fonctionnaires.

Mai 2001
Le ministre de la Santé et des Soins de longue durée, Tony Clement, et le ministre du Développement du Nord et des Mines, Dan Newman, annoncent conjointement l'intention de créer une école de médecine dans le Nord, qu'elle ouvrira en 2004 et qu'elle offrira cinquante-cinq places réparties entre les universités Laurentienne et Lakehead. Contrairement à la proposition de la NORMS, qui suggérait un campus double, cette annonce désigne Sudbury, dans le Nord-Est de l'Ontario, comme campus principal, et Thunder Bay, dans le Nord-Ouest, comme campus de formation clinique. Le rôle moindre attribué à Thunder Bay provoque une déception considérable dans le Nord-Ouest.

Octobre 2001
Le premier ministre Mike Harris annonce la formation du Comité de gestion de la mise en œuvre de l'École de médecine du Nord (CGMO) ainsi que 3 millions de dollars pour mettre le processus en marche. Le mandat du comité, présidé par le maire de Sudbury, Jim Gordon, est de produire un plan d'activités comportant des lignes directrices relatives à la mise en œuvre qui feraient que la nouvelle école accueille ses premiers étudiants en septembre 2004.

Janvier 2002
Le Dr Arnie Aberman, ancien doyen de la faculté de médecine de l'université de Toronto, est nommé « doyen-conseil » pour le projet d'école de médecine du Nord.

Avril 2002
Le Dr Roger Strasser, ancien directeur de l'école de la santé rurale de l'université Monash à Melbourne, Australie, est nommé doyen fondateur de l'École de médecine du Nord de l'Ontario (EMNO). Le Dr Roger Strasser est largement reconnu sur la scène internationale comme une autorité en matière de formation médicale en milieu rural.

Mai 2002
Le premier ministre Ernie Eves (qui a pris la relève de Mike Harris qui s'était retiré de la politique) promet dans le discours du Trône

un modèle de campus double qui donnerait un rôle égal aux universités Lakehead et Laurentienne.

Août 2002
Le CGMO présente son plan d'activités et les lignes directrices de la mise en œuvre au ministre de la Formation et des Collèges et Universités. Ce plan reflète fidèlement le modèle d'apprentissage distribué en milieu communautaire exposé dans la proposition originale de la NORMS. Il appuie le modèle de campus double, confère un rôle égal à Lakehead et à la Laurentienne, et recommande d'établir l'EMNO à titre d'entité légale distincte (une société sans but lucratif) qui serait reconnue, par l'entremise des sénats respectifs des universités, comme leur faculté de médecine. Cependant, l'EMNO rendrait des comptes à son propre conseil d'administration, lequel représenterait les deux universités et les communautés du Nord de l'Ontario.

7 mai 2003
Le premier ministre Eves annonce un investissement de 95,3 millions de dollars sur trois ans dans l'EMNO (subventions d'immobilisations et de fonctionnement). Cette annonce concorde avec les dépenses de démarrage et de fonctionnement envisagées dans le plan d'activités produit par le CGMO et prévoit des dépenses en immobilisations pour la construction d'édifices séparés qui hébergeront la nouvelle école sur les campus de la Laurentienne et de Lakehead.

Décembre 2003
Première réunion du conseil d'administration de l'EMNO. Les recteurs des universités Lakehead et Laurentienne en assument en alternance la présidence. Les trente-cinq membres représentent diverses communautés professionnelles, régionales et linguistiques de tout le Nord de l'Ontario.

8 juin 2004
L'EMNO annonce qu'elle a obtenu son agrément provisoire du LCME et du CAFMC pour son programme de première année.

Septembre 2005
Ouverture officielle – La toute première classe de cinquante-six étudiants arrive sur les campus.

Acronymes

AAMC	Association of American Medical Colleges
ACPM	Association canadienne de la protection médicale
ACPPU	Association canadienne des professeures et professeurs d'université
ADMC	Apprentissage distribué en milieu communautaire
AFMC	Association des facultés de médecine du Canada
AMA	American Medical Association
AMC	Association médicale canadienne
APC	apprentissage par cas
APP	apprentissage par problèmes
CAFMC	Comité d'agrément des facultés de médecine du Canada
CEMNO	Corporation d'éducation médicale du Nord-Est de l'Ontario
CGMO	Comité de gestion de la mise en œuvre de l'École de médecine du Nord
CRIS	Centre de ressources pour l'information sur la santé
CRSRN	Centre de recherche en santé dans les milieux ruraux et du Nord
ECI	Expérience communautaire intégrée
ECOS	Examens cliniques objectifs structurés
ECP	Externat communautaire polyvalent
EMNO	École de médecine du Nord de l'Ontario
FAEO	Fiducie d'aide aux étudiantes et étudiants de l'Ontario
FMN	Family Medicine North
FMMC	Formation médicale en milieu communautaire
GD	Groupe de direction
LCME	Liaison Committee on Medical Education (US)

MCAT	Medical College Admission Test
MFC	module fondé sur des cas
MEM	mini-entrevues multiples
MPC	moyenne pondérée cumulative
NAHSN	Northern Academic Health Sciences Network
NAN	Nishnawbe Aski Nation
NOFM	Northeastern Ontario Family Medicine
NORMS	Northern and Rural Medical School
NOSMFA	Northern Ontario School of Medicine Faculty Association
OHIP	Assurance-santé de l'Ontario
OMS	Organisation mondiale de la santé
OMSAS	Service ontarien de demande d'admission en médecine
PMNO	Programme de médecine du Nord-Ouest de l'Ontario
PRCC	Parallel Rural Community Curriculum
PSRID	Programme des services aux régions insuffisamment desservies
RLISS	Réseau local d'intégration des services de santé
SAD	Séance axée sur la discipline
SAMC	Séance d'apprentissage en milieu communautaire
SCM	Séance de coordination du module
SCS	Séance clinique structurée
SEV	Séances d'enseignement virtuelles
SGG	Séance en grand groupe
SPS	Séance de perfectionnement dans une spécialité
SSP	Séance sur les soins primaires
ST	Séance thématique
STD	Séance de tutorat distribuée
VC	Vidéoconférence

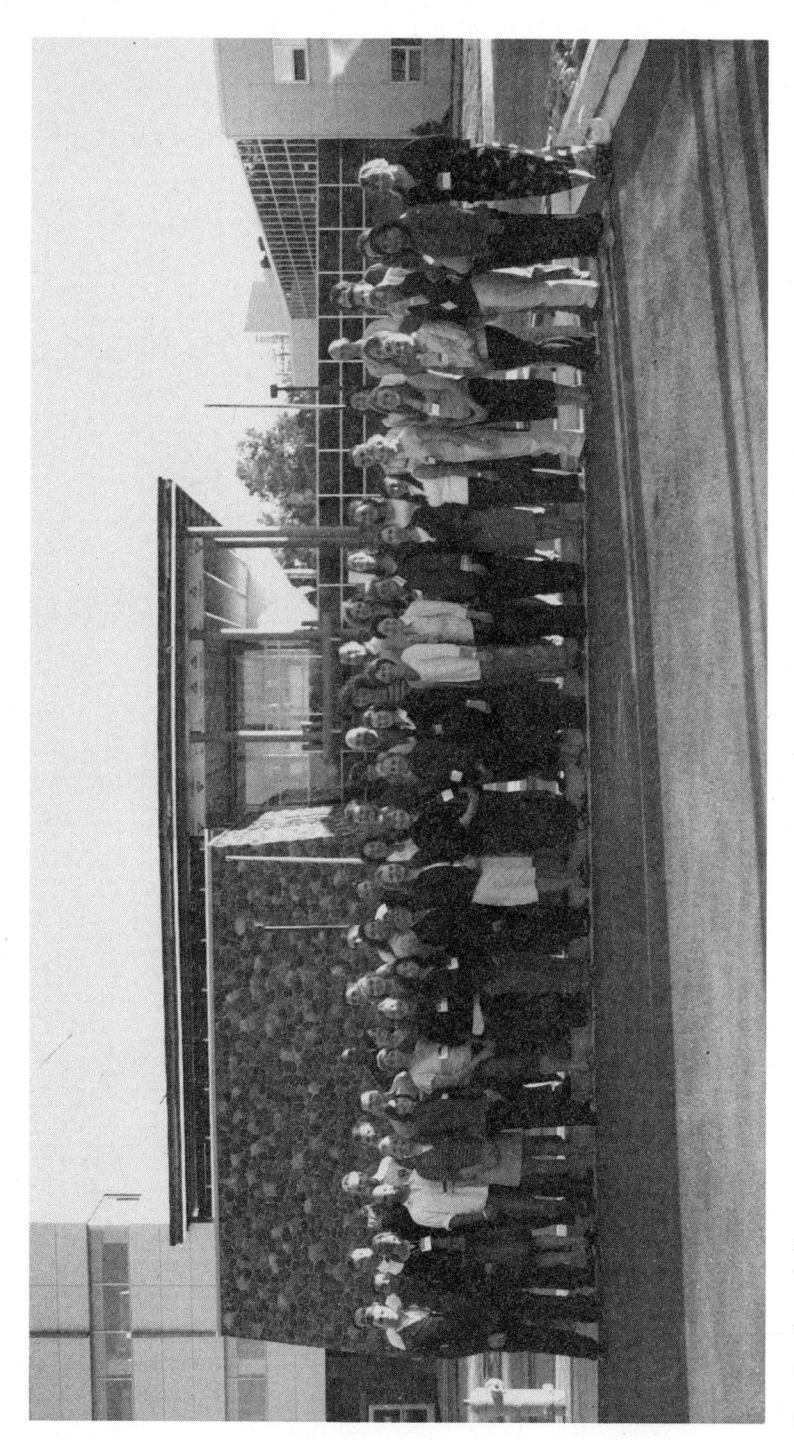

Première classe de l'EMNO, automne 2005

PARTIE UN
Contexte

1
Pour le Nord, par le Nord, dans le Nord – Du rêve à la réalité

GEOFFREY TESSON ET JOHN WHITFIELD

Le vigoureux débat public qui a précédé et accompagné la création de l'École de médecine du Nord de l'Ontario portait pour une bonne part sur la solution que représentait l'École à la pénurie de médecins dans le Nord de l'Ontario. Dans une perspective plus large, la formation d'un plus grand nombre de médecins n'est qu'un élément parmi tous ceux qui sont nécessaires à la prestation de soins de santé de qualité à la population disséminée du Nord de l'Ontario. La difficulté à attirer suffisamment de médecins dans le Nord a été aggravée par la difficulté à les conserver. La solution à long terme allait se trouver dans une vaste gamme d'initiatives visant notamment à tenter d'attirer des étudiants ayant des affinités avec le travail dans le Nord, à concevoir des programmes d'études qui leur donneraient les compétences nécessaires pour relever les défis auxquels ils seraient confrontés, et à former des professionnels de la santé mieux outillés pour les conditions de travail dans le Nord. L'idée de créer une nouvelle école afin de former plus de médecins pour le Nord a toutefois fait converger les énergies comme n'aurait pu le faire une simple liste de mesures d'amélioration. Après les remous de la dynamique politique et l'annonce de la création de l'École, a commencé la tâche de lui donner sa forme et un programme d'études, conçu non seulement pour former davantage de médecins, mais également pour transformer la nature de l'exercice dans le Nord et en région rurale.

Ce chapitre relate les événements qui ont mené à l'annonce de la création de l'École : les premières aspirations, la participation accrue des médecins du Nord aux initiatives de formation médicale, les rapports qui ont précédé la décision, l'importance des facteurs politiques et le rôle des différents organismes et personnes en cause.

Il vise à présenter ce qui s'est passé et à reconnaître le rôle des principaux intervenants. Les chapitres suivants traitent des questions plus complexes découlant de l'élaboration du programme d'études de l'École, de ses politiques d'admission ainsi que de sa structure de gouvernance et d'administration.

LE RÊVE

Les universités Lakehead et Laurentienne ont été créées dans les années 1960, dans le cadre de l'expansion de l'enseignement postsecondaire en Ontario. En tant qu'universités régionales servant principalement les populations locales, elles offraient une gamme complète de programmes en sciences et en art, ainsi que des programmes professionnels de premier cycle, dont un certain nombre liés à la santé. Elles ont élaboré par la suite une gamme restreinte de programmes de maîtrise et de doctorat. Toutes les deux aspiraient dès le début à créer des écoles de médecine, sans toutefois envisager de le faire en collaboration. Mais ce projet ne s'est pas concrétisé. On pensait généralement à l'époque que les écoles de médecine devaient être associées à des universités mieux établies, de plus grande envergure et ayant des liens étroits avec un hôpital d'enseignement. Lorsque l'Ontario a créé une nouvelle école de médecine au début des années 1970, ce fut à l'université McMaster, à Hamilton, plutôt que dans le Nord. L'école de médecine de l'université McMaster allait être très novatrice dans le domaine de la formation médicale, en introduisant l'apprentissage par problèmes et en s'engageant dans la formation médicale en milieu communautaire, notamment dans le Nord. Le rêve d'une école de médecine indépendante dans le Nord allait devoir attendre la présence des conditions propices avant de se matérialiser.

CAPACITÉ GRANDISSANTE DANS LE NORD – ÉLABORATION DE PROGRAMMES CLINIQUES DANS LE NORD

La formation d'un médecin praticien est longue. Habituellement, les étudiants suivent un programme de premier cycle de quatre ans, suivi d'un programme de doctorat en médecine (M.D.) de quatre ans et de deux ans de résidence en médecine familiale (ou plus pour d'autres spécialités). Ils ne sont autorisés à exercer la médecine qu'après ces études. L'acquisition de compétences cliniques se fait sous la supervision de médecins praticiens dans divers contextes, qui vont des hôpitaux universitaires et des cliniques communautaires aux cabinets médicaux. Comme l'expérience d'apprentissage clinique joue un rôle important dans la perception qu'a l'étudiant de l'exercice de la médecine en général, la forme qu'elle prend et le lieu où elle est dispensée influencent souvent l'endroit où il choisit d'exercer à la fin de ses études. Il est reconnu depuis un certain temps que les étudiants qui font la majorité de leur apprentissage clinique en milieu urbain sont plus susceptibles de choisir d'exercer en milieu urbain plutôt qu'en région rurale, et inversement dans le cas de ceux qui font le plus gros de leur apprentissage clinique en région rurale (Kaufman 1990; Rosenblatt et coll. 1992; Rourke 1996). Les facultés de médecine de l'université McMaster et de l'Université d'Ottawa ont été des chefs de file au Canada dans la décentralisation de portions de leurs programmes cliniques vers le Nord de l'Ontario, afin d'encourager un plus grand nombre de leurs diplômés à choisir d'y exercer. Ce sont leurs efforts qui ont jeté les fondements d'initiatives ultérieures à Thunder Bay et à Sudbury.

Dans le Nord-Ouest, le Dr John Augustine a dirigé la conception du Programme de médecine du Nord-Ouest de l'Ontario (PMNO) qui, en 1972, a commencé à accepter des étudiants de l'université McMaster pour une partie de leur expérience clinique. En 1978, des étudiants d'autres écoles de médecine ont commencé à participer à ce programme pour acquérir de l'expérience médicale dans le Nord et, en 1991, des programmes de résidence dans le Nord pour les résidents en médecine familiale ont été instaurés à Thunder Bay (pour les résidents de McMaster) et à Sudbury (pour les étudiants du programme de médecine familiale de l'Université d'Ottawa). Le premier directeur du programme de Sudbury, John Mulloy, décrit ces développements plus en détail au chapitre 4.

De façon générale, on considérait que ces programmes de médecine familiale dans le Nord avaient porté fruit. Non seulement ils étaient attrayants pour les diplômés en médecine de la région, mais ils attiraient également des étudiants de haut calibre venus de partout au pays. Surtout, des études sur les choix de carrière subséquents de ces diplômés du Nord ont révélé qu'ils avaient manifesté une préférence beaucoup plus forte pour l'exercice de la médecine dans le Nord et en région rurale que les diplômés des programmes dispensés en milieu urbain (Heng et coll. 2007). Cette constatation étaye solidement la théorie selon laquelle les médecins formés dans le Nord exerceraient la médecine dans le Nord.

Le succès du programme de médecine familiale et des autres programmes offerts sur les deux campus du Nord a encouragé la réalisation de projets plus ambitieux et, en 1997, une batterie de nouvelles initiatives connues sous le nom de Northern Academic Health Sciences Network ont reçu du financement. Ces projets comprenaient de nouvelles possibilités de formation pour les étudiants possédant déjà un grade, un programme de soutien pour les professionnels paramédicaux (comme les physiothérapeutes et les ergothérapeutes), un programme de sensibilisation aux possibilités de carrière dans le domaine de la santé chez les résidents du Nord d'âge scolaire et la création de postes de résidents dans des spécialités générales comme la psychiatrie et la chirurgie générale. Si aucun de ces projets n'a fait les manchettes en soi, ils ont tous été importants à maints égards. Premièrement, ils reconnaissaient que la prestation de meilleurs soins de santé dans le Nord de l'Ontario exigeait non seulement la présence d'un plus grand nombre de médecins, mais également la création d'une combinaison appropriée de professionnels de la santé travaillant en équipe. Deuxièmement, ils indiquaient la capacité croissante du Nord de gérer des programmes de formation médicale sans passer par les écoles de médecine existantes. Surtout, ils montraient l'existence d'un réseau de médecins enseignants et d'autres professionnels dans le Nord qui étaient disposés à assumer de nouvelles responsabilités et qui prenaient goût à la gestion de leurs affaires.

LE DR MCKENDRY VIENT DANS LE NORD

En juillet 1999, tandis que grandissaient les inquiétudes causées par les pénuries de médecins, le ministère de la Santé et des Soins de longue durée de l'Ontario a chargé le Dr Robert McKendry de rendre compte des problèmes d'offre et de demande de médecins dans la province. Dans le cadre de cette mission d'information, le D[r] McKendry s'est rendu à Sudbury et à Thunder Bay pour rencontrer les principales parties prenantes; au cours de ses entretiens avec des groupes composés de médecins et de représentants municipaux et universitaires, il a évoqué la possibilité de créer une nouvelle école de médecine pour les populations du Nord et des régions rurales. Le moment était historique. Pour la première fois, un expert nommé par le gouvernement s'apprêtant à formuler des recommandations sur la façon de pallier la pénurie de médecins faisait écho aux aspirations grandissantes du milieu médical et des dirigeants municipaux et universitaires. Le concept d'une école de médecine dans le Nord n'était plus un rêve chimérique.

Le rapport McKendry a été publié en décembre (McKendry 1999). Ses recommandations portaient notamment sur la création d'une nouvelle école de médecine ayant des campus à l'Université Laurentienne et à l'université Lakehead, expressément conçue pour répondre aux besoins en formation médicale dans le Nord et dans les collectivités rurales. Ce rapport, qui présentait une analyse sérieuse des problèmes d'offre et de demande de médecins, donnait plus de poids au point de vue selon lequel l'Ontario connaissait une pénurie de médecins, d'une part, et, d'autre part, les écoles de médecine établies n'avaient pas suffisamment porté attention à la préparation des étudiants en vue de l'exercice dans le Nord et en milieu rural. La conclusion soigneusement encadrée du rapport, à savoir, que la construction d'une nouvelle école de médecine dans cette région pourrait le mieux répondre aux besoins de médecins dans les régions mal servies comme le Nord de l'Ontario, a été accueillie avec un certain scepticisme par les écoles de médecine existantes (Walker 2001; Sullivan et O'Reilly 2002). Elle a toutefois suscité une vague grandissante de soutien parmi la population du Nord de l'Ontario.

Comme d'habitude lorsque l'adoption de nouvelles politiques importantes est envisagée, la ministre de la Santé, Elizabeth Witmer, a annoncé la formation du Comité d'experts sur les professionnels de la santé présidé par le Dr Peter George, recteur de l'université McMaster, et chargé de conseiller le gouvernement sur la mise en œuvre des recommandations du rapport McKendry.

PROPOSITION POUR LE NORD

Les partisans de la création d'une école de médecine dans le Nord reconnaissaient qu'ils devaient prendre les devants pour s'assurer que la proposition du rapport McKendry n'avorte pas par manque de clarté de ce qu'elle pourrait faire. L'approche comportait deux volets : un volet enseignement et un volet politique. Tout d'abord, il y avait les questions logistiques de l'élaboration d'une proposition crédible sur le plan universitaire. Pour souligner la volonté des intervenants clés à Thunder Bay et à Sudbury de travailler ensemble à ce projet, on a formé un groupe de travail du nom de conseil de liaison de la NORMS (Northern Ontario Rural Medical School (NORMS) Liaison Council), chargé d'élaborer une proposition détaillée visant la création d'une nouvelle école. Le conseil de liaison, coprésidé par les deux vice-recteurs des universités du Nord (les deux auteurs de ce chapitre), comprenait les chefs administratifs des deux programmes de résidence en médecine familiale dans le Nord (Jim Kraemer, du PMNO, et Miriam McDonald, de la CEMNO), les chefs du personnel des deux hôpitaux régionaux (le Dr David Boyle à Sudbury et le Dr Blair Schoales à Thunder Bay); deux médecins enseignants (le Dr Bill McMullen, président du conseil de la CEMNO, et le Dr Rick Almond, du PMNO), et enfin, un éminent membre de la communauté de Thunder Bay (le Dr John Augustine) et de la communauté de Sudbury (Maureen Lacroix). Le Bureau des initiatives en santé de l'Université Laurentienne a accompli une bonne partie du travail du groupe, grâce aux talents d'organisatrices et de planificatrices de deux membres clés du personnel, Ann Pegoraro et Ann Moro. Les travaux étaient financés par une subvention de FedNor, organisme fédéral ayant le mandat de promouvoir le développement économique et social dans le Nord de l'Ontario. La proposition devait être présentée au comité d'experts nommé par le gouvernement.

Ensuite, il était clair que cette approche technique devait être jumelée à une initiative politique qui mettrait de la pression sur le gouvernement provincial pour qu'il prenne cette proposition au sérieux. Devant la réticence apparente du comité d'experts de recevoir des mémoires, les maires de cinq grandes municipalités du Nord (North Bay – pop. 63 681, Sault Ste. Marie – pop. 78 908, Sudbury – pop. 155 601, Thunder Bay – pop. 121 986 et Timmins pop. 43 686)[1] se sont réunis à North Bay afin de planifier une stratégie visant à faire en sorte que le gouvernement accorde au projet le soutien qu'ils jugeaient nécessaire. Connu par la suite sous le nom de « coalition des maires », le groupe a convenu à l'unanimité d'appuyer la création d'une école de médecine dans le Nord et a sollicité une rencontre avec la ministre de la Santé, Elizabeth Witmer, pour faire valoir sa cause. La ministre s'est montrée intéressée et a fait

---

[1] Les chiffres de la population proviennent du recensement des régions métropolitaines de recensement ou des agglomérations de recensement du recensement de 2001.

savoir qu'elle était disposée à demander au comité d'experts de recevoir une proposition.

En juin 2000, le conseil de liaison de la NORMS a présenté au comité d'experts sur les professionnels de la santé sa proposition relative à la création d'une école de médecine dans le Nord ayant des campus aux universités Laurentienne et Lakehead (NORMS Liaison Council 2000). C'était la première fois qu'un document exposait en détail à quoi pourrait ressembler une école de médecine dans le Nord. La proposition comprenait une estimation de ce que pourrait coûter la création de cette école et du temps qu'il faudrait pour la mettre sur pied. Elle présentait un modèle d'école de médecine autonome qui, suivant la suggestion contenue dans le rapport McKendry (1999), serait expressément conçue pour répondre aux besoins des populations nordiques et rurales de l'Ontario, d'où le nom de Northern Ontario Rural Medical School (NORMS) (école de médecine spécialisée dans la santé rurale et du Nord). Le modèle de la NORMS, comme elle allait être désignée, s'inspirait du réseau existant de médecins œuvrant dans les programmes de résidence en médecine familiale dans tout le Nord. La conception de l'école reposait beaucoup sur l'expérience des initiatives de formation en milieu rural qui avaient connu du succès dans d'autres régions du Canada ainsi qu'en Australie, aux États-Unis et en Europe.

Une équipe de conception de la formation médicale comptant des médecins enseignants de tout le pays a beaucoup contribué à l'élaboration du modèle. Cette équipe était dirigée par le Dr Jim Rourke, l'un des plus ardents défenseurs au Canada d'une formation médicale plus adaptée aux besoins des collectivités rurales. À l'époque, le Dr Rourke était membre du corps professoral de l'école de médecine de l'université Western Ontario et était à la tête d'un programme où, dans le cadre de leur programme d'études en médecine, tous les étudiants de la Western avaient une expérience de l'exercice en milieu rural. L'équipe de conception comprenait également le Dr John Mulloy, directeur du Programme de médecine familiale du Nord-Est de l'Ontario, le Dr Rick Almond, du programme du Nord-Ouest, le Dr Tom Scott, de Terre-Neuve, et le Dr David Topps, de Calgary. Les Drs Scott et Topps ont par la suite participé à la création de l'EMNO. La Société de la médecine rurale du Canada, dont le président était à l'époque le Dr Peter Hutten-Czapski, médecin d'une région rurale du Nord de l'Ontario, a également contribué au financement de ce projet. Le leadership de Jim Rourke a aidé à cristalliser l'accent important mis par l'équipe sur un modèle distribué qui convenait particulièrement bien au contexte du Nord de l'Ontario.

La vision de la NORMS était la suivante :

> [TRADUCTION] Établir dans le Nord de l'Ontario une école de médecine communautaire pour former des médecins à l'exercice en région rurale et éloignée afin d'offrir de meilleurs soins de santé en région rurale et éloignée. La NORMS est née de la conviction que le Nord de l'Ontario ne peut pas répondre aux besoins en matière de santé de sa population en comptant sur l'expertise concentrée à l'extérieur de la région. Le Nord est à un stade de son développement où il a la capacité, l'organisation et la volonté de créer ses propres établissements d'enseignement et de recherche en santé et d'adapter leurs produits aux besoins en santé des populations nordiques et rurales (NORMS Liaison Council 2000, p. 12)

La NORMS était axée sur les soins de santé des collectivités rurales, insuffisamment desservies autochtones et du Nord. Elle visait à offrir une formation médicale de pointe et de qualité dont les diplômés auraient les connaissances, les compétences et l'intérêt nécessaires pour exercer dans les collectivités rurales, nordiques et insuffisamment desservies (p. 8). Pendant leur formation, les étudiants devaient être exposés à divers milieux cliniques dans différentes communautés culturelles, une attention particulière étant accordée aux communautés autochtones et francophones.

La proposition témoignait d'un certain nombre de forces. Tout d'abord, elle établissait la capacité et le goût d'élargir la formation médicale dans le Nord. Elle présentait un modèle d'école entièrement nouvelle qui ne dépendrait pas d'une école existante pour l'élaboration de son programme d'études et son administration. Ce modèle montrait que des gens de différents secteurs (le milieu médical, les hôpitaux, les municipalités et les universités) pouvaient mettre de côté leurs rivalités territoriales et travailler efficacement ensemble pour atteindre un objectif commun. En particulier, il montrait l'existence d'une relation de travail efficace entre le Nord-Ouest et le Nord-Est. Le projet a attiré un soutien prestigieux de l'extérieur de la région : son groupe consultatif comprenait le Dr John Evans, ex-recteur de l'université de Toronto, qui avait également été le premier doyen de l'école de médecine de McMaster, et le Dr Robert McMurtry, ancien doyen de la faculté de médecine de l'université Western Ontario, deux hommes influents dans les cercles des sciences de la santé au Canada. La proposition concernant la NORMS a été présentée au comité d'experts du gouvernement le 23 août 2000.

RETOUR EN POLITIQUE

En octobre 2000, le rapport attendu du comité d'experts n'avait pas encore été publié et, dans le Nord, on commençait à douter que ce groupe soit prêt à recommander la création d'une nouvelle école de médecine. À Thunder Bay, le recteur de l'université Lakehead, Fred Gilbert, a émis le soupçon que des membres du comité d'experts soient opposés à cette idée (« Northern Medical School Decision a Month Away », *Thunder Bay Chronicle Journal*, 24 octobre 2000). Le maire de Sudbury, Jim Gordon, a également laissé entendre qu'il était peut-être temps que les personnalités politiques accordent du poids à cette question : « [TRADUCTION] Il est temps que les conseils du Nord prennent politiquement position sur cette question » (« Gordon Says North Must Keep Pressure on for Medical School », *Sudbury Star*, 26 octobre 2000). Au début de la nouvelle année, il est devenu de plus en plus clair que le rapport tant attendu ne répondrait plus aux attentes du Nord concernant une école autonome. En février, le *Toronto Star* a publié les détails d'une fuite au sujet des conclusions du comité d'experts confirmant les inquiétudes des résidents du Nord (« Create New Med Schools, Report Says », *Toronto Star*, 16 février 2001). Il allait être recommandé que Thunder Bay, Sudbury et Windsor deviennent des campus de formation clinique et offrant une extension des programmes de formation médicale des écoles de médecine existantes. Si l'on reconnaissait clairement la pénurie globale de médecins dans la province et le problème plus aigu des régions rurales et nordiques, les recommandations ayant fait l'objet de la fuite reflétaient néanmoins le point de vue du milieu de la formation médicale que le meilleur moyen de répondre à ces besoins serait de créer de nouveaux volets dans les écoles de médecine existantes.

Il est ironique de penser que, si cette proposition d'extension de la formation médicale de premier cycle dans le Nord avait été présentée un an plus tôt, le Nord l'aurait sans aucun doute accueillie à bras ouverts et l'aurait annoncée comme une grande victoire. Cependant, lorsqu'il est devenu manifeste que le comité d'experts du gouvernement allait recommander l'approche plus modeste visant l'établissement de campus satellites plutôt qu'une école autonome, un torrent de mécontentement a déferlé dans tout le Nord. Selon une théorie politique respectée, les révolutions se produisent non pas à cause de privations absolues, mais plutôt en réaction à des attentes grandissantes. La réaction du Nord peut difficilement être qualifiée de révolution, mais il y a eu un tollé général parce que des espoirs avaient été créés, puis déçus. Les maires se sont réunis et ont exprimé leur mécontentement; des articles et des éditoriaux ont été publiés dans les journaux, non seulement à Thunder Bay et à Sudbury, mais également à North Bay, Timmins, Sault Ste. Marie et Kenora, qui condamnaient tous la duperie dont le Nord avait été victime et pressaient le gouvernement de demeurer fidèle à la proposition initiale contenue dans le rapport McKendry. Faisant écho au sentiment général d'ambition frustrée, un éditorial du *Sudbury Star* (24 février 2001) a proclamé que des campus satellites ne suffisent pas. Joignant sa voix au chœur de plus en plus sonore exprimant la fierté blessée du Nord, le milieu des affaires est intervenu et la Chambre de commerce de Sudbury a manifesté son appui avec véhémence (« North Has Proven Med School Needed », *Sudbury Star*, 15 janvier 2001). Les communautés autochtones ont affirmé qu'elles avaient été flouées d'une promesse de meilleurs soins de santé. Ce fut un exercice remarquable, non seulement de lobbying politique, mais également d'éducation du public. Les citoyens ordinaires parlaient de façon éclairée du genre d'école de médecine qui conviendrait le mieux au Nord et, par-dessus tout, ils parlaient de *leur* école de médecine, qui leur était refusée. Il est indéniable que cette réaction généralisée de la communauté a attiré l'attention du gouvernement et a contribué à changer les choses.

Compte tenu de la fuite prématurée dont ont fait l'objet les recommandations du comité d'experts, vivement dénoncées parce qu'elles ne répondaient pas aux besoins des populations qu'elles devaient satisfaire, la parution du rapport (gouvernement de l'Ontario 2001a) n'est pas passée à l'histoire. Ses recommandations moins controversées, par exemple, sur l'augmentation des inscriptions dans les écoles de médecine et la création d'un plus grand nombre de postes de résidents en région nordique et rurale, ont ultérieurement été incluses dans le plan d'action du gouvernement, annoncé dans le discours du Trône d'avril (gouvernement de l'Ontario 2001b). Autrement, le rapport n'a pas eu de lancement officiel. Entre-temps, les maires du Nord avaient été occupés. Aiguillonnés par le soutien de la Fédération des municipalités du Nord de l'Ontario, ils ont sollicité une rencontre avec le gouvernement (« Mayors Unite on Medical School », *Sudbury Star*, 24 mai 2001). Ils ont attiré l'attention du nouveau ministre du Développement du Nord et des Mines, Dan Newman. Le lobby du Nord a su se gagner la sympathie du ministre, qui a promis de financer un symposium international sur la formation médicale en milieu rural (« Experts Coming to Sudbury to Discuss Medical School », *Sudbury Star*, 1er mars 2001).

SYMPOSIUM INTERNATIONAL

L'offre de financer le symposium était un important signal que le gouvernement provincial était attentif à la déception causée par les recommandations du comité d'experts et offrait au Nord une tribune pour faire valoir publiquement la nécessité d'une nouvelle école de médecine. Grâce aux contacts internationaux de Jim Rourke dans le domaine de la santé rurale, on a rapidement réuni un réseau impressionnant d'experts en formation médicale pour l'exercice en région rurale, dont faisaient partie le Dr Richard Hays, doyen fondateur de la toute nouvelle école de médecine en Australie, à l'université James Cook dans le Nord subtropical du Queensland; le Dr Arthur Kaufman, de l'université du Nouveau-Mexique, défenseur de longue date de la formation médicale communautaire; et le Dr Vinjar Fonnebo, doyen de la formation médicale à l'université de Tromsø, l'université la plus septentrionale de l'Europe, dans le cercle polaire. Le symposium, qui s'est déroulé sur le campus de l'Université Laurentienne, à Sudbury, a atteint deux objectifs importants. Tout d'abord, il a présenté des exemples concrets d'initiatives de formation médicale couronnées de succès pour l'exercice en région rurale dans des régions connaissant des pénuries de médecins semblables à celles du Nord de l'Ontario. La description confiante faite par d'autres intervenants a aidé à contrer le point de vue selon lequel le projet d'école de médecine dans le Nord était une entreprise très hasardeuse dont les chances de réussite étaient minces. Ensuite, le symposium a créé une impulsion politique et sociale qui a mobilisé une grande variété de dirigeants communautaires, gouvernementaux et du milieu de la santé dans une vague de soutien populaire pour la nouvelle école. Les jalons de l'annonce du gouvernement étaient posés.

ANNONCE

En fait, le gouvernement a profité de l'impulsion donnée par le symposium pour annoncer son intention de créer une nouvelle école de médecine dans le Nord. Le 24 avril 2001, un document d'information accompagnant le discours du Trône comprenait l'engagement de créer une école de médecine dans le Nord; et le 25 avril, deux jours seulement avant le symposium prévu, le ministre du Développement du Nord et des Mines, Dan Newman, a fait l'annonce tant attendue à une conférence de presse organisée à la hâte à Sudbury. Si les mots magiques « école de médecine dans le Nord » étaient rassurants pour les résidents du Nord, l'annonce demeurait désespérément vague quant aux détails, ce qui est peut-être compréhensible puisque peu de personnes, à l'intérieur comme à l'extérieur du gouvernement, savaient ce que supposait vraiment l'établissement de cette nouvelle école.

La vraie annonce a été faite un mois plus tard; nous disons « vraie » parce qu'elle était accompagnée des détails de l'organisation de l'école et de la promesse d'un financement qui mettrait en place le processus proprement dit de sa mise sur pied. Le 17 mai 2001, Tony Clement, nouveau ministre de la Santé de l'Ontario, s'est présenté devant un auditorium plein à craquer à Sudbury pour annoncer l'intention du gouvernement de créer une nouvelle école de médecine dans le Nord de l'Ontario. Cette fois, il était clair qu'il y aurait une école autonome sans lien de dépendance avec des écoles existantes; une école qui créerait son propre programme d'études et serait adaptée à la préparation des étudiants à l'exercice en région nordique, rurale et éloignée. On visait à admettre la première cohorte de cinquante-cinq étudiants en 2004, et il y avait la promesse d'un budget de trois millions de dollars pour démarrer le processus (Gouvernement de l'Ontario 2001c).

Cependant, au cours des mois suivants, un détail de l'annonce devait mettre en péril la coalition des promoteurs d'une école dans le Nord. Tous les travaux de planification antérieurs avaient été fondés sur un double rôle des campus Lakehead et Laurentienne, mais cette annonce établissait que l'Université Laurentienne de Sudbury était le campus principal et l'université Lakehead de Thunder Bay un campus de formation clinique; autrement dit, un campus satellite. À Thunder Bay, cette asymétrie imprévue a été accueillie avec outrage et déception. Les deux régions avaient travaillé en partenariat sur un pied d'égalité et l'une d'elles avait désormais un rôle subalterne. Les promoteurs dans le Nord-Ouest se sentaient trahis et le maire de Thunder Bay, Ken Boshcoff, a déclaré que la communauté avait le cœur déchiré (« Med School Plan Sparks Outrage », *Thunder Bay Chronicle Journal*, 18 mai 2001). Dans le Nord-Est, l'enthousiasme causé par l'annonce et l'indéniable sentiment de fierté suscité par le fait que la région avait été choisie comme emplacement de prédilection ont été rapidement tempérés par la prise de conscience de l'énorme déception dans le Nord-Ouest et du fait que le rétablissement du partenariat précédent, plus équilibré, nécessiterait beaucoup de travail.

Une délégation de dirigeants du milieu médical communautaire et universitaire de Sudbury, sous la houlette du maire Jim Gordon, s'est rendue à Thunder Bay en avion pour rencontrer ses homologues du Nord-Ouest. L'objectif était d'arriver à un compromis qui balaierait les préoccupations du Nord-Ouest au sujet de son rôle sans compromettre le projet promis. La réunion a donné lieu à un engagement à élaborer ensemble un plan d'activités pour la nouvelle école qui préciserait en détail les fonctions des deux centres. Les deux maires se sont diplomatiquement dits satisfaits des résultats (« Mayors Unite on Medical School », *Sudbury Star*, 24 mai 2001). La question était loin d'être résolue, mais on avait trouvé un langage commun, qui constituait la clé vers l'atteinte d'une solution.

La décision de mettre davantage l'accent sur le Nord-Est plutôt que sur le Nord-Ouest a eu une deuxième conséquence, à savoir, la perception dans un certain nombre de collectivités autochtones qu'il n'avait pas été tenu compte de leurs besoins (« NAN Leads Fresh Call for Full Med School », *Thunder Bay Chronicle Journal*, 15 janvier 2002). Comme nous le verrons au chapitre 2, la population autochtone du Nord de l'Ontario est proportionnellement plus représentée dans le Nord-Ouest de la province que dans le Nord-Est. Le penchant du gouvernement pour le Nord-Est était ainsi considéré comme un affront aux ambitions des communautés autochtones en matière de formation médicale. Le programme proposé avait fait état en long et en large de l'intention que la nouvelle école réponde davantage aux problèmes de santé désastreux des communautés autochtones, et les communautés elles-mêmes s'étaient montrées fortement désireuses de participer à la mise sur pied de l'école pour les questions relatives à la gouvernance, au programme d'études et aux admissions.

Dans une entrevue donnée lors de l'inauguration de l'EMNO, Goyce Kakegamic, adjoint au grand chef de la Nation Nishnawbe Aski, qui représentait une importante proportion de la population du Nord de l'Ontario (surtout dans le Nord-Ouest), a souligné l'importance d'avoir un campus complet dans le Nord-Ouest : « [TRADUCTION] Bien des gens de notre territoire vivent dans des communautés des Premières Nations et... dans les localités du Nord-Ouest de l'Ontario, ils dépendent de la disponibilité de médecins et de spécialistes qualifiés. C'est l'une des raisons pour lesquelles nous nous sommes engagés, au nom de la Nation Nishnawbe Aski, dans la matérialisation du rêve d'une école de médecine dans le Nord-Ouest de l'Ontario. Nous avons assumé un rôle proactif pour faire en sorte qu'une école de médecine dans le Nord voie le jour, une vraie école pour le Nord-Ouest de l'Ontario à Thunder Bay » (EMNO 2005, p. 8). Lors de cet événement, le vif intérêt des communautés autochtones pour le projet et leur désir de participer au processus d'élaboration ont sans aucun doute été des facteurs de persuasion dans la réinstitution d'un modèle à deux campus où le Nord-Est et le Nord-Ouest joueraient un rôle égal.

Pour les communautés francophones, dont la grande majorité vivent dans le Nord-Est de la province, la question s'est posée un peu différemment. Pour les Franco-Ontariens, la principale question était de savoir dans quelle mesure le programme proposé pour l'École serait offert en français. Selon sa charte, l'Université Laurentienne est un établissement bilingue qui offre ses programmes en français et en anglais. On espérait que l'école de médecine proposée aurait la même structure bilingue. À mesure que progressait la mise en œuvre du projet, il est devenu manifeste que le gouvernement provincial ne souhaitait pas financer des programmes francophones et anglophones parallèles. En raison du coût élevé de la formation médicale en général, un programme double en français et en anglais aurait supposé des coûts politiquement inacceptables pour la création d'une nouvelle école. Même conscient de cette réalité, les représentants des conseils scolaires francophones craignaient que les élèves franco-ontariens brillants du secondaire qui envisageaient de faire carrière en médecine fassent leurs études en anglais s'ils pensaient ne pas avoir l'occasion de parler français dans la nouvelle école. L'assurance que l'Université Laurentienne continuerait d'offrir des études propédeutiques médicales de premier cycle de qualité et qu'aucun effort ne serait épargné pour exposer le plus possible les étudiants aux milieux cliniques francophones a contribué à appaiser ces préoccupations.

MISE EN ŒUVRE

Le gouvernement provincial a attendu la fin de l'été pour annoncer les étapes suivantes de la mise sur pied de la nouvelle école. De façon générale, les promoteurs de l'école avaient tout d'abord concentré leurs efforts sur le processus politique visant à convaincre le gouvernement de débloquer les fonds nécessaires. Maintenant que cet engagement avait été pris, l'attention s'est déplacée sur l'assurance de la crédibilité de l'École au chapitre de l'enseignement. Toutes les écoles de médecine d'Amérique du Nord sont assujetties à un rigoureux processus d'agrément dont les normes doivent être respectées avant que les diplômés soient autorisés à exercer la médecine. On avait entendu parler d'une école de médecine américaine qui s'était récemment vu refuser l'agrément provisoire après avoir accepté des étudiants, et personne ne voulait répéter l'expérience. La date inaugurale prévue en 2004 commençait à sembler décourageante, compte tenu des tâches universitaires à accomplir, notamment l'embauche d'un doyen et le recrutement d'une équipe d'enseignants capable d'élaborer un programme d'études à temps pour respecter les échéances fixées pour l'agrément.

En octobre, le premier ministre Mike Harris est venu à Sudbury pour nommer un comité chargé d'élaborer un plan d'activités et de mise en œuvre de l'École. Le Comité de gestion de la mise en œuvre de l'École de médecine du Nord a également eu la tâche de consulter les collectivités du Nord et d'établir une vision pour l'École. Dès le début, l'intention était clairement d'adapter l'École aux collectivités qu'elle visait à servir. Le comité était présidé par le maire de Sudbury, Jim Gordon, et comptait deux conseillers municipaux : Linda Cunningham, de Kirkland Lake, et Rene Larson, de Thunder Bay. Geoffrey Tesson, de l'Université Laurentienne, en était également membre. Il était aussi prévu que le doyen en ferait partie dès sa nomination.

Le comité a pris conscience dès le début qu'il devait compter sur une expertise de l'extérieur dans le domaine de la formation médicale et que la nomination d'un doyen, qui devait être choisi par les deux universités, était urgente. Le comité a désigné Pricewaterhouse-Coopers, consultant ayant une vaste expérience du secteur de la santé, pour aider à l'élaboration du plan d'activités, et les deux universités se sont mises ensemble à la recherche d'un doyen sur la scène internationale. Provisoirement, elles ont nommé au poste de doyen-conseil le Dr Arnie Aberman, ancien doyen de la faculté de médecine de l'université de Toronto. Le Dr Aberman a apporté au comité de mise en œuvre une expertise des plus nécessaires dans le domaine de la structure et du fonctionnement des écoles de médecine, et il a permis aux travaux de progresser vers l'élaboration d'un plan d'activités et de mise en œuvre avant la nomination d'un doyen à plein temps.

La constitution du comité, qui comptait trois membres du Nord-Est et un seul du Nord-Ouest, a ranimé la crainte que le rôle de Thunder Bay soit négligé. Deux événements allaient apaiser cette crainte. Premièrement, le comité de mise en œuvre a commencé à travailler à un modèle de gouvernance novateur pour l'École qui mettrait les deux universités sur un pied d'égalité. Deuxièmement, le premier ministre Harris a annoncé sa retraite imminente et, ce faisant, fait naître la possibilité que son successeur soit plus ouvert à un retour au modèle initial à deux campus. Ernie Eves, vainqueur de la campagne à la direction du Parti conservateur, avait annoncé au début de la course qu'il appuierait le modèle à deux campus (« Let Universities Share Med School : Eves », *Thunder Bay Chronicle Journal*, 27 novembre 2001), promesse qu'il n'a pas tardé à honorer lorsqu'il est devenu premier ministre.

Entre-temps, les travaux ont porté sur la transformation du rêve d'une école de médecine adaptée au Nord en un plan clair de ce qui allait se passer, tout en tentant de relier ce plan à une comptabilisation rigoureuse des coûts. Le comité a suivi la proposition initiale concernant la NORMS, fortement axée sur l'apprentissage par cas. Selon cette proposition, les étudiants travailleraient en petits groupes, acquerraient les connaissances médicales fondamentales et développeraient leurs compétences cliniques en se penchant sur les problèmes de santé que présentaient habituellement les résidents du Nord. Le plan faisait appel à un modèle de formation médicale distribuée selon lequel les étudiants passeraient la grande majorité de leur apprentissage dans des sites cliniques un peu partout dans le Nord. Comme ce modèle risquait de coûter plus cher qu'un modèle traditionnel fondé sur l'enseignement en salle de classe, il nécessitait de solides justifications. Cependant, le modèle distribué présentait notamment l'avantage important de permettre à de nombreuses communautés du Nord de rencontrer directement des étudiants en médecine, ce qui leur permettrait davantage de voir leur place dans le mandat de l'École.

En avril 2002, la recherche d'un doyen a abouti à la nomination du Dr Roger Strasser au poste de doyen fondateur. Le Dr Strasser était alors directeur de l'école de santé rurale à l'université Monash, en Australie, et il était internationalement reconnu comme un défenseur de la formation en médecine rurale. Il avait joué un rôle important dans l'établissement du rôle prépondérant de l'Australie dans l'orientation de la formation médicale pour répondre aux besoins des populations rurales, et il était alors prêt à appliquer cette expérience au Nord de l'Ontario. Même s'il ne pouvait quitter l'Australie avant le mois d'août, sa nomination signifiait qu'il pouvait participer aux décisions du comité de mise en œuvre et en influencer les décisions pendant la finalisation du plan d'activités.

MODÈLE DE GOUVERNANCE

En Amérique du Nord, les universités sont les seuls organismes autorisés à décerner des diplômes de médecine; les facultés de médecine doivent donc faire partie d'une université. Dans le cas de l'École de médecine du Nord de l'Ontario, il fallait régler deux importantes questions. Tout d'abord, comment une école de médecine pourrait avoir la responsabilité de l'enseignement dans deux universités séparées par mille kilomètres ? S'il existait plusieurs exemples de facultés de médecine reliées à plus d'une université, il ne semblait pas y en avoir où plus d'une université conféraient des grades universitaires. Ensuite, comment organiser la structure de gouvernance de l'école de manière à ce qu'elle réponde mieux aux besoins des communautés qu'elle visait à servir ? C'est le Dr Arnie Aberman qui a trouvé une solution, unique dans le cas de la gouvernance des écoles de médecine. Selon cette solution, l'École serait établie comme une personne morale distincte, relevant des deux universités pour les questions universitaires et d'un conseil indépendant pour les questions d'ordre financier et administratif. Cet arrangement et sa raison d'être sont expliqués en détail au chapitre 8.

La nomination du Dr Roger Strasser au poste de doyen a marqué une nouvelle étape pour l'ensemble du processus, la priorité devenant l'approbation par le gouvernement du plan d'activités et de mise en œuvre. En août 2002, le Comité de gestion de la mise en œuvre était prêt à soumettre au ministre de la Formation et des Collèges et Universités son plan d'activités ainsi que les lignes directrices pour la mise en œuvre. Le plan d'activités était fidèle au modèle d'apprentissage communautaire distribué, exposé dans la proposition originale concernant la NORMS (NORMS Liaison Council 2000). Il appuyait le modèle à deux campus confiant un rôle égal à l'université Lakehead et à l'Université Laurentienne, et recommandait que l'école soit établie comme une personne morale distincte (société sans but lucratif) qui serait reconnue comme faculté de médecine par les deux universités (par l'entremise de leur Sénat respectif), mais qui rendrait des comptes à son propre conseil d'administration, lequel représenterait les deux universités et les deux communautés du Nord de l'Ontario.

En mai 2003, soit près de trois ans après la présentation de la proposition originale au comité d'experts, le premier ministre Eves a annoncé l'octroi de 95,3 millions de dollars sur trois ans à l'École de médecine du Nord de l'Ontario pour les immobilisations et le fonctionnement. Il a également respecté sa promesse électorale de revenir au modèle à deux campus, ce qui a enfin calmé les tensions créées par le modèle asymétrique proposé deux ans auparavant. Cette annonce reflétait fidèlement les coûts de démarrage et de fonctionnement envisagés dans le plan d'activités du Comité de gestion de la mise en œuvre et prévoyait des fonds pour les immobilisations nécessitées par l'aménagement de bâtiments distincts pour loger la nouvelle école à l'Université Laurentienne et à l'université Lakehead. Il est un peu ironique que cet important engagement financier, annoncé au cours de la campagne électorale provinciale, ait si peu contribué à renverser le mauvais sort qui affligeait le gouvernement conservateur en fonction. Le fait que le nouveau gouvernement libéral du premier ministre Dalton McGuinty non seulement respecte cet engagement, mais le renforce par d'autres engagements à l'endroit de l'enseignement postsecondaire, est également un jalon important.

Toutefois, la politique et les engagements financiers ne font qu'ouvrir la porte aux possibilités. Le vrai travail de création de l'École de médecine du Nord de l'Ontario ne faisait que commencer. Le doyen Roger Strasser avait désormais la tâche ardue de réunir une équipe d'enseignants et, dans un délai très court, il a pu bâtir une école et un programme d'études qui répondraient à des normes d'agrément rigoureuses. Les chapitres suivants de cet ouvrage racontent l'histoire de la création proprement dite de l'École.

2
Une nouvelle école de médecine dans le contexte global – Planter le décor

RAYMOND PONG

INTRODUCTION

L'École de médecine du Nord de l'Ontario (EMNO), qui a officiellement ouvert ses portes à l'automne 2005, est la première école de médecine construite au Canada en plus de trois décennies. C'est également la première école de médecine canadienne à avoir le mandat spécial de former des médecins pour l'exercice dans le Nord de l'Ontario ou dans des collectivités rurales ailleurs au Canada. Qu'est-ce qui fait l'importance de l'EMNO, mis à part le fait que l'établissement d'une école de médecine est rare au Canada? Dans ce chapitre, je cherche 1) à présenter le contexte global dans lequel se situe l'EMNO et 2) à faire comprendre la genèse de l'EMNO. Ces deux objectifs sont interdépendants puisque les décisions stratégiques importantes se prennent rarement dans un vide socio-politique. Je soutiens qu'il faut comprendre la fondation de l'EMNO en la situant dans un vaste contexte géographique, social, politique et stratégique en matière de santé. Ce faisant, j'espère contribuer à planter le décor pour les prochains chapitres.

La section qui suit décrit les conditions géographiques, démographiques et socio-économiques du Nord de l'Ontario. Elle aborde ensuite les conditions sanitaires de la région, c'est-à-dire, l'état de santé de la population, la rareté des médecins et les préoccupations des résidants du Nord quant à l'accès aux soins de santé. Elle traite ensuite des efforts faits par le gouvernement provincial pour régler le problème posé par la pénurie de médecins, ainsi que de l'émergence d'une stratégie sur la main-d'œuvre médicale mettant un accent accru sur la formation médicale en milieu rural et nordique. En conclusion, elle situe la nouvelle école de médecine dans le contexte géographique et socio-politique, ainsi que dans celui de la politique sur la main-d'œuvre dans le domaine de la santé.

LE NORD DE L'ONTARIO

Le Nord de l'Ontario couvre un territoire d'un peu plus de huit cent mille kilomètres carrés (soit un peu plus du double de l'Allemagne), ce qui représente un peu moins de quatre-vingt-dix pour cent de la masse terrestre de l'Ontario. Il est composé de dix districts territoriaux et compte cent cinquante-deux municipalités, cent quatre Premières nations et plus de cent cinquante collectivités non constituées en personnes morales. On y trouve plusieurs villes de taille moyenne ou de petite taille, comme North Bay, Sault Ste. Marie, Sudbury, Thunder Bay et Timmins. Si ces villes ne peuvent être qualifiées de rurales, certaines sont très isolées. Par exemple, Thunder Bay se trouve à environ sept cents kilomètres de Winnipeg et à environ mille quatre cents kilomètres de Toronto. Certaines communautés éloignées du Nord de l'Ontario ne sont même pas accessibles par la route.

La population du Nord de l'Ontario diminue depuis quelques décennies, tandis que le reste de la province connaît une saine croissance démographique. Avec un peu plus de huit cent mille personnes en 2005 (représentant seulement six pour cent de la population provinciale), le Nord de l'Ontario a une densité de peuplement d'environ une personne au kilomètre carré, comparativement à cent onze personnes au kilomètre carré dans le Sud. Environ la moitié de la population du Nord de l'Ontario vit dans les cinq villes ci-dessus, tandis que le reste se trouve dans de nombreux villages, villes et communautés autochtones éloignés.

Environ vingt-sept pour cent de la population francophone de la province (qui comptait environ cent quarante-sept mille habitants en 2005) vit dans le Nord de l'Ontario (surtout dans le Nord-Est). De plus, cent quatre des cent trente-quatre Premières nations de l'Ontario résident dans le Nord. Elles représentent près de la moitié de la population autochtone de la province et environ dix pour cent de la population du Nord de l'Ontario (les nouveaux immigrants et les minorités visibles représentent de plus petites proportions de la population). La moyenne d'âge de la population du Nord est également plus élevée que celle de la province en général.

Tableau 2.1
Caractéristiques démographiques et socio-économiques du Nord-Est de l'Ontario, du Nord-Ouest de l'Ontario et de l'Ontario, 2001

	Nord-Est de l'Ontario	*Nord-Ouest de l'Ontario*	*Ontario*
Population totale (2004)	567 900	242 500	12 392 700
Population âgée de 65 ans et plus	14,8 %	13,3 %	12,9 %
Population autochtone	8 %	15,9 %	1,7 %
Population de nouveaux immigrants (5 ans)	0,3 %	0,4 %	4,8 %
Taux de chômage	9,8 %	9,6 %	6,1 %
Taux de chômage chez les jeunes (15–24 ans)	20,4 %	18 %	12,9 %
Pourcentage de familles monoparentales	20,7 %	20,4 %	19,3 %
Pourcentage de la population n'ayant pas terminé ses études secondaires	33,4 %	32,6 %	25,7 %
Pourcentage du revenu provenant des paiements de transfert du gouvernement	15,6 %	13,2 %	9,8 %
Pourcentage de familles économiques en deçà du seuil de faible revenu	12,5 %	8,9 %	11,7 %

Sources : *Socio-economic Indicators Atlas : North East* LHIN (Toronto, Health System Intelligence Project, ministère de la Santé et des Soins de longue durée 2006); et *Socio-economic Indicators Atlas : North West* LHIN (Toronto, Health System Intelligence Project, ministère de la Santé et des Soins de longue durée 2006).

Dans l'ensemble, le Nord de l'Ontario est en retard par rapport au reste de la province sur le plan du développement socio-économique. Le tableau 2.1 montre que le niveau d'instruction y est moins élevé et les taux de chômage plus élevés que dans le reste de l'Ontario, et que cette région dépend davantage des paiements de transfert du gouvernement que le reste de la province. L'économie de nombreuses collectivités du Nord dépend considérablement d'industries d'extraction des ressources naturelles, comme la foresterie et les mines. Environ le tiers des municipalités constituées en personnes morales dépendent d'une seule ressource, ce qui donne à penser que l'économie régionale peut facilement être secouée par les fluctuations considérables des prix des marchés internationaux des matières premières. Ces cycles économiques en dents de scie sont d'ailleurs fréquents et dévastateurs. Le fait que, dans la foulée des fermetures de mines d'uranium, Elliot Lake soit devenue une ville fantôme au début des années 1990 (Heard 1999) illustre la fragilité de la situation économique d'un grand nombre de collectivités du Nord.

Les régions nordiques des provinces canadiennes, y compris le Nord de l'Ontario, sont largement restées en périphérie du reste du pays sur les plans culturel, économique et social – formant un vaste arrière-pays dont l'utilité semble reposer uniquement sur l'extraction de ressources primaires. Coates et Morrison (1992) les ont d'ailleurs surnommées « le Nord oublié ». La fragilité de l'économie du Nord de l'Ontario et les conditions sociales loin d'être favorables que connaissent nombre des habitants de cette région ont causé l'aliénation du reste de la province et suscité du ressentiment à son endroit. Comme le mentionne Weller (1990, p. 275):

> [TRADUCTION] Les tendances politiques observables dans le Nord de l'Ontario sont décrites ici comme une politique de désaffection… La politique de désaffection reflète largement un profond sentiment d'amertume et d'aliénation chez de nombreux résidants du Nord de l'Ontario. Ce sentiment d'amertume est un reflet partiel de l'ignorance perçue du Nord chez les élus de la province ou dans le Sud en général. Il est aussi partiellement attribuable aux différences marquées entre le Nord et le Sud sur le plan du bien-être économique, de l'état de santé et des services de santé, de l'éducation et des services éducatifs, et à la plupart des autres indicateurs. Il résulte en partie de la prise de conscience que la région ne peut pas faire grand-chose pour remédier à sa situation, compte tenu du pourcentage relativement faible qu'elle représente par rapport à la population provinciale totale et du peu d'influence politique qui en découle. »

Dunk (1991, p. 118) a fait des observations similaires lorsqu'il a décrit comment les hommes de la classe ouvrière se percevaient dans le Nord-Ouest de l'Ontario : « [TRADUCION] Ils se perçoivent nettement comme des habitants de l'arrière-pays. Le sentiment d'aliénation du Sud est un élément fondamental de l'identité des blancs qui vivent dans le Nord-Ouest de l'Ontario. » Les sentiments de désaffection et de négligence se sont parfois intensifiés au point où des résidents ont demandé que le Nord de l'Ontario devienne une province distincte ou que des régions du Nord soient annexées au Manitoba. Le premier de ces appels à « l'indépendance » a été lancé à la fin des années 1870 par Simon James Dawson, député provincial du district d'Algoma, qui constituait à l'époque une importante partie de ce qui forme aujourd'hui le Nord de l'Ontario (Weller 1985). Au début du siècle dernier, certains résidents de Sudbury ont prôné la création d'une nouvelle province qui porterait le nom de « Huronie » (Coates et Morrison 1992). Ces sentiments séparatistes ne se sont pas complètement dissipés, comme en témoigne une étude récente sur les « coûts et les avantages » de la sécession du Nord de l'Ontario (Di Matteo, Emery et English 2006).

PRÉOCCUPATIONS AU CHAPITRE DE LA SANTÉ ET DES SOINS DE SANTÉ

Les études (p. ex., Badgley 1991 ; Fair 1992 ; Wilkin 1992) ont toujours montré que les Canadiens des régions rurales sont en moins bonne santé que ceux des villes. De plus, les personnes qui vivent en région éloignée ont probablement le pire état de santé (Mitura et Bollman 2003 ; Pampalon 1991 ; Romanow 2002). Une étude nationale effectuée par DesMeules et ses collègues (2006) a révélé que l'espérance de vie est moins longue et les taux de mortalité plus élevés chez les Canadiens des régions rurales, en particulier chez ceux qui vivent dans de petites communautés ou des localités éloignées.

L'état de santé des résidents du Nord de l'Ontario suit une courbe semblable, comme l'ont révélé des recherches précédentes (p. ex., Weller et Manga 1988). Les tableaux 2.2 et 2.3, qui présentent des données plus récentes, montrent également que, comparativement à la population provinciale, les résidents du Nord-Est et du Nord-Ouest de l'Ontario ont un état de santé moins favorable. Leur espérance de vie à la naissance est plus courte et ils sont plus susceptibles d'avoir des limitations d'activité et des taux de mortalité plus élevés attribuables à diverses causes. De plus, l'exploitation forestière et minière – activités courantes dans le Nord de l'Ontario – figurent parmi les sources d'emplois les plus dangereuses sur le plan des blessures et des décès liés au travail. Une étude sur la santé des Franco-Ontariens (Allaire et Picard 2005) souligne que c'est dans le Nord-Est de l'Ontario – région de la province qui compte la plus

Tableau 2.2
Indicateurs choisis de l'état de santé pour le Nord-Est de l'Ontario, le Nord-Ouest de l'Ontario et l'Ontario

	RLISS Nord-Est	RLISS Nord-Ouest	Ontario
Espérance de vie (en années) des femmes à la naissance, 2001	80,5* (±0,5)	79,5* (±0,8)	82,1 (±0,1)
Espérance de vie (en années) des hommes à la naissance, 2001	75,0* (±0,5)	74,7* (±0,8)	77,5 (±0,1)
Bébés de faible poids à la naissance (1999–2001)	5,4 %	3,7 %	5,6 %
Taux de mortalité infantile pour 1000 naissances vivantes (1999–2001)	5,2 (±1,3)	5,1 (±1,9)	5,4 (±0,2)
Population qualifiant sa santé d'excellente ou de très bonne, 2003 (12 ans +)	53,7 %* (±2,0)	51,0 %* (±3,4)	57,4 % (±0,7)
Population ayant une limitation d'activité, 2003 (12 ans +)	28,3 %* (±1,7)	29,4 %* (±2,9)	24,6 % (±0,6)

* très différente de la moyenne provinciale d'après une évaluation d'intervalles de confiance de 95 %.
Sources : *Population Health Profile : North East* LHIN (Toronto, Health System Intelligence Project, ministère de la Santé et des Soins de longue durée de l'Ontario, 2007); et *Population Health Profile : North West* LHIN (Toronto, Health System Intelligence Project, ministère de la Santé et des Soins de longue durée de l'Ontario, 2007).

grande proportion de francophones – que les francophones étaient les moins susceptibles de qualifier leur santé de « très bonne » ou « d'excellente ». Les études sur la santé des Autochtones au Canada révèlent habituellement que leur état de santé est moins bon que celui du reste de la population (Santé Canada 2003 ; Diverty et Pérez 1998 ; Probert et Poirier 2003). Si les données sur l'état de santé des Autochtones dans le Nord de l'Ontario sont rares, des études comme celle de Young (1988) indiquent que celui des Autochtones de cette région est généralement moins bon que celui de la population en général.

Une mauvaise santé de la population est rarement attribuable à un seul facteur, mais la couverture des problèmes de santé dans le Nord de l'Ontario par les médias de masse laisse entendre que le public attribue habituellement divers problèmes de santé à la difficulté d'accès aux soins. Plus particulièrement, les résidants du Nord de la province se plaignent de pénuries de médecins depuis des

Tableau 2.3
Taux de mortalité uniformisé selon l'âge pour 100 000 habitants
(moyenne 2000-2001)

	RLISS Nord-Est	RLISS Nord-Ouest	Ontario
TOUTES LES CAUSES	715,3	734,9	602,6
Maladies infectieuses	8,3	8,8	9,3
Néoplasmes	203,9	206,2	181,4
Troubles endocriniens/nutritionnels	29,3	37,7	26,1
Troubles mentaux et comportementaux	17,8	22,5	15,0
Maladies neurologiques	30,2	35,5	24,8
Maladies de l'appareil circulatoire	245,3	243,2	209,1
Maladies de l'appareil respiratoire	58,0	51,1	45,4
Maladies de l'appareil digestif	27,0	29,9	22,6
Maladies de l'appareil génito-urinaire	12,8	10,4	11,1
Causes extérieures de mortalité	51,2	64,5	32,6

Sources : *Population Health Profile : North East LHIN* (Toronto, Health System Intelligence Project, ministère de la Santé et des Soins de longue durée de l'Ontario, 2007); et *Population Health Profile : North West LHIN* (Toronto, Health System Intelligence Project, ministère de la Santé et des Soins de longue durée de l'Ontario, 2007).

décennies. Comme les médecins et autres praticiens sont difficiles à trouver, les articles sur les difficultés d'accès aux soins abondent dans les journaux des petites villes. Même les résidents des localités de plus grande taille, comme Sault Ste. Marie et Sudbury, se plaignent souvent d'avoir trop peu de médecins pour répondre à leurs besoins.

L'insatisfaction politique générale et les préoccupations particulières suscitées par les soins de santé se confortent mutuellement et donnent parfois lieu à des tollés de protestations ou deviennent des enjeux électoraux. Les pénuries de médecins, l'engorgement des salles d'urgence, les longues attentes pour certains services médicaux, l'insuffisance des lits d'hôpitaux et l'insuffisance perçue des subventions de déplacement liées à la santé sont souvent vus par le public ou présentés par les médias de masse comme la preuve du peu d'intérêt du gouvernement pour le Nord. L'importance accordée aux principes de l'accessibilité et de l'universalité prévus dans la *Loi canadienne sur la santé* a également donné aux résidents du Nord de puissants arguments pour exiger un accès amélioré aux soins médicaux.

INTERVENTION DU GOUVERNEMENT

La mauvaise répartition géographique des médecins n'est pas un phénomène propre au Nord de l'Ontario; c'est un problème national et international. Les médecins ont tendance à se trouver de façon disproportionnée dans les grands centres urbains. Une étude a révélé qu'un peu moins de 16 p. 100 des médecins de famille et seulement 2,4 p. 100 des spécialistes exercent dans les régions rurales du Canada, où vivent plus de 21 p. 100 de tous les Canadiens. La situation n'est guère différente en Ontario. En 2004, 9,8 p. 100 des médecins de famille et seulement 1,4 p. 100 des spécialistes exerçaient dans les milieux ruraux de l'Ontario, où vivent environ 13 p. 100 des Ontariens (Pong et Pitblado 2005). En avril 2007, le Programme des services aux régions insuffisamment desservies (PSRID) du ministère de la Santé et des Soins de longue durée avait recensé trente-sept collectivités du Nord de l'Ontario (y compris de plus grandes villes comme North Bay et Thunder Bay) « insuffisamment desservies » par des médecins de famille, ce qui représente une pénurie totale de cent trente-deux médecins. De plus, quatorze collectivités du Nord de l'Ontario ont été déclarées « insuffisamment desservies » par des spécialistes, ce qui représente une pénurie totale de cent vingt-neuf médecins[1].

Le ministère provincial de la Santé a réagi en adoptant de nombreux programmes au fil des ans, dont le PSRID, afin de recruter et de conserver des médecins en exercice dans le Nord de l'Ontario. Ce n'est peut-être pas par pure coïncidence que le PSRID a été institué en 1969, l'année même où a été adoptée l'Assurance-santé de l'Ontario (OHIP) – le régime provincial d'assurance-maladie. L'OHIP visait à assurer l'accès universel aux soins médicaux et hospitaliers nécessaires pour tous les Ontariens, quelle que soit leur capacité de payer. Toutefois, l'élimination des obstacles financiers ne veut rien dire si les fournisseurs et les services ne sont pas disponibles ou ne sont pas facilement accessibles. Ainsi, le gouvernement provincial considérait déjà en 1969 que les pénuries de fournisseurs

---

[1] Liste des régions insuffisamment desservies par les médecins généralistes, les médecins de famille, avril, mai, juin 2007 (Toronto, Programme des services aux régions insuffisamment desservies, ministère de la Santé et des Soins de longue durée, 2007); Liste des régions insuffisamment desservies par les médecins spécialistes, avril, mai, juin 2007 (Toronto, Programme des services aux régions insuffisamment desservies, ministère de la Santé et des Soins de longue durée, 2007).

de soins de santé, en particulier les médecins, dans le Nord étaient un problème à régler[2].

Pong (2008) examine la façon dont le gouvernement de l'Ontario a traité le problème des pénuries de médecins dans le Nord au cours des dernières décennies. Pour ce faire, il retrace le recours à diverses stratégies et l'institution de divers programmes – comme ceux qui font appel à des incitatifs financiers, à des campagnes de recrutement de médecins, au soutien à l'exercice de la médecine (p. ex., accès à la formation médicale continue) et à l'extension des services (p. ex., cliniques de spécialistes itinérants) – pour améliorer l'accès aux soins médicaux. Cependant, après avoir examiné le nombre de médecins dans le Nord de l'Ontario des années 1950 aux années 1980, Anderson et Rosenberg (1990) concluent que le PSRID n'a pas amélioré l'offre ou la répartition de médecins dans cette région. De même, Weller et Manga (1988, p. 146) décrivent ces programmes comme des solutions insignifiantes qui continueront d'être appliquées aux symptômes au lieu de s'attaquer aux sources des problèmes. Ils recommandent plutôt, à l'instar d'autres chercheurs, la formation de professionnels de la santé dans le Nord. L'émergence de la formation médicale en milieu rural dans le Nord de l'Ontario pourrait être considérée comme l'élément d'une stratégie plus globale pour remédier aux pénuries de médecins.

Malgré sa petite envergure, le Programme de médecine du Nord-Ouest de l'Ontario institué au début des années 1970 à Thunder Bay a été la première initiative de formation médicale dans le Nord. C'est en 1991 qu'a eu lieu le premier investissement important dans la formation médicale dans le Nord; cette année-là, deux programmes de résidence en médecine familiale (le Programme de médecine familiale du Nord-Est de l'Ontario et Family Medicine North) ont été institués à Sudbury et à Thunder Bay, respectivement. Depuis, d'autres initiatives de formation médicale dans le Nord ont vu le jour, notamment le Programme de réintégration pour les médecins, en 1996, le Programme de spécialisation des diplômés du Nord-Est de l'Ontario, en 2000, et le Rural and Northern Clerkship Program (programme d'externat en région rurale et du Nord), en 2002. À ce

---

2 Lucas (1971) a examiné la disponibilité des médecins dans les collectivités monoindustrielles de trente mille habitants ou moins dans le Nord de l'Ontario en 1968, juste avant le lancement du PSRID. Parmi les deux cent quarante collectivités étudiées, cent soixante-seize (ou 73 p. 100) étaient sans médecin et vingt-trois autres n'avaient qu'un seul médecin.

jour, l'École de médecine du Nord de l'Ontario est l'initiative de formation médicale la plus importante et ayant la plus grande envergure dans le Nord de la province. En annonçant officiellement la création d'une école de médecine dans le Nord, en 2001, Tony Clement, alors ministre de la Santé et des Soins de longue durée, a déclaré ce qui suit dans un communiqué :

> Notre gouvernement est déterminé à faire tout ce qu'il faut pour s'assurer que l'Ontario a des médecins en nombre suffisant et que leurs services sont disponibles là où la population en a besoin […] Nous sommes convaincus que cette « école de médecine du Nord », la première école de médecine à être créée en 30 ans, pourra à la fois former des médecins et les encourager à exercer leur profession dans le Nord[3].

Située sur le campus de l'Université Laurentienne à Sudbury et sur celui de l'université Lakehead à Thunder Bay, l'EMNO a accepté sa première cohorte de cinquante-six étudiants à l'automne 2005.

NOUVEAUX DÉVELOPPEMENTS AU CHAPITRE DE L'EFFECTIF MÉDICAL ET DE LA FORMATION MÉDICALE EN RÉGION RURALE

L'importance croissante de la stratégie de formation médicale en région rurale et nordique, y compris la fondation de l'EMNO, n'est nullement l'effet du hasard. Comme je l'ai indiqué précédemment, bien qu'elles soient utiles et encore couramment utilisées, les stratégies traditionnelles visant à attirer des médecins en région rurale au moyen d'incitatifs financiers, de soutien à l'exercice et d'autres stratégies n'ont pas résolu le problème. Il est devenu manifeste qu'il faut adopter d'autres stratégies, non pas tant pour remplacer les programmes conventionnels de recrutement et de maintien des effectifs que pour les compléter.

Au cours des deux dernières décennies, les connaissances se sont multipliées sur le lien entre la formation médicale en milieu rural et

---

[3] Communiqué du gouvernement de l'Ontario « Le gouvernement Harris annonce la création d'une école de médecine dans le Nord et l'augmentation du nombre d'étudiants en médecine », Toronto (Ontario), 17 mai 2001.

l'exercice de la médecine en région rurale (p. ex., Brooks et coll. 2002; Pathman et coll. 1999; Rosenblatt et coll. 1992; Rourke et Strasser 1996; Rourke et coll. 2005; Tesson et coll. 2006). Les études effectuées au Canada et ailleurs appuient généralement la notion voulant que les médecins ayant fait de longs séjours en région rurale pendant leur formation médicale soient plus susceptibles d'exercer en milieu rural. On dispose depuis quelques années des résultats de recherches propres au Nord de l'Ontario. Il s'agit notamment des études effectuées par le Centre de recherche en santé dans les milieux ruraux et du Nord (p. ex., Heng et coll. 2007; Pong et coll. 2007), selon lesquelles les diplômés des deux programmes de résidence en médecine familiale dans le Nord de l'Ontario sont beaucoup plus susceptibles d'exercer dans des régions nordiques ou rurales que les diplômés d'autres programmes, et ils se disent très satisfaits de la qualité de leur formation. L'accumulation de preuves scientifiques de l'efficacité de la formation médicale en milieu rural a peut-être donné aux décisionnaires provinciaux des raisons supplémentaires d'envisager sérieusement l'expansion des études et de la formation médicales en région rurale (notamment la construction d'une nouvelle école de médecine) dans le Nord.

On constate également une sensibilisation croissante aux différences entre l'exercice en région rurale et l'exercice en milieu urbain. Par exemple, les médecins ruraux ont habituellement un champ d'exercice beaucoup plus étendu et sont plus susceptibles de travailler dans des cadres cliniques multiples (Chan 2002; Hutten-Czapski, Pitblado et Slade 2004; Olatunde, Leduc et Berkowitz 2007; Pong et Pitblado 2005; Tepper 2004), surtout en raison des graves pénuries de spécialistes dans les petites collectivités et de l'obligation pour les médecins exerçant en milieu rural de pallier certaines lacunes au chapitre des services. Également, comme je l'ai indiqué précédemment, les résidants des régions rurales ou nordiques sont souvent en moins bonne santé et plus durement touchés par la maladie que la population en général, et ils peuvent avoir des besoins plus importants ou plus complexes en matière de soins. Les médecins formés dans les écoles de médecine urbaines peuvent ne pas avoir la confiance ou les compétences nécessaires pour exercer dans des petites localités ou des communautés isolées, où ils doivent souvent travailler sans soutien ou presque. Non seulement le Nord de l'Ontario a-t-il besoin d'un plus grand nombre de médecins, mais il lui faut également des médecins dotés des connaissances et des compétences requises pour traiter des problèmes de santé spéciaux dans la région. Encore une fois, des recherches ont révélé que les médecins ayant une formation médicale en milieu rural sont mieux outillés pour travailler dans des environnements ruraux difficiles que ceux qui n'ont pas cette formation (Denz-Penhey et coll. 2005; Worley et coll. 2000).

On prend aussi de plus en plus conscience que, pour être efficace, l'exercice de la médecine en région rurale exige des médecins qui comprennent bien le contexte social, professionnel, culturel, environnemental et comportemental des populations qu'ils traitent. Des recherches ont révélé que la santé d'une population dépend d'une multitude de facteurs, au nombre desquels figure la disponibilité des soins médicaux (Lalonde 1974; Raphael 2004; Wilkinson et Marmot 2003). Le Nord de l'Ontario possède des caractéristiques qui lui sont propres, comme l'ont montré des études historiques et sociologiques (Dunk 1991; Lucas 1971; Stymeist 1975; Young 1988). Les médecins de cette région ou ceux qui y ont été formés peuvent avoir une longueur d'avance à cet égard. En effet, les médecins venus d'ailleurs peuvent prendre plus de temps à se familiariser avec les racines historiques, la structure communautaire, les modes de vie locaux et les structures de la morbidité de la population, tandis que les médecins itinérants risquent de ne jamais le faire, ou de ne jamais se donner la peine de le faire. Il est donc logique que le Nord de l'Ontario dispose de médecins formés localement qui ont une vaste et profonde compréhension des conditions qui influent sur la santé des résidants du Nord, plutôt que de compter entièrement sur l'importation de médecins d'autres régions du pays ou du monde.

Surtout, on a assisté à un changement radical de perspective au sujet de l'offre de médecins. Selon le point de vue officiel des années 1980 et du début des années 1990, le Canada avait plus de médecins qu'il n'en fallait, et il fallait en contrôler le nombre (Barer et Stoddart 1991). Des coupes ont donc été pratiquées dans l'effectif étudiant des écoles de médecine partout au pays, et des mesures ont été prises pour limiter le nombre de diplômés étrangers en médecine autorisés à exercer. Cependant, au milieu des années 1990, on a commencé à craindre des pénuries de médecins par suite des admissions moins nombreuses dans les écoles de médecine et de la retraite massive prévue de médecins ayant obtenu leur diplôme dans les années 1960 et au début des années 1970 (Dauphinee 1996).

L'opinion publique a oscillé entre un excédent et une pénurie de médecins au Canada. Ces fluctuations se reflètent dans un certain nombre de rapports de commissions recommandant l'accroissement du bassin de médecins en Ontario (Comité d'experts sur les professionnels de la santé 2001; McKendry 1999), dans l'expansion récente de l'effectif étudiant des écoles de médecine et dans les mesures visant à permettre à un plus grand nombre de médecins formés à l'étranger d'exercer la médecine (Dauphinee et Buske 2006). Ce changement d'attitude peut avoir été à l'origine de la création d'une nouvelle école de médecine dans le Nord de l'Ontario. Cette décision aurait été impensable au début des années 1990, époque où l'on demandait aux écoles de médecine de réduire le nombre de leurs étudiants.

CONCLUSION

Les pages qui précèdent visaient à montrer que la fondation de l'EMNO est le produit de divers facteurs et n'était pas fortuite. Les caractéristiques de la nouvelle école de médecine sont également uniques et reflètent des besoins précis ainsi que des circonstances distinctes. En plaçant l'EMNO dans son contexte général historique, socio-politique et stratégique en matière de santé, nous pouvons mieux comprendre comment l'école de médecine la plus nouvelle au Canada a vu le jour et mieux apprécier sa mission et sa nature. On pourrait également considérer que la fondation de l'EMNO a fait d'une pierre deux coups : elle a permis de régler certains problèmes urgents liés à la main-d'œuvre médicale et de répondre symboliquement à certaines doléances socio-politiques dans l'arrière-pays du Nord de l'Ontario.

L'EMNO peut contribuer à régler certains problèmes pratiques liés de main-d'œuvre médicale, comme l'augmentation du nombre global de médecins dans la province et la formation de médecins plus susceptibles de travailler dans le Nord et mieux préparés à l'exercice de la médecine dans des localités isolées ou de petite taille. À cette fin, l'École a adopté une série de principes d'imputabilité sociale et a conçu un programme d'études unique qui accorde une attention particulière à la médecine en région rurale et aux problèmes de santé des populations rurales. Il n'est donc pas surprenant qu'elle soit la première école de médecine au monde à avoir adopté un modèle intégré de stages en milieu communautaire et à obliger ses étudiants à travailler et à vivre dans de petites localités isolées du Nord pendant toute leur troisième année d'études[4]. Afin de régler le problème de la sous-représentation des étudiants des régions rurales dans les écoles de médecine canadiennes (Hensel, Shandling et Redelmeier 2007), l'EMNO a établi des critères d'admission spéciaux qui accordent une plus grande importance aux antécédents ruraux ou nordiques et à l'intention de travailler dans des régions rurales ou nordiques. De plus, les thèmes de la santé des populations rurales et nordiques ont été intégrés au programme d'études en vue de préparer des médecins qui comprennent mieux les problèmes de santé de la population, notamment dans les régions rurales ou nordiques.

La création d'une école de médecine dans le Nord de l'Ontario est également considérée comme une réponse à l'incapacité des mesures fragmentaires de régler efficacement les pénuries de médecins dans les régions nordiques. Une école de médecine ne pourra jamais à elle seule former suffisamment de médecins pour répondre aux besoins du Nord en personnel médical, mais cette importante stratégie pour la main-d'œuvre médicale complétera d'autres programmes. L'émergence de la formation médicale en milieu rural dans le Nord de l'Ontario reflète l'évolution de la réflexion stratégique sur la main-d'œuvre médicale en région rurale, et l'EMNO est le projet le plus ambitieux et le plus récent d'une série d'initiatives de formation médicale en milieu rural dans le Nord (Pong 2008). Cette stratégie est également appuyée par des résultats de recherche de plus en plus nombreux au Canada et à l'étranger, qui montrent que des antécédents ruraux, une formation en milieu rural et l'exposition aux régions rurales ont une incidence sur l'endroit où exercent les médecins et la façon dont ils le font.

La mauvaise répartition géographique des médecins et le manque d'accès aux soins attribuable aux pénuries de médecins ont amené les résidants du Nord de l'Ontario à exiger une intervention politique. Sous cet angle, la création de l'EMNO peut également être considérée comme un geste politique symbolique montrant que le gouvernement de l'Ontario a reconnu les préoccupations des résidants du Nord, qu'il s'en soucie, qu'il a agi pour y trouver une solution et qu'il a répondu à l'une des aspirations de longue date des Nord-Ontariens, à savoir, la création de leur propre école de médecine.

---

4 « News : Northern Ontario Medical School first to require community clerkships », dans *Journal de l'Association canadienne médicale*, vol. 176 (5 juin 2007), p. 1695.

De nombreuses personnes suivront étroitement l'EMNO – les décisionnaires, les responsables des soins de santé, les médecins enseignants, les chercheurs et, bien sûr, les résidants du Nord de l'Ontario. À titre de plus nouvelle école de médecine au Canada, fondée avec tant d'espoir et d'anticipation, l'EMNO a un défi à relever, celui de gérer des attentes si élevées, et parfois si irréalistes. Les étudiants de l'EMNO reflèteront-ils la diversité démographique, culturelle et linguistique du Nord de l'Ontario ? Les diplômés de l'EMNO auront-ils un rendement scolaire comparable, voire meilleur, à celui des diplômés des autres écoles de médecine ? L'EMNO sera-t-elle en mesure de former des médecins désireux de travailler dans des localités de petite taille ou isolées ? Les diplômés de l'EMNO seront-ils des médecins ruraux compétents, capables de traiter des problèmes médicaux complexes dans un isolement relatif ? L'EMNO pourra-t-elle produire des médecins ayant une perspective des problèmes de santé propre au Nord ? Les diplômés pourront-ils traiter non seulement les problèmes de santé individuels, mais également les problèmes de santé plus généraux et propres aux environnements ruraux ou nordiques ? Comme la formation d'un médecin prend du temps, il faudra des années pour déterminer les résultats de l'expérience la plus audacieuse et la plus stimulante dans le domaine de la formation médicale au Canada depuis de nombreuses décennies.

3
Apprendre la médecine dans des communautés rurales et éloignées

ROGER STRASSER

INTRODUCTION

L'établissement en 1889 de l'hôpital Johns Hopkins à Baltimore, au Maryland (É.-U.), à titre de modèle d'hôpital d'enseignement, et la publication du rapport Flexner sur la formation médicale aux États-Unis et au Canada en 1910 ont posé les jalons de la formation médicale au XXe siècle (Papa et Harasym 1999). Flexner recommandait que les écoles de médecine soient rattachées à des universités et que leurs programmes de formation reposent sur des connaissances scientifiques. Ce principe a donné lieu au modèle de formation médicale selon lequel la première partie du programme de premier cycle s'effectue en salle de classe et met l'accent sur les sciences fondamentales, tandis que la deuxième moitié se concentre sur la médecine clinique. L'hôpital d'enseignement fournit l'environnement pour apprendre la pratique clinique fondée sur la méthode scientifique et sur la recherche (Flexner 1910). Dans la deuxième moitié du XXe siècle, la conception de la formation médicale fondée sur l'apprentissage par problèmes et axée sur la communauté est née de la crainte grandissante que les médecins soient trop axés sur le modèle scientifique de « l'organisme-machine » (Habbick et Leeder 1996).

L'École de médecine du Nord de l'Ontario (EMNO) est la première école de médecine créée au XXIe siècle au Canada. Son modèle de formation exploite plusieurs nouveautés pédagogiques de la dernière décennie du XXe siècle, notamment l'apprentissage par problèmes, l'apprentissage par cas en salle de classe, la formation médicale en région rurale, la formation médicale en milieu communautaire, l'imputabilité sociale de la formation médicale et la formation à distance par voie électronique.

APPRENTISSAGE PAR CAS

L'apprentissage par problèmes a été introduit dans la formation médicale à la fin des années 1960 et au début des années 1970 par un groupe de nouvelles écoles de médecine pionnières de partout au monde, y compris celle de l'université McMaster, au Canada. Selon le principe de l'apprentissage par problèmes, les étudiants s'instruisent par petits groupes en examinant une série de problèmes écrits, difficiles et aux solutions multiples. Dans leur forme absolue, les programmes de formation médicale axés sur l'apprentissage par problèmes ne comportent ni cours ou sujets séparés ni enseignement didactique, comme les exposés magistraux (Schmidt 1983). Dans le cadre de cette approche holistique cohérente, l'intégration dans la formation médicale transcende les programmes fondés sur l'apprentissage non compartimenté et les curriculums fondés sur les systèmes organiques conçus par la Western Reserve School of Medicine au début des années 1950 (Papa et Harasym 1999). Dans chaque groupe d'apprentissage par problèmes, il y a habituellement six à huit étudiants qui travaillent en équipe pour établir leurs propres objectifs d'apprentissage afin d'explorer tous les aspects de la médecine. L'animateur du groupe doit encourager l'apprentissage autodirigé et ne fournir aucune expertise spéciale sur le contenu médical (Papa et Harasym 1999, Schmidt 1983).

À l'instar de l'apprentissage par problèmes, l'apprentissage par cas est une forme d'apprentissage autodirigé et guidé qui se déroule en petits groupes et encourage le travail en équipe. Un problème d'apprentissage par problèmes consiste en une description très brève et concise (un ou deux paragraphes) d'un cas ou trouble à partir duquel les étudiants déterminent leurs propres objectifs d'apprentissage. Dans l'apprentissage par cas, les objectifs généraux d'apprentissage guident les étudiants et les cas sont des scénarios complexes de la vie réelle qui peuvent être volumineux et mettent l'accent sur les contextes communautaires et sociodémographiques (Kenny et Beagan 2004).

FORMATION MÉDICALE EN MILIEU RURAL

Depuis le milieu des années 1980, la recherche indique que les praticiens des régions rurales ont besoin d'une gamme particulière de connaissances et de compétences. En effet, par rapport à leurs homologues des grandes villes, ils fournissent un plus grand éventail de services et ont une plus grande responsabilité clinique dans un isolement professionnel relatif (Hogenbirk et coll. 2004). On peut distinguer trois composantes générales de la médecine familiale en milieu rural. La première concerne la médecine générale ou familiale dans son ensemble. Comme les médecins de famille des villes, ceux des campagnes prodiguent des soins communautaires continus et complets pour des maladies aiguës et chroniques. En fait, le médecin en milieu rural est bien plus susceptible d'offrir tous les services médicaux aux personnes et aux familles. Les soins avancés constituent la deuxième composante. Le traitement des urgences est généralement un aspect inévitable de l'exercice en milieu rural. Dans les communautés qui n'ont pas d'hôpital, les cas urgents se présentent directement à la clinique de médecine familiale. S'il y a un hôpital en ville, il est probable que le médecin de famille y offre des services médicaux, y compris des services d'urgence ainsi que des services aux patients hospitalisés, notamment d'anesthésie, de chirurgie, d'obstétrique, de médecine interne, de pédiatrie, de gériatrie et de psychiatrie. Quand des soins en résidence sont dispensés dans la communauté, par exemple, dans une maison de soins infirmiers, les médecins de famille dispensent des services aux pensionnaires (Rourke 2001; Strasser 1992; Strasser et coll. 2000).

Les médecins de famille en milieu rural interviennent aussi au niveau communautaire et jouent ainsi un rôle important en matière de santé publique. Dans certaines communautés, cela comprend la salubrité de l'eau, la désinfection, l'alimentation et l'hébergement. Ils prodiguent en outre des soins préventifs en clinique ou dans la communauté dans le cadre de programmes d'immunisation et de dépistage sanitaire. Par ailleurs, ils participent souvent aux activités de promotion de la santé et d'éducation communautaire, notamment en parlant à différents groupes communautaires. Il est prouvé que la population rurale se fie davantage aux renseignements sur la santé qui lui sont fournis par ses médecins qu'aux renseignements provenant de toute autre source. Les praticiens en région rurale contribuent ainsi à modifier les comportements liés à la santé dans la communauté.

Les recherches sur l'exercice en milieu rural, et plus généralement sur la santé des populations rurales, ont donné lieu à l'intégration de contenu particulier sur ces deux éléments dans les programmes de médecine de premier cycle et dans les programmes de résidence en médecine familiale dans les régions rurales (Hays et Gupta 2003;

Strasser 2001; Working Group on Postgraduate Education for Rural Family Practice 1999). Les recherches sur la formation médicale ont montré que les milieux ruraux fournissent à tous les étudiants et résidents en médecine, y compris dans les équipes de soins, des expériences cliniques et éducatives de grande qualité. Cela donne à penser que tous les étudiants en médecine devraient effectuer une partie de leur apprentissage clinique en région rurale (Worley, Prideaux et coll. 2000).

Aux États-Unis, le réseau de Washington, du Wyoming, de l'Alaska, du Montana et de l'Idaho (WWAMI) a vu le jour en 1970. Réunissant les États de Washington, de l'Alaska, du Montana et de l'Idaho, il reliait la plupart des États ruraux du pays. Le Wyoming s'y est ajouté par la suite. Les étudiants en médecine du WWAMI effectuent la première de leurs quatre années de formation de premier cycle dans leur État d'origine, puis font la deuxième année à l'université de Washington, à Seattle. La troisième et la quatrième année se déroulent dans divers endroits, notamment, pour certains étudiants, dans des cadres de soins primaires en milieu rural où ils sont en affectation clinique prolongée. De plus, certains programmes de résidence du WWAMI mettent l'accent sur les soins primaires et l'exercice en milieu rural. Le taux de retour des diplômés du WWAMI dans les régions rurales et insuffisamment desservies est beaucoup plus élevé que les taux enregistrés dans les écoles de médecine d'État des États-Unis (Ramsey et coll. 2001).

D'autres écoles de médecine américaines offrent des « volets ruraux » depuis les années 1970. Ils s'adressent habituellement à un groupe sélectionné d'étudiants d'origine rurale qui effectuent une partie ou la totalité de leur apprentissage clinique dans des régions rurales. Il s'agit par exemple du Rural Physician Associates Program (RPAP) de l'université du Minnesota (Verby 1988), du Physician Shortage Area Program (PSAP) du Jefferson Medical College, en Pennsylvanie (Rabinowitz et coll. 2001), et du Upper Peninsular Program, au Michigan (Brazeau et coll. 1990). En général, les taux de recrutement et de fidélisation de ces programmes dans les régions rurales et insuffisamment desservies sont de quatre à cinq fois supérieurs à la moyenne nationale.

Outre les écoles de médecine urbaines qui offrent des stages cliniques dans les régions rurales, de plus en plus d'écoles de médecine en milieu rural se concentrent sur le recrutement d'étudiants des régions rurales et éloignées environnantes. Ainsi, l'école de médecine de l'université de Tromsø, dans le Nord de la Norvège, a été fondée en 1968 et forme des médecins qui exercent dans cette région. Quatre-vingt-deux pour cent des diplômés de Tromsø qui ont grandi dans le Nord de la Norvège continuent d'y exercer (Magnus et Tollan 1993). L'école de médecine Jichi, créé en 1972, obtient d'aussi bons résultats, comme en témoigne la grande majorité de ses diplômés qui exercent dans des régions rurales et éloignées du Japon (Inoue, Hirayama et Igarishi 1997). Les diplômés de l'école de médecine à caractère communautaire de Zamboanga, aux Philippines, qui a ouvert ses portes en 1994, sont prêts à exercer sur l'île de Mindanao ou dans d'autres régions rurales du pays (fondation de l'école de médecine de Zamboanga). L'école de médecine de l'université James Cook, à Townsville, en Australie, a été établie en 1999 et met spécialement l'accent sur la santé des populations rurales, éloignées et autochtones (Hays, Stokes et Veitch 2003).

Au milieu des années 1990, l'université Flinders, en Australie-Méridionale, a fait œuvre de pionnière en instaurant une forme de formation médicale en milieu communautaire au cours de laquelle un groupe d'étudiants effectuent leur apprentissage clinique de base dans un cabinet rural de médecine familiale. Dans le cadre du Parallel Rural Community Curriculum (PRCC), les étudiants suivent la troisième année d'un programme de médecine familiale de quatre ans dans une communauté rurale où ils vivent toute l'année. Ils ont les mêmes objectifs d'apprentissage que les étudiants de troisième année à l'hôpital d'enseignement urbain. Ils couvrent les principales disciplines cliniques (médecine interne, chirurgie, pédiatrie, etc.), mais au lieu de faire leur apprentissage par blocs séquentiels (appelés stages cliniques), ils apprennent ces disciplines parallèlement au fil de l'année (Worley, Silagy et coll. 2000). Le PRCC a été suivi de près et a prouvé qu'il fournit des expériences d'apprentissage équivalentes, sinon supérieures, à l'apprentissage clinique dans l'hôpital d'enseignement de la métropole (Worley, Esterman et coll. 2004). En particulier, les étudiants du PRCC obtiennent toujours de meilleurs résultats que leurs collègues de la ville aux examens de fin d'année et ont davantage d'assurance et de savoir-faire dans un vaste spectre de connaissances et de compétences cliniques (Worley, Strasser et coll. 2004).

En général, l'évaluation des affectations cliniques en région rurale a montré que le milieu rural offre un environnement d'apprentissage de grande qualité qui peut être précieux pour tous les étudiants en médecine. En particulier, la formation clinique en milieu rural donne davantage d'expérience pratique aux étudiants car ils sont exposés à un large éventail de problèmes de santé communs et acquièrent plus de compétences pratiques que leurs homologues en région urbaine. Cette observation concorde avec le constat que les étudiants du PRCC obtiennent de meilleurs résultats aux examens que leurs collègues de l'hôpital d'enseignement de la métropole. Selon les études menées sur le PRCC de l'université Flinders, le succès des étudiants en médecine dans les communautés rurales repose beaucoup sur les relations, c.-à-d., les relations entre les étudiants et les professeurs, entre les étudiants eux-mêmes ainsi qu'entre les étudiants et la communauté, sur les plans clinique, institutionnel, social et personnel (Worley et coll. 2006). Un élément clé de l'amélioration de l'apprentissage est la place ménagée à ces relations dans le programme d'études.

FORMATION MÉDICALE EN MILIEU COMMUNAUTAIRE

La formation médicale axée sur la communauté a été conçue à la fin des années 1960 et dans les années 1970, en grande partie par le groupe de nouvelles écoles de médecine qui ont intégré l'apprentissage par problèmes dans la formation médicale, notamment l'université McMaster, au Canada. On voulait que les étudiants en médecine connaissent le contexte communautaire et ses effets sur les patients et leurs problèmes cliniques, en plus des bases scientifiques biomédicales et cliniques des problèmes des patients (Habbick et Leeder 1996). Cette approche a aussi inspiré l'établissement de départements de médecine familiale, de médecine épidémiologique et sociale et de médecine préventive dans ces écoles de médecine.

La formation médicale en milieu communautaire est un dérivé de la formation médicale axée sur la communauté, en ce sens que les étudiants ne se renseignent pas simplement sur le contexte communautaire dans la salle de classe, mais font également l'expérience de différents environnements sociaux et cliniques. Plus précisément, l'apprentissage clinique se fait dans un large éventail de services communautaires et de santé, et pas seulement dans de grands hôpitaux d'enseignement qui offrent des soins de courte durée (Howe et Ives 2001). Parmi les sites d'apprentissage clinique figurent les services de santé mentale, les établissements de soins de longue durée, les cliniques de médecine familiale ainsi que les hôpitaux et les services de santé des communautés éloignées, rurales et urbaines. La formation médicale en milieu communautaire s'est développée parce qu'une proportion assez faible de la population est soignée dans les grands hôpitaux d'enseignement qui offrent des soins de courte durée et que les soins sont plutôt dispensés dans la communauté. Les hôpitaux de soins de courte durée se concentrent davantage sur les interventions technologiques qui nécessitent une courte hospitalisation pour des troubles rares ou graves et souvent multisystémiques complexes (Green et coll. 2001).

L'évolution de la formation médicale en milieu communautaire dans les années 1980 et 1990 a donné à penser que les étudiants bénéficieraient d'un apprentissage prolongé en milieu communautaire (appelé « externat » en Amérique du Nord), surtout en médecine familiale, où ils peuvent apprendre la médecine clinique de base (Gibbs 2004). En milieu urbain, cette approche a été créée à l'université Cambridge, en Angleterre (Oswald et Jones 2001), et en médecine familiale, elle a fait partie de quelques « volets ruraux » établis par plusieurs écoles de médecine américaines à partir des années 1970 (Ramsey et coll. 2001; Verby 1988). Comme on l'a indiqué, c'est le PRCC de l'université Flinders, en Australie, qui a fourni les preuves scientifiques les plus complètes de la valeur de la formation médicale en milieu communautaire pour la médecine familiale en région rurale (Worley, Silagy et coll. 2000).

IMPUTABILITÉ SOCIALE DE LA FORMATION MÉDICALE

En 1994, l'Organisation mondiale de la santé et la World Organization of Family Doctors ont coparrainé une conférence à l'université Western Ontario axée sur l'adaptation de la formation médicale pour répondre aux besoins de la communauté.

Par la suite, l'Organisation mondiale de la santé a préconisé l'imputabilité sociale des écoles de médecine, qu'elle définit comme l'obligation d'orienter leurs activités d'éducation, de recherche et de service sur les préoccupations sanitaires prioritaires de la communauté, de la région et de la nation qu'elles ont le mandat de servir (Boelen 1995, S21). En 2001, les écoles de médecine du Canada et Santé Canada ont pris un engagement conjoint envers l'imputabilité sociale dans la publication *Imputabilité sociale – Une vision pour les facultés de médecine du Canada* (Santé Canada 2001). Quand l'EMNO a été constituée en personne morale, en 2002, elle est devenue la première école de médecine du Canada dont le mandat comprenait une imputabilité sociale, à savoir, « répondre aux besoins de la population et des communautés du Nord de l'Ontario ».

FORMATION À DISTANCE PAR VOIE ÉLECTRONIQUE

Même si la formation à distance a débuté au XVIIIe siècle, c'est l'avènement de la presse à imprimer et des services postaux à coût modique, au XIXe siècle, qui a facilité l'essor de la formation à distance et a permis de produire en masse des documents d'apprentissage et de les distribuer à de nombreux étudiants répartis un peu partout. Au XXe siècle, la technologie des communications, comme le cinéma, la radio, la télévision et, plus récemment l'Internet, a élargi l'éventail et la portée de la formation à distance, et elle en a accru la complexité et la souplesse (Jeffries s.d.). La formation à distance met l'éducation à la portée des habitants des régions nordiques, rurales et éloignées, qui n'y auraient autrement pas accès. Dans les années 1980, le gouvernement de l'Ontario a créé Contact Nord, organisme provincial gérant un réseau d'éducation de grande portée dans le Nord, pour faciliter la formation à distance, surtout dans le Nord ontarien, au moyen des communications électroniques.

En général, l'avènement de la technologie des communications à large bande dans les années 1990 a contribué à réduire l'isolement qui caractérise la vie dans les milieux ruraux et a facilité l'amélioration des soins de santé dans ces régions; à titre d'exemple, mentionnons la téléradiologie, qui consiste à envoyer au loin des radiographies numériques et d'autres images médicales, et les services cliniques de télésanté. Dans le Nord de l'Ontario, le NORTH Network a été créé en 1999 pour fournir des soins en temps réels par vidéoconférence interactive. Ce service de télémédecine a beaucoup réduit l'obligation pour les habitants des régions rurales et éloignées du Nord de l'Ontario de se déplacer pour recevoir des soins spécialisés.

La combinaison des communications électroniques et de la formation à distance a apporté de la latitude dans le processus d'apprentissage et a amélioré les possibilités de formation médicale distribuée. Grâce aux ressources documentaires numérisées et à l'éventail grandissant de ressources éducatives offertes sur Internet, les étudiants en médecine peuvent effectuer leur apprentissage de base tout en étant dispersés dans diverses régions. La formation à distance par voie électronique permet aux étudiants et résidents en médecine d'accéder au contenu des programmes, aux ressources éducatives, à des enseignants spécialisés et à d'autres renseignements, comme s'ils se trouvaient dans un grand hôpital d'enseignement urbain (Ruiz, Mintzer et Leipzig 2006).

ÉCOLE DE MÉDECINE DU NORD DE L'ONTARIO

Même si l'espoir d'établir une école de médecine dans le Nord de l'Ontario est né il y a plus de quarante ans, c'est la combinaison des nouveautés pédagogiques de la dernière décennie du XXe siècle, exposées précédemment, qui a permis d'appliquer au début du XXIe siècle le modèle de formation médicale distribuée mettant les communautés à contribution. En outre, la formation clinique était déjà bien établie depuis le début des années 1970, grâce au Programme de médecine du Nord-Ouest de l'Ontario (PMNO), puis à la formation médicale de premier cycle et des cycles supérieurs assurée par le PMNO et la Corporation d'éducation médicale du Nord-Est de l'Ontario (CEMNO). Au début des années 1990, les programmes de résidence en médecine familiale ont été créés respectivement dans le Nord-Ouest et le Nord-Est par l'intermédiaire du PMNO, sous les auspices de l'université McMaster et de la CEMNO, en collaboration avec l'Université d'Ottawa. Ces deux programmes appliquaient un modèle d'études supérieures en médecine qui jumelait un précepteur et un étudiant en milieu clinique. L'objectif était de préparer les résidents en médecine familiale à exercer dans le Nord ontarien ou dans des régions semblables du Nord, rurales et éloignées. Les deux programmes ont fort bien réussi, comme en témoigne le fait qu'au bout de quinze ans, plus de 60 p. 100 de leurs diplômés exercent dans le Nord de l'Ontario (Strasser et Strasser 2007).

Par ailleurs, le Réseau des sciences de la santé universitaire du Nord (RSSUN) a été établi en 1997 pour relier le PMNO et la CEMNO et couvrir ainsi tout le Nord de la province. Financé par le gouvernement de l'Ontario, ce réseau a permis d'améliorer les stages dans des spécialités dans le Nord de l'Ontario ainsi que la formation clinique en réadaptation et la formation interprofessionnelle, mais aussi des initiatives visant les jeunes comme futurs étudiants. Ces derniers consistaient principalement à encourager les élèves des écoles secondaires de l'Ontario, surtout les Autochtones et les francophones, à entreprendre des carrières dans le domaine de la santé. Tous ces éléments se sont conjugués de manière unique pour donner naissance à l'École de médecine du Nord de l'Ontario.

Les autres facteurs qui ont contribué à l'établissement de l'EMNO en 2002 étaient essentiellement de nature politique. Le Nord de l'Ontario a toujours été à court de médecins et d'autres fournisseurs de soins de santé; cependant, à la fin des années 1990, la pénurie a pris une envergure provinciale et nationale. Dans ce contexte, la réserve de médecins a attiré l'attention du public et des élus, et la possibilité de créer une nouvelle école de médecine a été inscrite au programme politique. En avril 2001, le gouvernement de l'Ontario a annoncé sa décision d'implanter une nouvelle école de médecine dans le Nord de la province.

L'École de médecine du Nord de l'Ontario est devenue une société sans but lucratif en novembre 2002; ses membres étaient les universités Lakehead et Laurentienne. Dans les lettres patentes établissant la société, les objets énonçaient le mandat d'imputabilité sociale de l'École, qui était d'offrir des programmes de formation médicale de premier cycle et postdoctorale novateurs et adaptés aux besoins individuels des étudiants ainsi qu'aux besoins de la population nord-ontarienne en matière de santé. Les trente-cinq membres du conseil de l'EMNO viennent des universités, de l'École et de groupes et organismes communautaires de tout le Nord de la province.

En mars 2005, le conseil de l'EMNO a approuvé la vision et la mission de l'École : « L'École de médecine du Nord de l'Ontario est une pionnière en son genre et répond aux plus hautes normes internationales. Sa mission générale consiste à former des médecins qualifiés et à entreprendre des recherches sur la santé fondées sur les besoins de la communauté. En s'acquittant de cette mission, l'EMNO deviendra une pierre angulaire des soins de santé communautaire dans le Nord de l'Ontario. » (Voir l'encadré 1).

Les programmes d'éducation et de formation de l'EMNO visent à couvrir le cycle de vie d'un médecin dans le Nord de l'Ontario. L'École commence par offrir des programmes qui encouragent les élèves des écoles secondaires du Nord de la province à se voir comme d'éventuels futurs médecins et par conséquent, à bien étudier afin d'obtenir les notes requises pour être admis à l'université et à l'école de médecine dans le Nord de l'Ontario. Le processus de sélection et d'admission privilégie les candidats issus du Nord de

ENCADRÉ I
VISION ET MISSION : 2005/2006 – 2008/2009

L'École de médecine du Nord de l'Ontario est une pionnière en son genre et répond aux plus hautes normes internationales. Sa mission générale consiste à former des médecins qualifiés et à entreprendre des recherches sur la santé fondées sur les besoins de la communauté. En s'acquittant de cette mission, l'EMNO deviendra une pierre angulaire des soins de santé communautaire dans le Nord de l'Ontario.

PRINCIPES DIRECTEURS

Notre population étudiante : L'EMNO recrutera des étudiants qualifiés qui se passionnent pour la vie, le travail et le service dans les collectivités rurales et du Nord. Elle formera des médecins aptes à exercer et à mener des recherches n'importe où dans le monde mais qui comprennent en particulier les gens du Nord et des contrées isolées.
Nos diplômés : L'EMNO produira des médecins ingénieux qui réussissent bien dans les régions isolées, préfèrent la prestation conjointe de soins et sont en mesure de servir leurs patients et communautés avec les ressources disponibles. Quoique l'enseignement à l'École s'effectuera dans le contexte du Nord, il pourra s'appliquer sur les scènes nationale et internationale.
Notre école : Tout en préparant les étudiants à exercer dans l'éventail complet des disciplines cliniques de la médecine, l'EMNO mettra l'accent sur la formation de médecins de famille et de spécialistes qui demeureront des généralistes dans leurs spécialités. L'École encouragera l'exercice de la médecine et la recherche dans une approche interprofessionnelle, mais aussi la curiosité, l'ingéniosité, l'intégrité et la reddition de comptes dans tous les aspects de ses activités.
Notre corps professoral et nos universités hôtes : L'EMNO deviendra un autre centre d'excellence dans l'enseignement et la recherche des universités Lakehead et Laurentienne. Elle veillera à protéger la liberté universitaire.
Nos employés : L'EMNO traitera son personnel avec respect et, conformément à ses principes, prônera l'honnêteté, l'intégrité et l'ouverture dans toutes ses transactions avec ses employés.

> ENCADRÉ 1 (*suite*)
> VISION ET MISSION : 2005/2006 – 2008/2009
>
> *Nos communautés :* L'EMNO encouragera une culture qui englobera tout le monde et répondra aux besoins de tous dans les milieux médicaux, les communautés du Nord, les communautés rurales et les communautés autochtones et francophones.

l'Ontario ou de milieux semblables en région nordique, rurale ou éloignée. Une fois admis, les étudiants entreprennent un programme de médecine de premier cycle qui insiste fortement sur l'apprentissage de la médecine dans le contexte communautaire nord-ontarien. Les programmes d'études supérieures fournissent une formation en résidence axée sur l'exercice dans le Nord de l'Ontario ou des régions rurales ou éloignées semblables. Enfin, l'École offre des programmes d'éducation continue et de perfectionnement professionnel pour épauler et conserver les médecins dans le Nord.

Le programme d'études de premier cycle est le fruit d'un processus de consultation qui a débuté par un atelier tenu en janvier 2003 et a tenu compte des normes d'agrément et des ressources didactiques d'autres écoles de médecine. L'atelier de janvier 2003, intitulé « Getting Started in the North » (Démarrer dans le Nord), a eu lieu à Sault Ste. Marie (Ontario) et regroupait plus de trois cents participants issus de toutes les régions sociogéographiques du Nord de la province. Pour commencer, les participants ont été priés d'indiquer les caractéristiques essentielles des médecins dans le Nord de l'Ontario. Les réponses ont produit une liste similaire à la liste issue de la consultation « Educating Future Physicians for Ontario » menée dans les années 1990 (Neufeld et coll. 1998). Cependant, trois caractéristiques se sont distinguées pour le Nord ontarien : 1) la passion de la vie et du travail dans le Nord ; 2) l'aptitude à travailler en équipe et à apporter sa contribution ; 3) la sensibilité à la diversité. Ensuite, des ateliers de consultation ont été organisés avec les francophones et les Autochtones ainsi qu'avec des fournisseurs de soins de tout le Nord de la province.

Pour l'élaboration du programme de médecine de premier cycle de l'EMNO, il a été déterminé que la médecine axée sur le patient (MAP) en serait le concept de base. Il s'agit d'une méthode clinique globale qui comprend six composantes interactives et repose sur des preuves scientifiques substantielles de plus en plus nombreuses (Stewart et coll. 2003). Elle s'allie très bien à l'éducation axée sur l'apprenant, qui a également été retenue parmi les concepts de base de l'EMNO. L'École y a aussi ajouté d'autres concepts clés, à savoir, le « généralisme » dans les soins de santé, l'intégration dans la prestation des services de santé, l'« interdisciplinarité » (où tous les membres de l'équipe de soins, y compris les spécialistes, agissent comme consultants), et les médecins en tant qu'enseignants et chercheurs. Ces concepts fondamentaux sont repris dans les six principes de l'enseignement et de la recherche qui guident l'élaboration et l'exécution de tous les programmes de l'EMNO, y compris la recherche (voir l'encadré 2).

Par souci de cohésion et de globalité, ce programme d'études ne comporte aucun bloc de cours conventionnels ou de stages cliniques. Les objectifs d'apprentissage des quatre années sont plutôt organisés autour de cinq thèmes : 1) la santé dans le Nord et les régions rurales ; 2) les aspects personnels et professionnels de l'exercice de la médecine ; 3) la santé sociale et de la population ; 4) les fondements de la médecine ; 5) les compétences cliniques dans les soins de santé. Tout au long des quatre années, l'apprentissage en salle de classe se fait principalement en petits groupes ; il est fondé sur des cas et est complété par des séances plénières ainsi que par l'apprentissage clinique. Les stages se déroulent dans diverses villes et divers cadres cliniques, et ils sont appuyés par des communications électroniques de haute qualité dans l'environnement d'apprentissage virtuel. Dans un de ces stages, les étudiants consacrent la totalité de leur troisième année universitaire à la formation médicale en milieu communautaire à l'extérieur de Sudbury et de Thunder Bay.

Ayant un aussi vaste territoire géographique à couvrir, l'École compte beaucoup sur la technologie des communications à large bande, grâce à laquelle l'enseignement et l'apprentissage peuvent avoir lieu n'importe où. Les étudiants sont équipés d'un ordinateur portable et, peu importe où ils se trouvent, ils ont accès à l'information et aux ressources didactiques comme s'ils se trouvaient dans un grand hôpital d'enseignement urbain.

Grâce à la formation médicale en milieu communautaire, les étudiants de l'EMNO font l'expérience de la diversité des communautés et des cultures dans le Nord de l'Ontario, des différentes courbes de morbidité et de mortalité, de l'éventail des modèles de

ENCADRÉ 2
PRINCIPES DE L'ENSEIGNEMENT ET DE LA RECHERCHE

Le Conseil de l'enseignement et de la recherche de l'EMNO a adopté les principes clés suivants qui guideront la conception et la mise en œuvre de tous les programmes et activités d'enseignement et de recherche de l'EMNO :

INTERPROFESSIONNEL
Le terme « interprofessionnel » comprend les éléments clés du partenariat, de la participation, de la collaboration, de la coordination et de la prise de décision en commun. Il s'applique à toutes les entreprises de l'EMNO.

INTÉGRATION
En quelques mots, l'intégration est la combinaison et l'interaction de personnes autour de buts et objectifs communs visant à créer des expériences enrichissantes pour les étudiants, les résidents, le corps professoral et le personnel.

ORIENTÉ VERS LA COMMUNAUTÉ
L'orientation communautaire est la compréhension conceptuelle et pragmatique de la dynamique des communautés du Nord et donne lieu à la création de partenariats fructueux et durables entre toutes les communautés du Nord et l'EMNO.

APPRENTISSAGE DISTRIBUÉ EN MILIEU COMMUNAUTAIRE
L'apprentissage distribué en milieu communautaire est un modèle d'enseignement qui permet d'utiliser des ressources humaines et pédagogiques très disséminées, sans tenir compte de l'heure et du lieu, dans des communautés partenaires réparties dans le Nord.

GÉNÉRALISME
Le généralisme se définit comme une perspective et une approche larges et holistiques pour les activités, les valeurs et les connaissances dans les activités éducatives, organisationnelles et liées aux soins aux patients.

> **ENCADRÉ 2** (*suite*)
> **PRINCIPES DE L'ENSEIGNEMENT
> ET DE LA RECHERCHE**
>
> **DIVERSITÉ**
> La diversité englobe une série de valeurs qui tient compte de la richesse de toutes les cultures du Nord de l'Ontario et de leurs contributions importantes à nos vies.

prestation des services de santé, ainsi que des défis, récompenses et satisfactions apportés par la prestation de soins. L'apprentissage clinique se fait dans plus de soixante-dix collectivités, non seulement dans de grands hôpitaux de soins de courte durée, mais aussi dans une gamme de cadres hospitaliers et de services de santé, notamment des services de santé mentale, des établissements de soins de longue durée, des cliniques de médecine familiale, des hôpitaux communautaires ruraux et des postes de soins infirmiers dans des collectivités éloignées. Pendant la troisième année du programme, les étudiants ont une affectation clinique prolongée en médecine familiale et vivent dans une communauté, un peu comme dans le cadre du PRCC de l'université Flinders. Pendant cet « externat communautaire polyvalent », ils font partie de l'équipe de santé et acquièrent une expérience clinique pratique considérable.

Pour l'EMNO, l'engagement communautaire concorde avec son mandat d'imputabilité sociale et met particulièrement l'accent sur des relations de collaboration avec des communautés et organismes autochtones et francophones, des communautés rurales et éloignées et les grands centres urbains du Nord ontarien. Le Groupe témoin autochtone, le Groupe témoin francophone, les groupes locaux de l'EMNO et un vaste réseau d'ententes officielles d'affiliation et de lettres d'entente facilitent ces relations.

Comme les autres écoles de médecine du Canada, l'EMNO doit offrir de la formation médicale postdoctorale dans des programmes de résidence. Fondé sur les programmes de résidence en médecine familiale du Nord-Est et du Nord-Ouest, qui ont été couronnés de succès, son programme « Résidents en médecine familiale du Bouclier canadien » a accepté ses premiers résidents en juillet 2007. En collaboration avec l'université McMaster et l'Université d'Ottawa, l'EMNO se prépare aussi à offrir des programmes de résidence agréés dans les principales spécialités générales que sont la médecine interne générale, la chirurgie générale, la pédiatrie, l'obstétrique-gynécologie, la psychiatrie, l'anesthésie, l'orthopédie et la médecine communautaire. Tous les diplômés en médecine de l'EMNO auront donc la possibilité de faire une résidence en médecine familiale et dans les grandes spécialités générales dans le Nord de la province.

La recherche est fondamentale pour améliorer les soins et les résultats pour la santé ; elle joue donc un rôle essentiel dans le mandat d'imputabilité sociale de l'EMNO. Forte de ses atouts actuels en recherche, l'EMNO a réussi à attirer des chercheurs de calibre mondial pour travailler dans ses laboratoires ultramodernes. Avec des fonds des gouvernements locaux, provincial et fédéral, elle a commandé le rapport intitulé *Creating a Sustainable Health Research Industry in Northern Ontario*. Ce rapport contient treize recommandations qui feront entrer le Nord de l'Ontario sur la scène internationale de la recherche et fournissent des orientations pour les stratégies de recherche de l'EMNO. Le fil conducteur de la recherche à l'École est la réponse aux questions qui améliorera la santé des gens et des communautés du Nord de l'Ontario. En outre, l'EMNO a lancé les conférences annuelles de recherche sur la santé dans le Nord, qui regroupent des chercheurs du domaine de la santé de toutes les régions du Nord de l'Ontario et d'ailleurs.

4
Le médecin rural et la formation médicale

JOHN MULLOY

✵ *Le vent du soir soupirait dans la pinède qui entourait la maison tandis que Michael approchait la tasse de thé fumant de ses lèvres. Le sol, lourd de la pluie automnale, dégageait cette odeur si familière qui rappelait le chocolat en novembre. On prévoyait de la neige. « C'est improbable, pensa-t-il à voix haute... Ils se trompent tout le temps ces jours-ci. »* Les barreaux de la balustrade de la galerie offraient peu de protection contre la brise mais Michael, perdu dans ses pensées, le remarquait à peine.

« Il ne doit pas exister d'autre endroit sur terre où un médecin peut sortir de la salle d'opération d'un hôpital de cinquante lits à quatre heures de l'après-midi et prendre son canot pour aller pêcher au soleil sur le lac devant chez lui, pensait-il. Comment cela peut-il rester secret? »

Cependant, malgré la splendeur du moment, Michael ressentit le malaise d'une préoccupation naissante qu'il ressentait depuis plusieurs mois mais qu'il avait préféré repousser, tel le dernier morceau d'érable jeté dans la pile de bois pour l'hiver. Le printemps était venu et reparti sans qu'arrivent la jeune femme médecin et son mari. Michael et ses huit collègues pensaient avoir enfin trouvé la personne idéale pour se joindre à leur groupe. C'était la meilleure candidate entrevue depuis six ans : médecin de famille ayant une formation en anesthésie, elle était prête à s'installer dans leur ville. C'était trop beau pour être vrai! C'était la personne idéale qui possédait les compétences appropriées, que tout le monde appréciait et qui était prête à déménager ici. Tout le monde était soulagé, « Enfin, quelqu'un pour nous aider à faire marcher le programme de chirurgie! » Mais ça ne s'était pas fait.

L'usine n'avait pas embauché son mari comme prévu. Il semblait y avoir une chute des prix dans le secteur des pâtes et papiers et, au lieu d'embaucher un autre ingénieur, l'usine annonçait des mises à pied.

Michael avait commencé à se demander s'il pourrait prendre sa retraite comme prévu dans un an. Qui aiderait à soigner ses patients s'il prenait sa retraite ? Au cours des six dernières années, trois médecins avaient pris leur retraite ou déménagé sans trouver de remplaçant. Malgré les efforts de tous, il était difficile d'attirer des médecins.

Près de six mille personnes d'une ville géographiquement isolée du Nord de l'Ontario se trouvaient menacées par une hausse du chômage et un accès réduit aux soins médicaux. Selon toute analyse, c'était une situation terrible sans cause unique et, de toute évidence, sans solution unique.

Ces réflexions n'avaient donné aucune réponse. « Ironique », pensa-t-il. Ce mot s'imposait souvent à sa conscience. Il y avait ici un chirurgien prêt à travailler, mais aucun moyen d'administrer une anesthésie parce que le dernier anesthésiste avait pris sa retraite. Seule une réserve temporaire de médecins urgentistes remplaçants empêchait le chirurgien de la ville de partir lui aussi. Tout comme la pile de bois pour l'hiver, rien n'avait changé depuis des mois. Peut-être que la réunion prévue en soirée avec le représentant de l'école de médecine apporterait de l'espoir. Michael retira sa veste et rentra. Le dîner était prêt. ✱

Ce sont les ressources qui ont amené les travailleurs dans le Nord de l'Ontario rural pendant la première moitié du XXe siècle. Les communautés des Premières nations s'y trouvaient depuis des siècles, mais les exploitations minières et l'industrie forestière ont amené dans le Nord de l'Ontario des familles qui ont fourni la main-d'œuvre nécessaire. Les élus municipaux de tout le Nord de la province, et d'ailleurs de toutes les régions rurales canadiennes, pourraient dire : « Les ressources nous ont amenés ici, mais c'est notre débrouillardise qui nous garde ici. »

À bien des égards, on pourrait dire la même chose des travailleurs de la santé qui exerçaient dans ces collectivités. Comme dans bien des campagnes du monde entier, les histoires de médecins pratiquant des chirurgies ou aidant une femme à accoucher sur la table de la cuisine familiale sont nombreuses. Il est souvent arrivé qu'un membre du personnel hospitalier ou le médecin lui-même donne du sang pour remédier à une perte excessive de sang pendant une chirurgie d'urgence. La débrouillardise ne se limitait pas seulement à l'improvisation de manœuvres ou d'équipement médicaux, mais supposait souvent aussi de surmonter des obstacles au transport du patient à l'hôpital ou du médecin au chevet du patient. Les skis de fond, les canots et les petits avions équipés de flotteurs ou de skis sont devenus des outils essentiels pour les médecins ruraux.

Les compagnies ont vite appris que, pour avoir une main-d'œuvre en santé, heureuse et productive dans les communautés isolées, il fallait se préoccuper de la santé des travailleurs et de leurs familles. Elles ont même recruté des médecins et des infirmières pour assurer leur présence dans la collectivité. De jeunes diplômés en médecine, pleins d'idées mais sans le sou, choisissaient souvent de venir travailler brièvement pour les compagnies afin de s'offrir un peu de répit, ainsi qu'à leur famille, entre les stages de l'école de médecine et la formation supplémentaire dans des programmes de résidence spécialisés. Des médecins inexpérimentés ont accompli des actes médicaux incroyables, voire héroïques, dans des conditions très difficiles, pour des patients gravement malades ou souffrant d'un très grave traumatisme causé par un accident de travail. Les récits de ces actes sont passés dans le folklore lorsque ces praticiens sont retournés dans les programmes de formation spécialisée des écoles de médecine en milieu urbain. Ces anecdotes ont d'ailleurs déformé la vraie nature et les gratifications de l'exercice dans les régions rurales du Nord.

L'expansion des communautés du Nord au milieu des années 1900 a fait naître des conditions propices à des décennies de répartition inégale des médecins dans l'Ontario rural. Les circonstances se sont conjuguées pour décourager les jeunes diplômés d'explorer les possibilités et les aventures de l'exercice en milieu rural. Les collectivités bénéficiaient des services d'un médecin, mais seulement très brièvement. Certains pensent encore que, paradoxalement, cette « permutation du corps médical » a dissuadé les médecins de s'établir en permanence dans ces localités.

Cependant, certains médecins sont venus et sont restés avec plaisir dans nombreuses parties du Nord de l'Ontario. Pour eux et leur famille, ce choix supposait de profiter de tous les défis et de toutes les gratifications de la vie personnelle et professionnelle, où la reconnaissance, l'interaction et la contribution quotidiennes au sein d'une communauté de patients deviennent un mode de vie. Les écoles de médecine n'ont jamais vraiment préparé ces médecins à composer avec les limites professionnelles et personnelles, par exemple, lorsqu'il faut demander une hypothèque à un patient qui travaille au bureau des prêts de la banque locale. Des défis uniques surgissent lorsque l'on est le seul médecin pour soigner sa propre secrétaire. Comment réprimander une employée ou un employé dont on est aussi le médecin? Comment agir en tant que médecin auprès de sa propre famille en cas d'urgence si le seul autre médecin de la ville est en vacances? Ce sont là des questions déconcertantes sur le plan déontologique, mais c'est une réalité professionnelle pour les médecins ruraux.

Les médecins qui sont restés dans le Nord de l'Ontario n'ont pas tardé à apprendre qu'ils n'étaient pas une ressource renouvelable. Contrairement à l'industrie forestière, où de nouveaux arbres remplacent ceux qui ont été abattus, les médecins qui cessaient d'exercer ne semblaient pas être remplacés par de jeunes médecins. Beaucoup de communautés étaient désespérément à court de services médicaux, et de nombreux facteurs, notamment d'ordre familial, religieux ou culturel, attiraient les médecins vers les grands centres urbains où ils avaient vécu pendant leur formation. Les communautés ont rapidement découvert que le recrutement d'un médecin signifiait souvent celui de son épouse également. Il fallait que les deux membres du couple soient satisfaits pour déménager avec plaisir – et donc avec succès – dans une nouvelle collectivité.

L'avantage des communautés participant aux programmes de formation médicale est devenu manifeste sur le plan du recrutement. Les villes dotées d'une école de médecine ne semblaient pas connaître une pénurie de médecins aussi grave que celles qui n'en avaient pas. Au milieu des années 1900, divers médecins formés à l'étranger se sont vu offrir l'agrément du Collège royal des médecins et chirurgiens du Canada s'ils acceptaient d'exercer sous supervision pendant un certain temps en Ontario. Plusieurs grandes localités du Nord ont accueilli ces candidats spécialistes supervisés, qu'elles ont d'ailleurs conservés après la période de supervision.

De plus, beaucoup de médecins communautaires offraient aux étudiants de l'école de médecine où ils avaient eux-mêmes étudié des expériences optionnelles n'entrant pas dans le programme officiel de base. Simplement, l'ancien professeur de médecine recevait une demande d'un étudiant désireux d'avoir une expérience supervisée par un précepteur dans une collectivité donnée. Le professeur appelait alors un diplômé installé dans cette localité et y envoyait l'étudiant.

Les praticiens débordés qui cherchaient de nouvelles recrues pouvaient souvent passer des mois, voire des années, à courtiser des associés potentiels pour les attirer dans leur collectivité. Il arrivait souvent qu'un nouveau candidat vienne dans le cadre d'un remplacement ou à titre temporaire, mais il finissait la plupart du temps par refuser un poste permanent. D'une part, cette stratégie frustrante semblait fonctionner, mais manquait plutôt d'efficience. D'autre part, il est apparu que le préceptorat était plus naturel et plus fructueux. En outre, les expériences pédagogiques qui allaient de pair avec cette pratique semblaient offrir davantage de satisfaction, même intangible, au précepteur communautaire. D'une certaine façon, le fait d'enseigner à de jeunes étudiants ce qu'on avait mis des années à apprendre améliorait l'estime de soi, procurait un sentiment de valorisation personnelle et apportait une stimulation intellectuelle. Le travail avec des étudiants en médecine en visite avait une vraie « valeur ajoutée ». La charge de travail s'en trouvait augmentée mais leur compagnie était appréciable. Selon le Dr Len Kelly, de Sioux Lookout (Ontario), il existe une longue tradition d'enseignement à des étudiants en médecine dans beaucoup de régions rurales du Nord de l'Ontario. Le Dr Kelly est venu dans le Nord lorsqu'il était étudiant en médecine et il y est retourné comme clinicien et enseignant. L'enseignement est un aspect dynamique de la médecine rurale, et la plupart des cliniciens du Nord sont très engagés à cet égard. Comme tout ce qui est précieux, il est bon de le perpétuer. Cela fait partie de la culture de la médecine rurale.

Simultanément à la satisfaction croissante que suscitait toute l'expérience de la formation en milieu communautaire rural, le gouvernement de l'Ontario a créé en 1965 une nouvelle école de médecine à l'université McMaster, à Hamilton. La nouvelle a causé une certaine déception dans les collectivités du Nord de l'Ontario, qui avaient espéré que la nouvelle école serait implantée dans la partie septentrionale de la province. L'établissement de la nouvelle école à Hamilton mise à part, des participants clés du programme de McMaster étaient déterminés à se préoccuper du Nord de la province et des besoins des résidents de cette région.

Les deux premiers doyens de l'école de l'université McMaster, les Drs John Evans et J. Fraser Mustard, étaient clairement visionnaires et avant-gardistes. Ils ont proposé et instauré un partenariat avec les communautés du Nord-Ouest de l'Ontario selon lequel les étudiants de McMaster et d'autres écoles de médecine du Sud devaient effectuer des stages au choix officiels dans le Nord de la province. De plus, au moment de la demande d'admission, la pondération géographique était la même pour les étudiants du Nord-Ouest de la province que pour ceux de Hamilton. Le Programme de médecine du Nord-Ouest de l'Ontario (PMNO) a été créé en 1970, et le Dr John Augustine, de Fort William (aujourd'hui Thunder Bay), en fut le premier directeur.

Le partenariat universitaire initial entre une école de médecine du Sud et les communautés du Nord-Ouest de l'Ontario n'a pas plu à tous les praticiens. Selon le Dr Augustine, quand le sujet du PMNO et de l'alliance avec la nouvelle école de médecine d'avant-garde a été abordé, les opposants habituels n'ont pas manqué de répéter qu'ils n'avaient pas besoin d'une école de médecine pour les surveiller, que certains d'entre eux étaient venus dans le Nord pour échapper à leur domination, ou ont tenu des propos du même ordre. Le Dr Augustine se souvient d'un commentaire selon lequel, quand McMaster s'en mêlerait, c'est elle qui ferait la loi. Il a également indiqué que l'attitude des médecins de villes éloignées comme Dryden, Kenora et Fort Frances était en fait plus favorable, surtout après l'amélioration des services de documentation médicale et les visites de membres du corps professoral de l'école de médecine de McMaster.

Malgré les protestations véhémentes de quelques cliniciens, l'enthousiasme régnait généralement chez les praticiens du Nord, et le recrutement d'enseignants cliniciens pour les étudiants désireux de participer au PMNO s'est fait rapidement. Le Dr Augustine en a gardé beaucoup de bons souvenirs. En dix-huit ans, il a en effet eu le plaisir de côtoyer quatre-vingt-huit étudiants dans son cabinet de médecine interne. Ils étaient de bonne compagnie et, dans bien des cas, une source d'inspiration. Un seul a eu des problèmes scolaires; c'était un natif de Thunder Bay qui était en deuxième année. Il a eu besoin de rattrapage par la suite, mais a obtenu son diplôme en même temps que ses confrères de classe. Le plus brillant des quatre-vingt-huit étudiants qui sont passés par son bureau était un étudiant en musique qui avait changé de programme pour étudier la médecine. Cela en dit long sur les cours de préparation aux études de médecine! Quelques étudiants du PMNO venaient d'autres écoles de médecine canadiennes, et une poignée de l'étranger (Écosse, Angleterre et

Suisse). L'expérience des professeurs de médecine du PMNO avec ces jeunes étudiants a généralement été inspirante et enrichissante. Il y a aussi eu des résidents dans des spécialités générales.

Les réflexions du Dr Augustine incarnent l'esprit et l'attitude des praticiens ruraux et du Nord. La plupart sont très autonomes et ont un sens aigu de l'indépendance. Cependant, ils sont aussi parfaitement conscients des périls de l'isolement professionnel et avouent apprécier la stimulation intellectuelle que leur apportent les liens d'enseignement avec les étudiants et leurs établissements. Pour la plupart, la joie et les gratifications professionnelles de l'exercice dans le Nord et en région rurale sont prodigieuses (bien que certains survivent à peine sur le plan professionnel). Néanmoins, tous savent qu'ils n'exerceront pas toujours et qu'ils doivent planifier leur relève. Cette réalité commune lie tous les praticiens du Nord aux objectifs de la formation médicale en milieu rural, éloigné, du Nord et communautaire.

Le Dr Peter Neelands est devenu le deuxième président du PMNO en 1975 et en a guidé l'évolution et l'expansion pendant près de vingt ans. Avec le recul, la difficulté d'apprendre à jongler avec le rôle de précepteur clinicien dans un cabinet occupé lui revient en mémoire. Il explique que, pour leur part, les étudiants et les résidents ont apporté à leurs mentors une pensée critique novatrice et l'accès à de nouvelles connaissances. De plus, les liens avec les universités qui en ont découlé sont devenus une partie enrichissante de la vie des précepteurs. Les communautés, les hôpitaux et les conjoints ont accueilli volontiers les nouveaux étudiants (dont beaucoup étaient mariés) dans le Nord.

Se faisant l'écho d'autres médecins du Nord, le Dr Neelands trouve que les étudiants qui sont venus dans cet environnement ont appris à prendre des décisions sans compter sur des spécialistes sur place. Ils ont acquis de l'assurance en mettant leurs connaissances en pratique dès le début de leur carrière. Dans bien des cas, à titre de travailleurs de première ligne, ils ont été exposés à des maladies ou à des pathologies et ont appris à composer avec des situations dont la gestion aurait autrement été confiée à d'autres intervenants dans de grands centres d'enseignement. En fait, beaucoup d'étudiants et de résidents ont choisi de suivre les traces de leurs enseignants pour exercer dans le Nord rural.

À titre de directeur du PMNO, le Dr Neelands s'est rendu dans des communautés de tout le Nord-Ouest; il a commencé à établir le réseau et a recruté des médecins enseignants. Il a veillé à réunir les enseignants chaque année pour leur permettre d'exprimer leurs points de vue sur le programme et le réseau. Il dit avoir ressenti une très grande satisfaction en observant la croissance du réseau et a reçu des commentaires positifs des étudiants, des résidents et des enseignants cliniciens.

Les premiers stagiaires du PMNO sont arrivés en 1972 et, cette année-là, dix-huit étudiants en médecine ainsi que trente-huit résidents des cycles supérieurs ont fait des stages d'un mois ou plus dans des communautés du Nord-Ouest de l'Ontario. Le Dr Paul Humphries a succédé au Dr Neelands comme directeur du PMNO et a guidé la création du programme de résidence de deux ans en médecine familiale qui a vu le jour en 1992. Il a assumé un double rôle dans le Nord-Ouest, en tant que directeur du programme Family Medicine North, basé à Thunder Bay, et directeur du PMNO. Il a expliqué que l'établissement de la formation en médecine dans la région a réuni un éventail de personnes formidables. Des médecins locaux déjà occupés ont consacré des années à l'enseignement et à des réunions pour créer et maintenir un corps professoral communautaire efficace. Des administrateurs originaux et politiquement audacieux ont risqué leur carrière pour défier la bureaucratie traditionnelle. Des étudiants et des résidents se sont lancés dans des projets inédits et ont confirmé l'engagement à l'endroit de ce modèle d'apprentissage au phénoménal rendement clinique et scolaire.

À Thunder Bay, le programme Family Medicine North (voir ci-dessous) a bénéficié des efforts extraordinaires du Dr Peter Neelands, de M. Peter Maurer et de Mme Susan Berry. Mme Deloris McGirr, le « visage » du PMNO pendant dix ans, a aussi apporté son soutien illimité.

Le directeur actuel du PMNO, le Dr Bill McCready, a publié des données montrant qu'en 1997, deux mille trois cent cinquante-cinq stagiaires avaient participé aux programmes du PMNO.

Le D^r McCready souligne qu'il existait un lien important entre l'expérience vécue lors d'un stage du PMNO et le recrutement. Ce constat concorde avec le point de vue selon lequel la formation en région facilite le recrutement de médecins. De plus, parmi les stagiaires du PMNO, le taux de recrutement était meilleur pour les stagiaires des cycles supérieurs, les étudiants du premier cycle venus pour des stages multiples et ceux qui venaient de certaines universités. Les expériences obligatoires en milieu rural ne sont peut-être pas aussi fructueuses au chapitre du recrutement que les initiatives à caractère régional qui visent à former des personnes élevées dans la région ou qui s'intéressent à l'exercice dans le Nord et les zones rurales.

Le D^r McCready a été témoin de l'évolution des praticiens du Nord, qui étaient d'abord des cliniciens en région rurale ou éloignée et sont devenus des professeurs de médecine en milieu communautaire ayant une vaste pratique clinique. Il a aussi assisté à la conversion des médecins cliniciens, surchargés pour la plupart, en mentors d'étudiants et en chercheurs pionniers dans le cadre de leur participation bénévole aux programmes de formation dans le Nord. Comme le Dr Augustine, il a apprécié l'expérience enrichissante et généralement stimulante, tant pour lui que pour ses collègues enseignants.

Le D^r McCready a déclaré que, même si de nombreux cliniciens sont venus dans le Nord de l'Ontario pour fuir le monde de la médecine universitaire, l'obligation d'enseigner n'a jamais présidé à leur choix. Par conséquent, le PMNO et la Corporation d'éducation médicale du Nord-Est de l'Ontario (CEMNO) ont pu offrir des possibilités d'enseignement que de nombreux médecins du Nord ont saisies avec enthousiasme. L'enseignement est devenu un plaisir plutôt qu'une obligation. La nature bénévole de l'enseignement a aussi fait en sorte que les deux programmes du Nord étaient, par nécessité, extrêmement sensibles aux besoins de leur corps professoral. À titre d'enseignants, les médecins ont bénéficié du meilleur des deux mondes car ils ont conservé leur indépendance tout en relevant le défi d'enseigner à de jeunes médecins. L'École de médecine du Nord de l'Ontario a élargi les horizons de beaucoup d'entre eux en leur permettant de demeurer en contact avec leurs patients tout en menant une carrière universitaire dans le cadre unique du Nord.

Le Nord-Est de l'Ontario a connu une officialisation semblable des expériences de formation en milieu communautaire. Entre le milieu et la fin des années 1970, un nombre grandissant d'étudiants des écoles de médecine de l'Ontario étaient à la recherche d'expériences d'apprentissage en milieu communautaire ailleurs que dans les centres de formation traditionnels. Le PMNO a fini par être trop sollicité et des expériences supplémentaires ont été offertes dans le Nord-Est de la province.

La Faculté de médecine de l'Université d'Ottawa avait de la difficulté à avoir un grand volume de cas d'enseignement clinique en obstétrique pour son programme de stages cliniques. Il fallait élargir la capacité clinique et l'Université d'Ottawa s'est tournée vers Sudbury pour établir une relation officielle entre son école de médecine et le service d'obstétrique de l'Hôpital général de Sudbury. Les parties ont tenu une série de réunions et officialisé un stage clinique communautaire d'un mois en obstétrique pour les stagiaires de l'Hôpital Civic et de l'Hôpital général d'Ottawa. L'Université d'Ottawa s'est engagée à offrir douze stages mensuels pour un ou deux stagiaires afin d'assurer une présence continue en obstétrique. Les membres du service d'obstétrique ont bénéficié d'un peu de relève clinique et les stagiaires, d'une formation clinique extraordinaire.

Au début des années 1980, en raison de la popularité grandissante des expériences d'apprentissage, davantage d'étudiants et de résidents ont essayé d'organiser des expériences de formation en milieu communautaire sans programme de soutien officiel. La formation avait lieu par l'entremise du réseau officieux susmentionné et du programme de liaison communautaire de l'Université d'Ottawa. Appuyés par des professeurs chevronnés et de solides données d'évaluation provenant de plusieurs disciplines médicales, deux résidents en médecine familiale ont eu l'autorisation d'effectuer la totalité de la dernière des deux années de leur programme de résidence à Sudbury.

Dans les années 1980, les étudiants et les résidents n'ont pas tardé à entendre parler des expériences à Thunder Bay et à Sudbury. La popularité des possibilités d'apprentissage a entraîné un nombre grandissant de candidatures. Les évaluations comprenaient des commentaires comme « accès sans entrave aux patients et à leurs problèmes sans avoir à rester au troisième rang, comme dans les écoles de médecine », « enseignement hors pair de la gestion pratique des patients dans le vrai monde, pas comme dans les grandes villes ».

Les stages cliniques étaient si populaires que les étudiants se disputaient les précepteurs locaux! Plusieurs résidents ont alors demandé des stages prolongés dans diverses disciplines à Sudbury, Timmins et Sault Ste. Marie; les stages de deux ou trois mois sont ainsi devenus monnaie courante. L'université Queen's à Kingston avait établi une solide relation avec les précepteurs communautaires à Timmins et une grande présence enseignante sur la côte de la baie James à Moose Factory. L'université de Toronto avait institué des programmes dans la région de Sioux Lookout, et l'université Western Ontario avait des stages à choix cliniques réguliers à Sault

Ste. Marie. Bien souvent, le corps professoral du Nord se disputait les résidents et demandait un nouvel étudiant dès que l'un d'eux partait.

Pendant toute cette période, le corps professoral a acquis de l'expérience pédagogique et les programmes universitaires ont fait état de solides évaluations de la rigueur pédagogique des praticiens du Nord. Il y a eu une sorte de « prise de conscience » mutuelle du fait que des programmes d'études de qualité pouvaient de fait être offerts dans des régions éloignées d'une école de médecine et que des praticiens communautaires occupés pouvaient non seulement dispenser des soins de qualité mais aussi devenir de très bons enseignants. Les praticiens du Nord avaient prouvé leur capacité aux centres universitaires de sciences de la santé et, surtout, à eux-mêmes.

En réfléchissant à l'expansion de l'enseignement clinique dans le Nord de l'Ontario qui allait donner lieu au projet de création d'une école de médecine, le Dr Peter Hutten-Czapski, de Haileybury (Ontario), a fait observer que la devise « dans le Nord, pour le Nord et par le Nord » a eu une résonance particulière chez les médecins ruraux qui avaient perdu leur illusion de voir un jour les écoles de médecine résoudre les problèmes du Nord. Étayées par des décennies de succès dans les programmes universitaires de préceptorat d'étudiants et de résidents en médecine familiale dans le Nord, les propositions d'expansion semblaient éminemment faisables, même si peu de gens sur le terrain comprenaient l'ampleur de l'entreprise et des changements qui allaient se produire.

L'adoption imminente du programme de deux ans en médecine familiale, en 1991, a donné à penser aux départements de médecine familiale de McMaster et d'Ottawa qu'il était important d'exposer les résidents à l'exercice communautaire loin des centres universitaires; l'intention était d'utiliser la richesse du Nord de l'Ontario en matière d'enseignement clinique. Pour leur part, les médecins du Nord estimaient que l'expansion suivante de la formation en Ontario devait se faire entièrement dans les régions du Nord de la province.

De 1989 à 1990, avec le soutien des départements de médecine familiale d'Ottawa et de McMaster, le groupe des enseignants cliniciens du Nord-Est et des enseignants médecins du PMNO dans le Nord-Ouest a préparé une proposition visant à augmenter de douze le nombre de résidents en première année de médecine familiale à Ottawa et à McMaster, respectivement.

Cependant, la proposition visait à ce que cette expansion profite entièrement au Nord de l'Ontario. Les programmes existants de stages au choix dans le Nord allaient utiliser leur capacité et leur expertise pour organiser l'ensemble de l'expansion du programme de résidence de deux ans. Le ministère de la Santé de l'Ontario a désigné le Dr Denis McCalla à la présidence du groupe consultatif sur la mise en œuvre, chargé de planifier l'expansion des programmes d'Ottawa et de McMaster. Les propositions ont finalement été approuvées, et les programmes Family Medicine North (FMN) basé à Thunder Bay et Northeastern Ontario Family Medicine (NOFM), basé à Sudbury, sont nés en 1990. Le moment peut-être le plus heureux de ma carrière a été celui où j'ai eu l'honneur de devenir le premier directeur du programme d'études supérieures NOFM.

Forts de solides évaluations universitaires et de l'intérêt populaire, nous avons préparé des stages cliniques pour six étudiants de la toute première classe de chacun des deux centres du Nord. Il était prévu d'accueillir douze résidents, mais nous avons délibérément choisi de commencer avec six résidents afin d'assurer l'institution harmonieuse des programmes à Thunder Bay et à Sudbury. Dès le départ, afin d'atteindre les objectifs qui étaient d'offrir une expérience diversifiée aux étudiants et d'avoir une vaste participation du personnel enseignant, les deux programmes étaient décentralisés par définition.

Depuis le début, le plus grand défi a probablement été de convaincre l'équipe d'agrément du Collège des médecins de famille du Canada que les programmes pouvaient répondre aux critères d'agrément en suivant un modèle non traditionnel de résidence en milieu rural et éloigné faisant appel à des précepteurs communautaires. Comme la règle le veut pour tous les nouveaux programmes, plusieurs visites d'agrément ont eu lieu au cours des deux premières années d'existence du programme.

Le deuxième grand défi a consisté à assurer la rigueur scolaire dans un programme populaire où un corps professoral surchargé soignait aussi un énorme groupe de patients constamment mal desservis. Il faut féliciter le corps professoral qui s'est donné sans compter pour faire fonctionner les programmes de médecine familiale. Indubitablement, ces médecins enseignants partageaient le rêve que de l'aide pourrait arriver s'ils pouvaient « former pour retenir » les résidents « dans le Nord, pour le Nord et par le Nord ».

En 1990, l'idée de baser la totalité d'un programme de résidence en médecine familiale de deux ans à trois cent milles de l'école de médecine était plutôt originale. Beaucoup d'universitaires se sont moqués de cette idée et ont prédit une révision de l'approche lorsque les résidents passeraient leurs examens d'agrément. Dans certains cercles, il était impensable qu'une formation médicale de cycle supérieur soit dispensée à cinq cents milles d'une école de médecine. Il était évident qu'un petit programme moins structuré de l'université Memorial à Terre-Neuve fonctionnait bien à Happy Valley-Goose Bay (Labrador), et le corps professoral comptait beaucoup sur les conseils du Collège des médecins de famille du Canada.

En outre, le Nord-Est bénéficiait de l'immense soutien et des conseils du doyen de la Faculté de médecine de l'Université d'Ottawa, le Dr John Seely, ainsi que des Drs John Forster et Nick Busing, également d'Ottawa. M. Gerd duBois, de l'université Dalhousie, à Halifax, a été le premier administrateur du programme à Sudbury. Le directeur du programme de médecine familiale de McMaster, le Dr Walter Rosser, de même que les Drs Tom McCauley et Allyn Walsh, de Hamilton, ont aussi offert un solide soutien continu. M. Jim Kramer est venu de l'université de Toronto pour administrer le programme à Thunder Bay.

Dans le Nord, le corps professoral pensait souvent en période d'agrément que les universités d'Ottawa et McMaster comptaient sur nous pour ne pas compromettre leur agrément; à l'occasion, nous ajoutions à la blague que nous comptions nous aussi sur Ottawa et McMaster pour ne pas compromettre notre agrément dans le Nord! Les Drs Paul Rainsbury et Reg Perkins, du Collège des médecins de famille du Canada, avaient une très grande confiance à l'endroit du corps professoral du Nord et ont accepté que nous appliquions des idées novatrices pour répondre aux normes en vigueur auxquelles étaient assujettis les programmes de formation.

J'ai souvent eu le sentiment que la vision et le soutien du doyen John Seely et du Dr Walter Rosser ont vraiment donné du poids à nos activités à Sudbury et à Thunder Bay. Ils étaient convaincus que nous pouvions atteindre nos objectifs et ont vu par surcroît qu'il était bon de former des médecins dans des régions marquées par la pénurie.

Au NOFM, les efforts particulièrement soutenus des Drs Brian Rowe, Jane Cox, Greg Mosdossy et Bill McMullen ont donné lieu à la création du programme d'études. Le groupe s'est ensuite enrichi des Drs Jean Anawati, de Nipissing Ouest, Al McLean, de Sault Ste. Marie, et Éric Paquette, de Timmins.

Dans le Nord-Est, la structure de gouvernance était fondée sur une société sans but lucratif appelée Corporation d'éducation médicale du Nord-Est de l'Ontario (CEMNO), que le Dr Bill McMullen a présidée tout au long de son existence. Un conseil d'administration représentant les diverses parties constituantes de la communauté a guidé l'élaboration des programmes d'études. Au départ à la retraite de M. duBois, Miriam McDonald a pris la tête de l'équipe administrative à titre de directrice générale. C'est sous sa direction qu'ont eu lieu l'expansion majeure et la diversification des programmes de la CEMNO. Elle a rédigé des propositions pour le programme de développement communautaire et le programme postdoctoral dans une spécialité du Nord-Est de l'Ontario, ainsi que pour l'établissement des services de documentation médicale dans le Nord de l'Ontario en format numérique, qui sont devenus la Bibliothèque virtuelle du Nord de l'Ontario. La formation en troisième année de résidence en médecine familiale a été ajoutée à la discipline de médecine d'urgence et anesthésie.

La CEMNO avait été instituée avec le mandat de recruter et de retenir des praticiens de la santé dans les communautés du Nord de l'Ontario de toutes les tailles et de tous les types. Elle a fort bien atteint cet objectif. Comme l'a dit Mme McDonald, l'aspect qui a attiré les étudiants est le modèle d'apprentissage par la pratique dans les environnements uniques des collectivités du Nord. Les fondateurs estimaient que la formation assurée par des cliniciens en exercice dans les communautés du Nord convaincrait les futurs médecins de s'y installer, et ils avaient raison. Sur les cent soixante-dix diplômés du NOFM, cent dix sont restés dans le Nord de l'Ontario et quarante pour cent sont maintenant eux-mêmes enseignants.

Le D^r McMullen, lui-même membre chevronné du corps professoral, se souvient des obstacles au recrutement de jeunes médecins dans le Nord. Selon lui, l'écueil pour les étudiants ne semble pas tant découler d'un manque de compétence que d'un manque de confiance. L'exposition aux expériences d'apprentissage en milieu communautaire leur permet de se prouver qu'ils possèdent vraiment la capacité de travailler en dehors d'un grand centre d'apprentissage. De plus, les résidents venant de petites et de grandes villes peuvent acquérir l'assurance nécessaire pour exercer dans des collectivités rurales et éloignées s'ils y séjournent. Les enseignants du Nord peuvent les aider à découvrir leurs capacités et à acquérir de la confiance en leur montrant qu'ils peuvent faire ce que les praticiens de l'endroit font tous les jours, ce qu'ils n'auraient peut-être jamais l'occasion de faire dans un grand hôpital d'enseignement du Sud.

Les deux programmes du Nord ont mûri au point d'accueillir vingt-quatre résidents en médecine familiale dans les deux régions, et beaucoup d'idées de changement ont été proposées par les résidents eux-mêmes. Les résidents du NOFM et du FMN ont aidé à bâtir le programme qu'eux-mêmes suivaient et, à bien des égards, leurs idées ont façonné le programme actuel. Tout le monde devrait admirer le courage des six premiers résidents qui ont participé au NOFM et au FMN. Les professeurs ont souvent dit que les résidents eux-mêmes avaient été leur plus grande source d'inspiration. Ils étaient tous vraiment formidables.

Des études de suivi de nos diplômés ont produit, pour notre plus grande joie, des chiffres conformes à nos buts. De toute évidence, la formation dans le Nord, pour le Nord et par le Nord portait ses fruits, et le FMN et le NOFM commençaient à résoudre les problèmes de pénurie de médecins dans le Nord de l'Ontario. Ces programmes se sont également révélés des outils de recrutement de résidents francophones et des Premières nations qui ont aussi commencé à atténuer des pénuries particulièrement graves de médecins dans ces deux secteurs clés du Nord de l'Ontario. Des efforts ont été faits pour attirer des étudiants de communautés rurales ou d'autres étudiants qui souhaitaient ardemment exercer dans des collectivités rurales du Nord, et ces stratégies ont, de toute évidence, été efficaces.

Après dix ans d'activité, il est devenu évident que les fondements essentiels d'une école de médecine officielle avaient été posés. Il se faisait des recherches universitaires et le corps professoral demandait plus de résidents que les programmes ne pouvaient fournir. Le succès du modèle de formation décentralisée en milieu communautaire sur le plan universitaire et au chapitre du recrutement a incité d'autres organismes canadiens à créer des programmes semblables dans leurs propres sphères d'influence. Les comités du Collège des médecins de famille du Canada ont demandé à tous les programmes d'études d'inclure des éléments de formation en milieu communautaire afin de bien préparer les résidents à l'exercice communautaire. Les programmes du Nord de l'Ontario ne se distinguaient plus par ce qu'ils offraient, et le corps professoral du Nord a pris conscience qu'il fallait quelque chose de plus. Il est devenu de plus en plus manifeste que le Canada devait avoir un centre d'excellence pour la formation médicale dans le Nord et les régions rurales et éloignées. La géographie justifiait l'établissement de ce centre, et la population le méritait. Il était temps de donner un nouveau toit au corps professoral et aux programmes du Nord. Le temps était venu d'avoir une école de médecine. L'École de médecine du Nord de l'Ontario s'apprêtait à voir le jour.

PARTIE DEUX

Contenu

5
Conception d'un processus d'admission pour l'École de médecine du Nord de l'Ontario

JILL KONKIN

INTRODUCTION

Ce chapitre porte sur l'élaboration des politiques et processus d'admission de l'École de médecine du Nord de l'Ontario (EMNO). Étant donné que les écoles de médecine reçoivent normalement bien plus de candidatures qu'elles n'en peuvent accepter, les politiques et processus d'admission constituent d'importants outils de sélection car ils leurs permettent de mieux répondre aux besoins des collectivités et de régler les problèmes de recrutement de personnel médical dans leur région. L'établissement du processus d'admission de l'École repose, d'une part, sur son mandat régional et, d'autre part, sur les données disponibles concernant l'efficacité de différents processus d'admission.

CONTEXTE DES ADMISSIONS EN MÉDECINE AU CANADA

Le déclin du nombre de diplômés des écoles de médecine canadiennes qui choisissent la médecine familiale ainsi que la pénurie grandissante de médecins dans les collectivités rurales ont soulevé chez les médecins, chez les politiciens ruraux et dans les collectivités rurales des préoccupations concernant les politiques et processus d'admission des écoles de médecine. À l'époque où le processus d'admission de l'EMNO a été élaboré, de plus en plus de données montraient qu'il est possible d'influer sur la combinaison de choix de carrière des diplômés en médecine en modifiant les politiques d'admission. Pourtant, peu de changements se produisaient dans les écoles de médecine canadiennes.

L'EMNO a entrepris d'élaborer un processus d'admission éclairé qui l'aiderait à s'acquitter de son mandat. L'aide enthousiaste apportée par le personnel des services des admissions, le corps professoral et le personnel administratif des six écoles de médecine ontariennes existantes lui a facilité la tâche. Les innovations clés du moment en matière d'admission étaient : 1) les mini-entrevues multiples, lancées par l'université McMaster ; 2) le facteur de majoration des moyennes pondérées cumulatives des candidats ruraux utilisé à l'Université d'Ottawa et dans les écoles de médecine du Québec ; 3) un indice évolutif de ruralité mis au point par l'université de la Colombie-Britannique afin de faciliter le recrutement d'étudiants pour le programme du Nord de cette province (qui a commencé en 2004) ; 4) la pondération graduelle de la moyenne pondérée cumulative utilisée à l'Université d'Ottawa.

MANDAT DU COMITÉ DES ADMISSIONS

Depuis le début de l'élaboration des politiques et processus d'admission de l'EMNO, le but prépondérant était de refléter la composition démographique du Nord de l'Ontario dans la salle de classe. Il fallait donc des politiques et procédés d'admission favorisant la sélection de candidats susceptibles de répondre aux besoins des communautés du Nord de l'Ontario, en particulier à la nécessité de recruter des médecins de famille et des spécialistes généralistes qui demeureraient et exerceraient dans ces collectivités. Compte tenu des buts de l'EMNO en matière d'imputabilité sociale, il était impératif que les candidats du Nord de l'Ontario, y compris un grand nombre de francophones et d'Autochtones, soient majoritaires dans la toute première classe. Le deuxième impératif était de veiller à ce que les candidats choisis, pour faire partie de cette classe, soient en mesure de réussir leurs études dans le programme.

ÉLÉMENTS PROBANTS

Quels éléments probants trouvons-nous dans la documentation concernant les politiques d'admission ? Dans le domaine de la formation médicale en général, le nombre d'études sur les politiques et procédés d'admission avait augmenté au cours des quinze années précédant la création de l'EMNO. Ces politiques comprenaient des éléments importants :

- Notes obtenues au MCAT et moyenne pondérée cumulative
- Cours de propédeutique en médecine
- Origine et caractéristiques démographiques des candidats
- Entrevues

Les politiques d'admission de l'EMNO s'inspirent des éléments probants publiés dans tous ces domaines[1].

Notes obtenues au MCAT et moyenne pondérée cumulative

Si, selon de nombreuses études, les résultats obtenus au Medical College Admission Test (MCAT) permettent de prédire le rendement scolaire des étudiants en médecine (Mitchell, Hayne et Koenig 1994), rien ne prouve la validité de cet examen pour les Canadiens autochtones ou francophones. Il convient aussi de souligner que, lors de l'élaboration des politiques et processus d'admission de l'EMNO, il n'y avait pas de centre d'administration du MCAT dans le Nord de l'Ontario. Cet examen, déjà coûteux en lui-même, l'est encore plus pour les candidats qui doivent suivre les cours de préparation et acheter les documents qu'ils jugent nécessaires pour obtenir de meilleures notes. Si l'on ajoute les frais de voyage et d'hébergement, le fardeau devient lourd pour les candidats potentiels qui étudient ou travaillent dans le Nord de l'Ontario. Pour ces deux seules raisons, l'EMNO a décidé de ne pas inclure le MCAT dans le cycle de demande d'admission. À l'époque, d'ailleurs, ni l'université McMaster ni l'Université d'Ottawa n'utilisaient le MCAT pour sélectionner les candidats, pas plus que les écoles de médecine du Québec, à l'exception de McGill. Rien ne prouve que le MCAT soit une meilleure mesure du rendement scolaire que la moyenne pondérée cumulative du premier cycle (Julian 2005). Cependant, les coûts, l'accès aux lieux d'examen et la validité de l'examen pour les groupes cibles de l'EMNO continuent à poser des problèmes.

La moyenne pondérée cumulative (MPC) du premier cycle est un autre élément de prévision du rendement à l'école de médecine et aux examens d'agrément. Le comité des admissions a choisi d'utiliser comme MPC minimale obligatoire 3,0 sur 4,0. À ce moment-là,

---

[1] La plupart des références de cette section sont celles qui ont été utilisées lors de l'élaboration des politiques. Cependant, tout nouvel article améliorant les données probantes est cité à la place de l'article original.

la documentation offrait peu d'indications sur la MPC minimale nécessaire pour prédire la réussite aux évaluations des écoles de médecine. Toutefois, selon les entretiens avec des employés de plusieurs autres écoles de médecine, beaucoup pensaient qu'avec une MPC inférieure à 2,8, les étudiants éprouveraient probablement des difficultés. Depuis l'instauration du processus d'admission à l'EMNO, des articles ont indiqué qu'une moyenne de 3,0 est un seuil raisonnable pour la MPC du premier cycle (Albanese, Farrell et Dottl 2005).

Propédeutique

Le contenu de la propédeutique a aussi été examiné. La plupart des écoles de médecine canadiennes continuent d'exiger certains cours, surtout en sciences, avant de prendre une demande d'admission en considération. Il existe peu de preuves que les étudiants ayant suivi des cours de sciences de premier cycle avant d'entrer à l'école de médecine ont un avantage substantiel par rapport à ceux qui ne l'ont pas fait (Brieger 1999). Certains cours (p. ex., biochimie, anatomie et histologie) peuvent améliorer les notes pendant les premières années d'études de médecine dans ces domaines particuliers (Caplan et coll. 1996).

Antécédents et caractéristiques démographiques des candidats

Les indications concernant les caractéristiques des candidats à l'admission en médecine qui permettent de prédire s'ils choisiront la médecine familiale, et plus particulièrement l'exercice en milieu rural, ont revêtu une grande importance dans l'élaboration des politiques d'admission de l'EMNO. Le mandat d'imputabilité sociale de l'École consiste à servir les communautés du Nord de l'Ontario. Le nombre de diplômés qui choisissent la médecine familiale, des spécialités générales et l'exercice en milieu rural fera donc partie des mesures des résultats à ce chapitre.

Des études montrent effectivement que les étudiants d'origine rurale sont plus susceptibles que leurs homologues des régions urbaines de choisir de s'installer dans des localités de la taille de celle dans laquelle ils ont grandi. Ils sont aussi plus susceptibles de choisir la médecine familiale. Pour ce qui est de leurs caractéristiques, les données indiquent qu'ils sont plutôt de sexe féminin, ont tendance à se consacrer à leur communauté (Owen, Hayden et Connors

2002), sont d'origine rurale et que, lors de l'admission, ils prévoient dispenser des soins primaires (Rabinowitz et coll. 2001). Il a été prouvé qu'un programme dont les politiques d'admission spéciales avaient permis de recruter des étudiants en médecine d'origine rurale ayant exprimé l'intention d'exercer la médecine familiale dans les régions rurales et insuffisamment desservies avait réussi à produire des médecins de famille (cinq fois plus de probabilités que dans les programmes d'admission ordinaires) et, plus particulièrement, des médecins de famille en milieu rural (trois fois plus de probabilités) (Rabinowitz 1998). Dans une étude canadienne plus récente, par rapport aux étudiants d'origine urbaine, la probabilité que les étudiants d'origine rurale choisissent d'exercer en milieu rural était 2,5 fois plus grande (Woloschuk et Tarrant 2004).

Le rapport du groupe de travail sur les admissions de la Société de la médecine rurale du Canada, disponible longtemps avant la publication du résumé (Rourke et coll. 2005), a éclairé l'élaboration des politiques sur les admissions.

Parmi les recommandations du groupe de travail figuraient les suivantes :

- veiller à ce que les médecins ruraux et les communautés rurales soient représentés aux comités des admissions ;
- inclure des médecins ruraux et des membres des communautés rurales parmi les personnes qui effectuent les entrevues ;
- élaborer des stratégies visant à accroître le nombre de candidats d'origine rurale à l'admission à l'école de médecine ;
- améliorer l'aide financière des étudiants d'origine rurale dans le besoin ;
- élaborer une stratégie ou une politique pour les admissions de candidats ruraux assortie d'un « facteur de redressement rural ».

Entrevues

Un examen de la documentation sur les processus d'entrevue des écoles de médecine a révélé que la fiabilité et la validité du style d'entrevue prédominant, qu'il s'agisse d'une entrevue individuelle ou d'un jury de sélection, étaient mises en doute (Kreiter et coll. 2004). Il est ressorti de l'examen des nouvelles possibilités que les mini-entrevues multiples instaurées à McMaster (Eva et coll. 2004) concordaient avec les besoins de l'EMNO, non seulement en raison de leur fiabilité et de leur validité accrues, mais aussi de leur capacité de donner des chances égales de se mettre en valeur à des candidats aux capacités variées.

BUTS COMMUNAUTAIRES

Il est ressorti clairement de l'atelier sur le programme d'études tenu à Sault Ste. Marie en janvier 2003, de l'atelier sur le programme d'études des Autochtones offert dans la Première nation Wauzhushk Onigum en juin 2003 et du symposium francophone de mai 2005, que la population du Nord de l'Ontario s'attendait à voir la jeunesse de la région bien représentée dans son école de médecine.

Les collectivités autochtones ont donné un message important, à savoir, qu'elles voulaient non seulement que les politiques d'admission traitent équitablement leurs jeunes, mais également, qu'elles n'abaissent pas les normes pour leur admission à l'EMNO. La description générale d'« Autochtone » figurant dans la Constitution canadienne (voir plus loin) a guidé l'admissibilité des candidats dans le volet autochtone.

La communauté francophone a clairement indiqué qu'elle s'attendait à voir un nombre important de Franco-Ontariens dans la toute première classe. Cependant, au début des discussions, la définition de « francophone » était assez large, et la pression était forte pour classer toute personne bilingue dans cette catégorie. Au fil du temps, une description fondée sur la culture a été élaborée. Le Groupe témoin autochtone et le Groupe témoin francophone ont apporté une contribution constante aux politiques et processus de l'École, y compris aux politiques d'admission.

Les membres de la communauté ont participé au processus d'admission à plusieurs niveaux. Les consultations initiales à Sault Ste. Marie et avec la Première nation Wauzhushk Onigum ont posé les jalons. Dans les deux consultations, le rapport du projet intitulé « Educating Future Physicians for Ontario (EFPO) » s'est largement démarqué (Neufeld 1998). La principale attente, à savoir, que la classe de l'école de médecine reflète les caractéristiques démographiques du Nord de l'Ontario, a aussi rallié l'opinion générale dans ces consultations. Le comité des admissions et le sous-comité des admissions des Autochtones ont recruté des membres du public comme membres à part entière. Le groupe d'intervieweurs pour les mini-entrevues était formé d'une combinaison de professeurs de l'EMNO, de Lakehead et de la Laurentienne, ainsi que de membres du public. De même, la participation continue des groupes témoins francophone et autochtone a apporté des conseils utiles dans l'élaboration continue des politiques et processus d'admission.

L'EXPÉRIENCE DE L'ONTARIO – LES COMITÉS D'ADMISSION DES ÉCOLES DE MÉDECINE ONTARIENNES ET LE SERVICE ONTARIEN DE DEMANDE D'ADMISSION EN MÉDECINE

Dès le début, les personnes travaillant dans les services des admissions d'autres écoles de médecine de l'Ontario (et même d'ailleurs au Canada) étaient entièrement disposées à discuter de leurs politiques et procédés. Les doyens responsables des admissions et les présidents des comités des admissions ont volontiers pris le temps de participer à des entretiens téléphoniques et à des rencontres en personne. Il en a été de même pour les responsables administratifs des admissions dans les écoles de médecine de la province, qui étaient tout à fait prêts à apporter leur aide pour la logistique, c.-à-d., les étapes et le calendrier du processus d'admission.

Toutes les admissions dans les écoles de médecine de l'Ontario passent par un organisme central, le Service ontarien de demande d'admission en médecine (OMSAS). Le personnel de ce service a également apporté beaucoup d'assistance et de soutien pendant l'élaboration et la mise en œuvre des politiques et procédés d'admission de la première classe de l'EMNO. En collaboration avec l'unité de la technologie de l'information de l'EMNO, le personnel de l'OMSAS a fait en sorte que l'École puisse obtenir par voie électronique le plus possible de données sur les demandes d'admission dès le premier cycle des admissions. Tous les intervenants ont partagé avec les autres leurs expériences et l'ensemble des données qu'ils avaient recueillies pour leurs propres processus d'admission. La façon dont une nouvelle école de médecine pouvait instituer de nouvelles politiques susceptibles d'être mises en œuvre par d'autres comités d'admissions dans leurs propres écoles de médecine (politiques qui pourraient demander des mois, voire des années à négocier) a suscité un vif intérêt.

Comité des admissions

La composition du comité qui supervise le processus de sélection des étudiants joue un rôle clé dans la façon dont les politiques d'admission sont appliquées. Le comité des admissions de l'EMNO, constitué officiellement au début 2004, comptait une vaste gamme de représentants. Les vingt et un membres étaient les suivants :

- Doyenne associée, admissions et affaires étudiantes (présidente)
- Étudiants en médecine (2) – à désigner après la création de la première classe
- Membres du corps professoral des sciences médicales (EMNO) (2)
- Membres du corps professoral des sciences cliniques (EMNO) (2)
- Membres du corps professoral des sciences humaines (EMNO) (2)
- Membre du corps professoral en général (EMNO) (1)
- Membre du corps professoral clinique en général (EMNO) (1)
- Membre du corps professoral de l'université Lakehead (1)
- Membre du corps professoral de l'Université Laurentienne (1)
- Membres du corps professoral de l'EMNO venant d'une région rurale ou éloignée (2)
- Membres des collectivités du Nord de l'Ontario (2)
- Ontario Medical Association (le représentant doit être un médecin exerçant dans le Nord de l'Ontario) (1)
- Membre du corps professoral autochtone (EMNO) (1)
- Membre du corps professoral francophone (EMNO) (1)
- Agent principal des admissions, sans droit de vote

Cette combinaison a permis aux personnes qui n'œuvraient pas à plein temps dans le milieu de l'école de médecine de jouer un rôle important. Les membres du premier comité des admissions étaient répartis dans tout le Nord de l'Ontario et dans deux fuseaux horaires. Des habitants de collectivités rurales, de même que des représentants des deux principales communautés partenaires, à savoir, les Autochtones et les francophones, siégeaient également.

Les réunions se faisaient par téléconférence, mais une ou deux réunions en personne étaient prévues chaque année. Au cours des deux premières années, seul le sous-comité chargé de l'examen final détaillé des dossiers a tenu des réunions en personne. Les membres du comité des admissions s'entendaient pour dire que sa nature virtuelle n'entravait pas son efficacité. Voilà un message important pour toutes les écoles de médecine : il est possible que des personnes éloignées du centre métropolitain où se trouve l'école de médecine siègent au comité des admissions sans être obligées de venir en ville pour les réunions.

Processus

Pendant la conception et la ratification du mandat et du choix des membres du comité des admissions, deux groupes de travail ont été chargés de commencer à élaborer la politique d'admission : un groupe de travail responsable du processus d'admission en général et l'autre, des admissions dans le volet autochtone. Le comité des admissions et le sous-comité des admissions des Autochtones ont remplacé ces groupes de travail en février 2004.

Le mandat du comité des admissions, adopté par le conseil de l'enseignement provisoire le 26 février 2004, précise notamment ce qui suit :

> [TRADUCTION] Le comité des admissions est chargé de sélectionner parmi les candidats à l'admission de toute année donnée ceux qui sont les plus appropriés pour occuper le nombre désigné de places disponibles cette année-là. Le conseil de l'enseignement délègue à ce comité le pouvoir d'admettre ou de refuser des candidats en suivant les lignes directrices et processus approuvés par le conseil de l'enseignement.
>
> Le comité formulera des conseils sur toutes les questions liées aux admissions au programme de médecine de premier cycle, recevra les rapports du doyen associé responsable des admissions et des affaires étudiantes, et [...] approuvera les politiques d'admission.

Le comité des admissions s'est réuni fréquemment dans les premiers mois de 2004 afin de passer en revue des données probantes et d'élaborer les politiques d'admission à l'EMNO. Un but exprès du processus d'admission était d'augmenter le nombre d'étudiants venant de villes rurales, éloignées et du Nord, ainsi que des candidats autochtones et franco-ontariens. Le conseil de l'enseignement provisoire a en outre recommandé que le comité des admissions essaie de refléter la démographie du Nord de l'Ontario dans la composition de la classe de l'école de médecine. Le document du conseil demandait aussi que le comité élabore un processus de sélection ouvert, transparent et équitable, mais aussi fondé sur des preuves.

Le comité des admissions a fourni à l'OMSAS des renseignements (y compris le formulaire de candidature) à afficher sur son site Web. Cet organisme centralise toutes les demandes d'admission aux écoles de médecine de l'Ontario et, quand l'EMNO s'y est jointe, toutes les demandes étaient traitées en ligne.

Politiques

Afin de faciliter le processus de prise de décision sur les politiques, le bureau des admissions et des affaires étudiantes a produit des documents d'orientation sur tous les points clés des politiques d'admission en intégrant les éléments probants dont il disposait à l'époque.

Le comité des admissions était déterminé à sélectionner des étudiants qui reflétaient la composition démographique du Nord de l'Ontario, comme son mandat l'exigeait. Pour cela, il a dû examiner les obstacles à l'admission des candidats d'origine rurale ou éloignée ainsi que des candidats autochtones et franco-ontariens.

Le comité a retenu les critères d'admission suivants :

- grade universitaire spécialisé (quatre années d'études) de premier cycle (à terminer au plus tard en juin de l'année de l'offre d'admission);
- aucun cours préalable particulier, mais il est recommandé que les candidats possédant un grade en sciences aient suivi des cours en arts, en lettres et sciences humaines ou en sciences sociales, et que ceux qui possèdent une majeure en arts aient suivi des cours en sciences;
- MCAT non obligatoire;
- la MPC minimum pour l'admission est de 3,0 sur une échelle de 4,0.

Le comité des admissions a décidé de ne pas inclure les notes de la première année d'université dans le calcul de la MPC car il voulait éviter de désavantager les candidats des régions rurales et éloignées dont l'adaptation au déménagement pour fréquenter l'université aurait pu avoir des conséquences néfastes sur leurs notes de première année. De même, le comité a adopté une moyenne pondérée qui a permis d'accroître le poids de la MPC annuelle à mesure que les candidats progressaient dans leur grade de premier cycle.

Les écoles de médecine du Québec ont lancé une « majoration » de la MPC comme facteur de redressement rural, qui avait également été adoptée par au moins une école de médecine ontarienne. Cependant, le comité des admissions de l'EMNO a plutôt décidé de concevoir un système de notation fondé sur la taille de la localité du candidat et la durée de la période où il y avait vécu, plutôt que de « majorer » sa MPC. Cette méthode allait avantager les candidats des villes rurales, éloignées et du Nord, tout en permettant à l'EMNO de suivre les vraies MPC dans les évaluations des résultats. Le comité des admissions a élaboré un système de points fondé sur la taille de la ou des localités dans lesquelles le candidat avait vécu, le temps qu'il y avait passé et la distance entre ces localités et un grand centre urbain. Tel était le « facteur de redressement rural » recommandé par le groupe de travail Rourke sur les admissions de candidats de régions rurales. Contrairement à d'autres écoles de médecine canadiennes anglophones, l'EMNO a traité toutes les demandes des candidats répondant aux critères minimaux (grade spécialisé de premier cycle et MPC de 3,0 sur 4,0).

Les messages transmis aux candidats potentiels indiquaient clairement que ceux qui venaient de milieux particuliers seraient avantagés, comme en témoignent les renseignements compilés pour le site Web de l'OMSAS :

> [TRADUCTION] Le but du comité des admissions de l'École est de refléter la démographie du Nord de l'Ontario dans le profil des classes. Les candidats qui ont grandi dans des collectivités du Nord de l'Ontario, les candidats autochtones et les candidats franco-ontariens auront tous droit à des points supplémentaires sur le questionnaire des admissions. Le comité des admissions choisira des étudiants d'origines très variées qui sont en mesure de réussir le programme de médecine. L'École met l'accent sur la médecine familiale et les spécialités générales (médecine interne générale, chirurgie générale, pédiatrie, obstétrique et gynécologie, psychiatrie), mais le programme préparera les étudiants à la formation postdoctorale dans n'importe quel domaine de la médecine. L'École encourage les étudiants ayant un intérêt marqué et des aptitudes pour l'étude et l'exercice de la médecine dans des communautés rurales, éloignées et du Nord à présenter une demande d'admission. Le comité des admissions recherchera des étudiants très motivés et autonomes qui s'épanouiront dans un environnement d'apprentissage distribué en petits groupes et fondé sur des cas.

Même si l'équité de cette politique a suscité quelques doutes, surtout de la part des parents des candidats potentiels qui vivaient dans des grandes villes du Sud de l'Ontario, elle a été largement acceptée car il s'agissait d'une stratégie importante pour une école de médecine ayant un mandat d'imputabilité sociale très explicite. Des professionnels des droits de la personne ont été consultés pendant l'élaboration du processus d'admission. En Ontario, il est encore possible d'accorder un avantage aux groupes traditionnellement désavantagés dans des processus comme les politiques d'admission aux écoles de médecine.

On a envisagé l'administration d'épreuves psychométriques non cognitives (p. ex., l'évaluation des qualités personnelles) (Lumsden 2005). La documentation en parlait peu à l'époque, même si des écoles de médecine du Royaume-Uni et d'Australie en étaient à divers stades de l'essai ou de la mise en œuvre de ce type d'évaluation. L'instauration de cette mesure suscitait aussi des inquiétudes au chapitre des droits de la personne. Il a été convenu de ne pas l'inclure dans le premier cycle des admissions, mais de l'envisager à nouveau plus tard.

Étant donné la très importante sous-représentation traditionnelle des peuples autochtones au sein de la profession médicale au Canada, il a été décidé de créer un volet spécial d'admission des Autochtones. Le comité des admissions a donc confié au sous-comité des admissions des Autochtones la responsabilité de formuler des recommandations touchant ce volet.

SOUS-COMITÉ DES ADMISSIONS DES AUTOCHTONES

Le sous-comité comprenait les membres suivants :

- Membre du corps professoral autochtone siégeant au comité des admissions (président)
- Médecin autochtone en exercice
- Directeur des affaires autochtones (EMNO)
- Résident ou étudiant en médecine autochtone
- Représentant d'un organisme éducationnel autochtone
- Membre de la communauté autochtone
- Doyenne associée responsable des admissions et des affaires étudiantes

Le sous-comité initial des admissions des Autochtones a eu la chance de recruter deux médecins autochtones en exercice dans le

Nord de l'Ontario, de même qu'un résident autochtone en médecine familiale. À l'exception de la doyenne associée, tous les membres du sous-comité des admissions initial étaient Autochtones. Le président du sous-comité, qui était l'un des médecins autochtones, siégeait aussi au comité des admissions.

Processus

Le sous-comité des admissions des Autochtones avait pour tâche d'examiner le dossier de tous les candidats à l'admission dans le volet autochtone qui répondaient aux critères minimums (MPC de 3,0 ou plus, grade universitaire de premier cycle) et de recommander au comité des admissions ceux qui seraient convoqués à une entrevue. Il a ensuite revu les dossiers des candidats qui avaient passé l'entrevue et a recommandé au comité des admissions ceux qui devraient être pris en considération.

Ce sous-comité a aussi conçu les ateliers préalables à l'admission auxquels les candidats intéressés au volet autochtone pouvaient assister pour obtenir des renseignements généraux sur le processus de demande d'admission, notamment sur les mini-entrevues multiples, et sur le programme de médecine de l'EMNO. Les candidats confirmés et potentiels pouvaient téléphoner ou envoyer un message électronique aux médecins autochtones membres du sous-comité pour obtenir des renseignements et du soutien.

Politiques

Le sous-comité des admissions des Autochtones s'est efforcé de concevoir un système ouvert, transparent et juste pour déterminer l'admissibilité des candidats au volet autochtone. La définition d'Autochtone adoptée est celle qui figure dans la Constitution; elle inclut les membres des Premières nations (inscrits ou non), les Inuits et les Métis. Les candidats devaient fournir une preuve de leur origine autochtone et une lettre d'appui d'un organisme autochtone. Le processus devait être aussi inclusif que possible, tout en permettant de s'assurer que les candidats avaient un lien quelconque avec la communauté ou la culture autochtone (dans le sens le plus large). Dans ce volet, les candidats devaient répondre aux même critères minimums que ceux du volet général (c.-à-d., MPC de 3,0 ou plus, grade universitaire spécialisé). Les membres du sous-comité ont décidé d'utiliser le même système de notation que celui adopté pour le groupe général afin d'éclairer le processus.

PREMIER CYCLE D'ADMISSIONS

Technologie de l'information et base de données

Les membres de l'unité de technologie de l'information de l'EMNO ont contribué à la constitution d'une base de données conviviale qui offrait l'accessibilité en ligne à toutes les demandes et en facilitait la notation sûre. Ce système a été conçu à partir de rien afin de répondre aux besoins du processus d'admission de l'École. Toutes les fonctions liées au classement des candidats (pour déterminer qui serait invité à une entrevue ainsi que le classement final à soumettre à l'examen du comité des admissions) étaient gérées au moyen de la base de données. Le système a aussi permis d'établir l'horaire des responsables des entrevues et des candidats invités aux entrevues.

Service ontarien de demande d'admission en médecine

Le personnel de l'OMSAS, la doyenne associée responsable des admissions et des affaires étudiantes, l'agent principal des admissions et le personnel de l'unité de technologie de l'information de l'EMNO ont travaillé ensemble pour faire en sorte que les téléchargements dans la base de données en ligne de l'OMSAS soient compatibles avec la base de données de l'EMNO et que les renseignements circulent librement entre les deux organismes. L'EMNO était l'une des premières écoles de médecine de l'Ontario à avoir un processus d'admission entièrement en ligne. La capacité de télécharger les informations directement de l'OMSAS dans sa base de données a constitué un atout substantiel dans le processus.

Traitement des demandes

Les membres du comité des admissions ainsi que des membres du corps professoral de l'EMNO qui ne siégeaient pas au comité ont lu toutes les demandes admissibles, dont le nombre, la première année (2005), s'élevait à 2 098 sur les 2 156 demandes reçues. Certaines demandes qui ne répondaient pas aux critères minimums ont été rejetées. Chaque demande a été lue et notée séparément par deux personnes, puis on a établi la moyenne des notes. Tous les lecteurs avaient assisté à un atelier de préparation ou à une séance individuelle d'orientation avec la doyenne associée.

Le comité des admissions avait établi les critères de notation à l'avance, y compris pour les notes autobiographiques et les questions à réponses courtes figurant sur le formulaire de demande. Ces critères mettaient en lumière des qualités comme l'autonomie, la capacité de s'auto-diriger et la préparation au travail et à la vie dans le Nord de l'Ontario. Ils étaient inspirés du Rural and Remote Suitability Score de l'université de la Colombie-Britannique (Bates, Frinton et Voaklander 2005) ainsi que des données concernant les caractéristiques d'une personne susceptible de choisir une carrière en médecine familiale.

La notation qui a servi à dresser la liste des entrevues reposait sur la MPC (un tiers), la note attribuée à la demande (un tiers) et la note attribuée au contexte (un tiers). Cette dernière note portait sur la ou les localités d'origine et le temps pendant lequel les candidats y avaient vécu.

Entrevues

L'EMNO a adopté la méthode conçue à l'université McMaster, qui consiste à effectuer des mini-entrevues multiples pour l'admission en médecine. Des membres du comité des admissions et du personnel des admissions de cette université ont fourni beaucoup de renseignements et de soutien pour l'instauration de ce processus à l'EMNO.

La formulation des questions et la logistique générale ont été déléguées au sous-comité des mini-entrevues multiples relevant du comité des admissions. La nécessité d'un édifice comptant de petits bureaux à proximité les uns des autres a été l'une des préoccupations initiales au sujet de cette forme d'entrevue. Une importante clinique médicale de Thunder Bay a gracieusement offert ses locaux pendant les deux jours d'entrevue dans cette ville. À Sudbury, il a été impossible de trouver un bâtiment convenable à l'extérieur du campus. Les entrevues ont donc eu lieu en mars 2005 sur deux étages de l'édifice Willet Green, un grand bâtiment polyvalent où étaient situés les locaux de l'équipe de création de l'EMNO.

Les personnes intéressées à animer des entrevues ont été invitées à poser leur candidature. La réponse aux annonces, diffusées au sein de l'EMNO, du Programme de médecine du Nord-Ouest de l'Ontario, de la Corporation d'éducation médicale du Nord-Est de l'Ontario, du corps professoral des universités Lakehead et Laurentienne et du grand public, a été impressionnante. Tous les intervieweurs potentiels devaient assister à un atelier d'orientation d'environ deux heures et demie, à Sudbury ou à Thunder Bay. Cet atelier a aussi été offert par vidéoconférence pour permettre aux personnes de l'extérieur de ces deux villes d'y participer. Des membres du personnel de l'EMNO se sont gracieusement portés volontaires pour travailler les fins de semaine des entrevues afin de soutenir la logistique. Les intervieweurs se sont réunis le matin de la journée d'entrevues pour la deuxième et dernière séance d'orientation.

Après bien des débats, il a été décidé que toutes les entrevues se dérouleraient en anglais, même si l'intervieweur et le candidat étaient francophones. Il a été convenu de revoir ce principe les années suivantes. Quatre cents candidats ont été vus en entrevue en deux fins de semaine, soit deux jours à Thunder Bay et deux jours à Sudbury.

Choix de la toute première classe

Après les entrevues, il a fallu effectuer le classement final et dresser la liste d'attente à l'aide des calculs de la base de données (c.-à-d., que toutes les notes recueillies pendant le processus ont été entrées dans la base de données des admissions et calculées). Les notes respectivement attribuées à la demande d'admission et à l'entrevue avaient le même poids (50/50). Le sous-comité des admissions des Autochtones a revu tous les dossiers des candidats autochtones. La liste des candidats recommandés pour recevoir une offre d'admission a été dressée et transmise au comité des admissions

Le comité des admissions a chargé un sous-comité de revoir tous les dossiers des candidats figurant sur la liste des offres (groupe général et groupe des Autochtones) et la liste d'attente. Les vérifications des références données dans les notes autobiographiques lors de la demande d'admission en ligne ont été faites avant la réunion de ce sous-comité.

Après l'envoi des offres d'admission, le suivi des acceptations a été effectué à l'aide de la base de données. Après discussion, il a été décidé d'informer régulièrement de leur classement les candidats inscrits sur la liste d'attente et de les tenir au courant de leur progression dans la liste.

Conception d'un processus d'admission

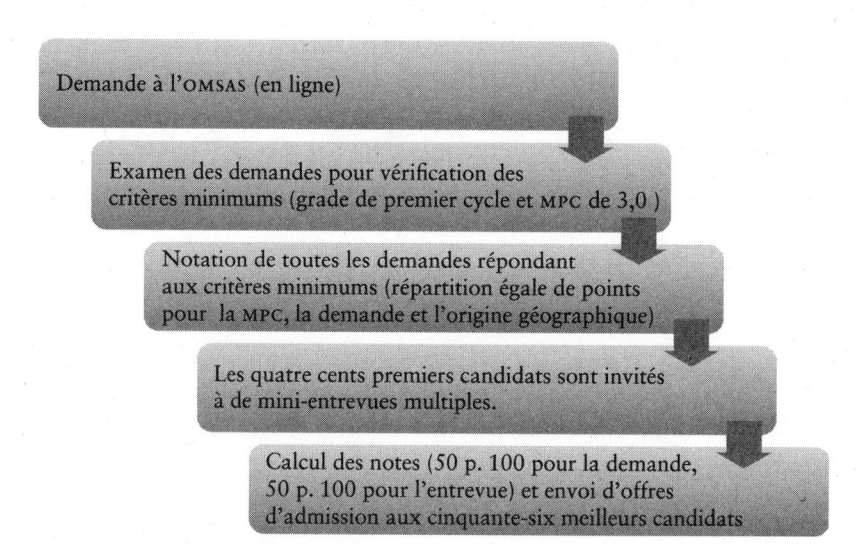

```
┌─────────────────────────────────────────────────┐
│ Demande à l'OMSAS (en ligne)                    │
└─────────────────────────────────────────────────┘
                          │
                          ▼
    ┌─────────────────────────────────────────────────┐
    │ Examen des demandes pour vérification des       │
    │ critères minimums (grade de premier cycle et MPC de 3,0) │
    └─────────────────────────────────────────────────┘
                                  │
                                  ▼
        ┌─────────────────────────────────────────────────┐
        │ Notation de toutes les demandes répondant       │
        │ aux critères minimums (répartition égale de points │
        │ pour la MPC, la demande et l'origine géographique) │
        └─────────────────────────────────────────────────┘
                                          │
                                          ▼
            ┌─────────────────────────────────────────────────┐
            │ Les quatre cents premiers candidats sont invités │
            │ à de mini-entrevues multiples.                   │
            └─────────────────────────────────────────────────┘
                                                  │
                                                  ▼
                ┌─────────────────────────────────────────────────┐
                │ Calcul des notes (50 p. 100 pour la demande,    │
                │ 50 p. 100 pour l'entrevue) et envoi d'offres    │
                │ d'admission aux cinquante-six meilleurs candidats │
                └─────────────────────────────────────────────────┘
```

Figure 5.1 : Cycle des admissions

Le comité des admissions s'était donné trois ans pour atteindre les objectifs reflétant les caractéristiques démographiques du Nord de l'Ontario. Ces objectifs ont été atteints dès la première année, avec 12 p. 100 des lettres d'offre envoyées à des Autochtones et 17 p. 100 à des francophones (30 p. 100 étaient bilingues). Plus de 80 p. 100 des étudiants de la toute première classe avaient passé une grande partie de leur vie dans des collectivités du Nord de la province.

Le premier cycle des admissions a été un succès. Tous les nouveaux systèmes se heurtent à des obstacles, mais les politiques se sont révélées efficaces. Les processus étaient d'ailleurs assez solides pour supporter des corrections logistiques de dernière minute sans que soit compromise l'intégrité des politiques et processus d'admission eux-mêmes.

DEUXIÈME CYCLE DES ADMISSIONS

Étant donné le succès du premier cycle des admissions, peu de changements s'imposaient pour le deuxième. Ces changements ont consisté en des améliorations mineures des critères pour la notation du contexte (afin d'en améliorer la clarté), des changements dans la base de données (pour améliorer son interface déjà conviviale et intégrer quelques leçons techniques découlant du premier processus d'admission), et des améliorations de la compatibilité entre les bases de données de l'EMNO et de l'OMSAS. Dans le deuxième cycle, des représentants étudiants de la toute première classe se sont ajoutés au comité des admissions et ont participé aux entrevues.

Une étude (Tilleczek et coll. 2006) sur les intervieweurs, les candidats et l'équipe de l'EMNO, menée lors des mini-entrevues multiples au printemps 2005 et tout de suite après, a révélé que, selon les trois groupes, le processus des mini-entrevues était équitable. Virtuellement tous les candidats ont considéré que le processus était positif, le trouvant « amusant », « axé sur l'étudiant » et « exigeant ». La plupart des intervieweurs étaient aussi très positifs. À Sudbury, l'établissement de l'horaire des intervieweurs a présenté des difficultés logistiques que certains ont trouvées importantes. Des changements ont été prévus dans le processus de notification des intervieweurs pour le deuxième cycle des admissions.

Les moyens par lesquels le comité des admissions déterminait si les personnes qui se disaient bilingues (français-anglais) étaient en mesure de communiquer en français ont aussi été perfectionnés.

On visait initialement à prévoir dans le cycle d'entrevue des candidats francophones une station spéciale où l'entretien aurait lieu en français. En raison des difficultés logistiques, il a été décidé que, la première année, on demanderait plutôt aux candidats de rédiger une courte réponse à une question écrite. Les candidats ont clairement été informés que l'évaluation porterait davantage sur la qualité de la langue que sur le contenu. Pour le deuxième cycle des admissions, une épreuve orale a remplacé l'épreuve écrite. Ce deuxième cycle (2006) a donné des résultats semblables à ceux du premier en ce qui concerne le reflet des caractéristiques démographiques nord-ontariennes.

Le comité des admissions de l'EMNO se fait un devoir d'évaluer chaque année les politiques et processus d'admission. Certaines des données les plus importantes ne seront pas disponibles avant 2009, c.-à-d., quand les membres de la première classe auront choisi leurs programmes de résidence et les collectivités dans lesquelles ils exerceront.

QUELQUES LEÇONS APPRISES

L'expérience de l'École de médecine du Nord de l'Ontario confirme qu'il est possible d'établir un système d'admission permettant à des groupes préalablement sous-représentés d'étudier la médecine. En commençant par comprendre clairement les résultats souhaités et en établissant des politiques et une prise de décision fondées sur des éléments probants, l'EMNO a été en mesure d'édifier un système novateur qui répond aux attentes et aux besoins des communautés qu'elle sert, mais qui est également juste, ouvert et transparent pour les candidats.

Au nombre des étapes visant à faire en sorte que les politiques d'admission d'une école de médecine contribuent à remplir son mandat social figurent les suivantes :

- Demander à la communauté les principes qu'elle aimerait voir dans les politiques d'admission et faire reposer ces politiques sur ces principes.
- Préciser clairement les résultats souhaités du processus d'admission.
- Connaître les éléments probants concernant les politiques et processus d'admission et les utiliser pour prendre des décisions éclairées.
- Collaborer avec des collègues responsables des admissions d'autres écoles de médecine canadiennes.
- Assurer une vaste représentation au comité des admissions.
- Faire participer des membres de la collectivité aux entrevues.
- Établir des bases de données pour faciliter le processus et suivre les résultats.
- Enrichir les éléments probants avec une évaluation et une étude rigoureuses du processus et des résultats du processus d'admission de la faculté d'appartenance.

Même si les politiques d'admission permettent partiellement de prédire les choix de carrière des étudiants en médecine, le programme d'études et les expériences du premier cycle constituent également des facteurs non négligeables. Il est important d'assurer la cohérence entre les politiques d'admission, le programme d'études et la mission générale de l'école de médecine, ce que l'EMNO est déterminée à faire.

6
Conception d'un nouveau programme d'études pour l'EMNO

JOEL LANPHEAR

Il faut un village pour former un médecin.
> Dr Dan Hunt, ancien vice-doyen,
> Enseignement et recherche, EMNO 2005

Les forces historiques, politiques, économiques et géographiques qui ont contribué à la création de l'École de médecine du Nord de l'Ontario (EMNO) sont décrites dans d'autres chapitres. Comme Fisher et Levine (1996) l'ont souligné, des forces internes et externes tendent à façonner les modèles des programmes d'études des écoles de médecine. Ce chapitre présente le programme d'études unique de l'EMNO et relate les processus, événements, concepts et décisions qui ont présidé à sa création.

CONTEXTE DU NOUVEAU PROGRAMME D'ÉTUDES

Le fondement de ce qui est devenu le programme d'études de l'EMNO réside dans le mandat d'imputabilité sociale de l'École, qui est d'« offrir des programmes de formation médicale du premier cycle (FMPC) et des cycles supérieurs qui soient novateurs et adaptés aux besoins individuels des étudiants mais aussi aux besoins de la population du Nord de l'Ontario ». Afin de s'acquitter de ce mandat, les planificateurs du programme d'études, des médecins, des formateurs en médecine et des administrateurs ont examiné divers modèles lors de l'élaboration de l'avant-projet du programme de l'EMNO. Fisher et Levine (1996), Papa et Harasym (1999) et Toohey (2002) ont recensé et approuvé les forces et les faiblesses de divers modèles de programmes de médecine.

Le modèle sans doute le plus connu est fondé sur le contenu disciplinaire en vigueur dans les années 1950. Dans ce modèle, les sujets particuliers sont enseignés séparément, en partant du principe que chacun possède sa propre logique et s'étudie le mieux en tant que discipline séparée, organisée en fonction des départements. Le principal avantage traditionnel de ce modèle a trait à la productivité en recherche des départements universitaires. Il présente toutefois certains désavantages évidents; en effet, pendant les deux premières années, les sciences médicales sont séparées des expériences cliniques et il est fait peu de cas de la séquence des cours de sciences fondamentales ou des expériences scolaires qui permettent aux étudiants de regrouper le contenu de cours séparés. Enfin, les cours offerts dans des disciplines précises tendent à suivre leur propre évolution, sans beaucoup de supervision de la part de l'école de médecine dans son ensemble.

Un deuxième modèle de programmes d'études de médecine, qui a aussi vu le jour dans les années 1950, est celui des systèmes organiques dans lequel chaque unité d'enseignement porte sur un système de l'organisme humain. Cette approche d'intégration des sciences médicales (et parfois cliniques) dans des blocs consacrés aux systèmes organiques était prometteuse, et des équipes de professeurs spécialistes des systèmes corporels ont été créées pour élaborer du matériel de cours et des présentations.

Les théoriciens du comportement, qui affirmaient que l'apprentissage pourrait et devait être précisé en termes de rendement, ont grandement influencé le modèle des systèmes organiques. Les systèmes organiques ont ainsi donné lieu à de longues listes qui incluaient des objectifs « finals » et « facilitateurs » à court terme pour chaque module et chaque cours. Les meilleurs exemples sont ceux qui ont été créés à l'école de médecine de l'université Southern Illinois (1976).

Le modèle des systèmes organiques présentait certains inconvénients, notamment l'influence continue du département sur le contenu spécifique et l'accent mis sur l'intégration de l'enseignement par le corps professoral plutôt que sur l'intégration de l'apprentissage par les étudiants. De plus, la complexité de l'intégration des sciences médicales et des sciences cliniques a parfois donné lieu à une simplification exagérée du matériel de cours. Cependant, son plus grand défaut était sans doute de ne pas situer l'apprentissage médical dans un contexte approprié : le patient.

Dans les années 1970, le Dr Howard Barrows, de l'université McMaster à Hamilton, a lancé un nouveau modèle, celui de l'apprentissage par problèmes (Barrows et Tamblyn 1980). Ce modèle, fondé sur l'apprentissage en petits groupes à l'aide de problèmes courants chez les patients, situait en contexte l'apprentissage des sciences médicales et cliniques au moyen de cas pratiques. Chaque petit groupe, animé par un professeur qui s'occupait uniquement des questions en rapport avec le processus et suggérait de nouvelles avenues en cas d'erreurs évidentes, était assujetti aux nouvelles théories d'apprentissage issues de la recherche en sciences cognitives et, dans une certaine mesure, aux concepts découlant de l'apprentissage par l'expérience. Autrement dit, les étudiants en médecine devaient déterminer ce qu'ils avaient besoin d'apprendre, préciser les objectifs d'apprentissage et intégrer le contenu dans le contexte des problèmes des patients. Dans une large mesure, les écoles de médecine nord-américaines et d'ailleurs dans le monde ont adopté les modèles de l'apprentissage par problèmes et des systèmes organiques. Le modèle de l'apprentissage par problèmes comporte cependant des failles, notamment le postulat que le processus de diagnostic peut s'appliquer à tous les problèmes médicaux. Dans un article marquant, Elstein, Schulman et Sprafka (1978) ont constaté que le raisonnement clinique est particulier au problème, c.-à-d., que le bon diagnostic est particulier aux connaissances, à la maladie et au cas. Traditionnellement, les longs séjours à l'hôpital et le grand nombre de patients permettaient aux étudiants en médecine d'améliorer leurs compétences en diagnostic au cours des « années de clinique » du programme d'études. On a également reproché au modèle d'apprentissage par problèmes le fait que les objectifs formulés par les étudiants risquent de ne pas toujours être exhaustifs sans l'intervention d'un expert. Enfin, ce modèle a été critiqué parce qu'il présente un problème ou un diagnostic particulier; les étudiants ont donc tendance à raisonner « à rebours » jusqu'aux données et symptômes initiaux. La recherche révèle que les médecins experts produisent des diagnostics différentiels à partir de données et de symptômes, en éliminant des hypothèses à mesure que les renseignements sur un cas donné se précisent.

Dans les années 1990, la faculté de médecine de l'université de Calgary (Mandin et coll. 1995) a proposé le modèle de programme d'études fondé sur la présentation clinique. S'inspirant de la recherche en psychologie cognitive et orienté sur les soins primaires, ce modèle reposait sur cent vingt présentations communes et six étiologies possibles pour un total de sept cent vingt catégories de maladies. Ce modèle s'appuyait sur une série de stratégies ciblées, ou arbre de décision (appelé « schéma » dans la recherche en psychologie cognitive). Chaque présentation clinique comprenait un examen du schéma et des cours magistraux, et se terminait par une étude de cas en petits groupes selon le modèle d'apprentissage par problèmes. La structure de ce modèle était propice au raisonnement clinique dynamique fondé sur une base d'informations médicales et cliniques appropriées.

L'exposé qui précède visait à faire « l'état des lieux » des programmes d'études de médecine lorsque les planificateurs de l'EMNO ont commencé leurs délibérations. Susan Toohey (2002, p. 66) a demandé s'il y avait toujours une approche dominante. Le professeur Ronald Harden (1989) a proposé le concept de « l'économie éducationnelle mixte » afin d'établir des expériences d'apprentissage optimales pour les étudiants en médecine. La section qui suit explique comment les processus et renseignements disponibles à l'époque ont façonné le programme d'études de l'EMNO.

MODÈLE DE L'EMNO – LES PREMIÈRES ANNÉES, 2002-2003

En janvier 2000, un conseil de liaison a été formé pour la Northern Ontario Rural Medical School (NORMS). Il comptait des représentants du corps médical, du corps professoral et de l'administration des universités Laurentienne et Lakehead ainsi que de l'administration hospitalière, et a remis son rapport (EMNO 2000) au Comité d'experts sur les professionnels de la santé.

Ce rapport a établi les principaux paramètres de la conception d'une nouvelle école de médecine qui serait construite pour répondre aux besoins culturels et géographiques du Nord et obtiendrait son agrément à titre d'école indépendante ayant des campus à Sudbury et à Thunder Bay. Cette école aurait un processus d'admission distinct, son propre programme d'études et son propre statut d'établissement conférant des grades. Elle emploierait un modèle d'apprentissage distribué selon lequel les étudiants travaillent en petits groupes dans des milieux cliniques du Nord. Son programme d'études engloberait les sciences fondamentales et cliniques, et l'apprentissage serait fondé sur des problèmes et les systèmes organiques.

Le but était d'offrir une formation médicale de qualité qui, en raison de son contexte propre au Nord, ne pouvait pas être reprise dans le Sud. Le rapport a donné un avant-goût et posé les jalons de ce qui est en grande partie devenu le modèle de l'EMNO.

Un deuxième groupe d'experts en formation médicale a présenté un rapport intitulé *Proposal for the Curriculum of the Northern Ontario Medical School* à l'Institut d'études pédagogiques de l'Ontario (EMNO 2003a). Il prônait l'innovation dans la formation médicale afin de combler les lacunes des pratiques actuelles et d'incorporer des concepts de la théorie moderne d'apprentissage cognitif. En plus du modèle proposé dans le rapport sur la NORMS, il abordait l'évaluation du rendement des élèves. Il a proposé d'employer un système d'évaluation formative et sommative des progrès afin de déterminer l'acquisition du contenu, ainsi que des examens cliniques objectifs structurés pour évaluer les capacités et la compétence cliniques.

Quant à l'évaluation du processus d'apprentissage, le groupe a suggéré une évaluation par les pairs, une autoévaluation et une évaluation par un mentor ainsi qu'un journal de réflexion. L'évaluation du professionnalisme était aussi un élément important.

LE PLAN D'ACTIVITÉS

En août 2002, le plan d'activités remis au Comité de gestion de la mise en œuvre de l'EMNO (EMNO 2002a) prenait en compte le modèle de programme d'études présenté dans des documents précédents et, pour la première fois, insistait sur l'importance de solutions et d'environnements d'apprentissage combinés qui appuieraient l'apprentissage en temps réel et en différé. Il y était question de modules d'apprentissage interactifs, de l'autoévaluation, de salles de classe branchées, de la vidéoconférence et de l'apprentissage interactif au moyen des technologies en ligne. Il accordait aussi la préférence à un modèle ayant des campus à Thunder Bay et à Sudbury.

Outre un plan complet de dotation en personnel et les retombées financières, le plan comprenait deux composantes étroitement liées au programme d'études : le concept du Centre de ressources pour l'information sur la santé (CRIS) et des projets préliminaires d'édifices sur les campus de Lakehead et de la Laurentienne.

Le document relatif au CRIS insistait sur la nécessité d'une équipe de professionnels de l'information axée sur les utilisateurs, du soutien technologique pour l'apprentissage et la rédaction, de la création d'un didacticiel multimédia et de la synthèse des services d'information dotés de la technologie de l'information. Il soulignait aussi la disponibilité et l'importance de produits commerciaux en ligne pour offrir les cours au moyen d'un tableau noir. Le plan d'activités incluait également les installations physiques nécessaires pour les deux édifices à vocation éducative. À l'heure actuelle, la haute direction de l'EMNO est encore très fortement influencée par le plan d'activités, que ce soit pour les plans organisationnel et budgétaire, ou encore pour les installations physiques et les modèles conceptuels.

ATELIERS COMMUNAUTAIRES

Afin de rester fidèle au concept d'imputabilité sociale pour répondre aux besoins du Nord, on a organisé une série d'ateliers communautaires entre 2003 et 2006 en vue d'obtenir les points de vue des intervenants sur le programme d'études et ses diverses composantes.

Ateliers sur le programme d'études

Le compte rendu du premier de ces ateliers, intitulé « Getting Started in the North », figure dans le document *A Flying Start: Report of the NOMS Curriculum Worskhop January 16–18, 2003*. L'atelier a eu lieu à Sault Ste. Marie; il regroupait plus de trois cents participants (EMNO 2003b) et invitait les collectivités du Nord de l'Ontario à participer à la création de l'EMNO. En particulier, il offrait aux communautés l'occasion de donner leur avis sur le contenu pédagogique approprié pour former des médecins qui travailleraient dans le Nord de la province. Dans ce but, il a donné lieu à la création de groupes de travail chargés de continuer à élaborer des ressources pédagogiques. Le rapport résume les résultats de l'atelier sous la forme de points de sensibilisation, notamment le type de connaissances, de compétences et d'attitudes appropriées pour exercer dans les localités du Nord de l'Ontario.

Atelier relatif aux Autochtones

Un atelier portant sur les intérêts autochtones a eu lieu du 10 au 12 juin 2003 sur le thème « Follow Your Dreams ». Le rapport, fondé sur les interventions de cent trente et un participants, comportait trois recommandations qui ont influé sur l'élaboration du programme d'études :

1 la nécessité que l'EMNO (corps professoral, personnel, programmes, etc.) connaisse et respecte l'histoire, les traditions et les cultures des Autochtones (p. ex., en consultant les aînés);
2 le détail de l'expertise et des ressources des communautés autochtones (p. ex., guérison traditionnelle) qui pourraient contribuer à la croissance et à l'essor de l'EMNO;
3 la suggestion de possibilités de collaboration et de partenariats mutuellement bénéfiques pour les communautés autochtones et l'EMNO (p. ex., création de programmes de propédeutique ou d'accès pour les jeunes Autochtones).

D'autres recommandations portaient sur la représentation des Autochtones dans divers comités et l'établissement d'un groupe témoin autochtone.

Évaluation

La première discussion détaillée sur l'évaluation du rendement des étudiants s'est déroulée lors d'un atelier sur le sujet tenu le 21 juillet 2003 à Thunder Bay. Comme l'indique l'École, c'est de cet atelier qu'ont émergé la philosophie et les principes directeurs de l'évaluation de ses étudiants (EMNO 2005a).

Conformément à l'approche axée sur l'apprenant, l'évaluation doit principalement profiter aux étudiants eux-mêmes. Elle est fondée sur le rendement et insiste beaucoup sur la rétroaction continue. En conformité avec la mission et les valeurs de l'École, l'évaluation couvre un éventail complet de comportements et vise à assurer la cohérence entre les différents sites d'enseignement.

Le résultat final de l'évaluation du programme de médecine de l'EMNO est « Réussite » ou « Échec ». Tout au long du programme, les étudiants reçoivent des commentaires sur leur rendement, et ceux qui ont un rendement hors pair reçoivent des prix et des distinctions. L'intention est de célébrer les accomplissements en fonction d'une vaste gamme de critères, qui peuvent d'ailleurs inclure les votes des autres étudiants. L'évaluation finale est transparente et comprend notamment des renseignements fournis au nom de l'étudiant ou du diplômé au Service canadien de jumelage de résidents.

Élaboration du programme d'études

Le groupe d'élaboration du programme d'études a été créé en 2002 et, avant de commencer son travail, il a pris connaissance des recommandations découlant des ateliers ainsi que de documents préliminaires. Comme l'indique le procès-verbal de sa réunion du 8 décembre 2003, ce groupe a constitué le noyau du futur comité de la formation médicale de premier cycle (EMNO 2005a).

La visite du Liaison Committee on Medical Education /Comité d'agrément des facultés de médecine du Canada (LCME/CAFMC) prévue pour mars 2004, pour laquelle il a fallu fournir une base de données en novembre 2003, a amené la direction à créer le groupe de travail sur le programme de médecine agréé (GTPMA) (EMNO 2003c). C'est ce groupe qui a codifié les principales composantes du programme discutées et établies par le groupe d'élaboration du programme d'études. Le comité de la formation médicale de premier cycle a par la suite approuvé ces composantes, qui ont été intégrées dans le programme d'études. Au nombre des principes philosophiques et cadres de formation médicale importants figurent la médecine axée sur le patient, le généralisme dans la médecine et les soins, la coopération interdisciplinaire, les modèles intégrés de prestation des services de santé et les médecins en tant qu'enseignants.

Enfin, les quatre thèmes des cours ont été précisés : 1) aspects personnels et professionnels de l'exercice de la médecine, 2) santé sociale et de la population, 3) fondements de la médecine et 4) compétences cliniques dans les soins de santé. À cette époque, la santé dans le Nord et les régions rurales n'était pas considérée comme un thème distinct, mais plutôt comme un thème présent dans tout le programme d'études. En l'espace d'un mois, la santé dans le Nord et les régions rurales est devenue le cinquième thème de cours. Le GTPMA a par la suite tenu des séances de réflexion (de juillet 2003 à mars 2004) et a perfectionné les concepts du programme. Le concept de l'environnement d'apprentissage virtuel s'est ajouté et le contenu du programme d'études a été réparti en différentes catégories : sciences médicales de base, sciences du comportement, sciences cliniques, sciences humaines et sciences sociales.

C'est durant cette période que la notion de « fils conducteurs du programme d'études » a été introduite (il est intéressant de les comparer avec ceux de 2005 (voir plus loin dans la section intitulée « Programme d'études de l'EMNO »). Les voici :

- Santé des Autochtones
- Toxicomanie
- Cancer
- Soins chroniques et soins des personnes âgées
- Blessures
- Santé au travail
- Recherche

Les caractéristiques clés de l'apprentissage par cas à l'EMNO résidaient dans les scénarios complexes de la vraie vie, l'apprentissage guidé structuré et le recours à des tuteurs et animateurs renseignés. Elles faisaient clairement du programme de l'EMNO un modèle fondé sur des cas qui structurerait l'apprentissage et conduirait à la production de guides pour les tuteurs et les étudiants. Le concept des systèmes organiques a aussi été adopté à cette époque.

Il a été question pour la première fois des phases du programme d'études pendant les séances de réflexion du GTPMA. Il a été convenu que la première phase engloberait la première et la deuxième année, la deuxième phase la troisième année, et la troisième phase, la quatrième année. Le concept de module fondé sur des cas a vu le jour à la suite de la proposition de structure préliminaire de gestion du programme et de la création de la notion de module en tant que période d'apprentissage distincte. Le modèle d'enseignement hebdomadaire qui a aussi été élaboré comprenait les points soulevés par les étudiants, l'apprentissage par cas, des séances thématiques, des séances plénières et des séances d'enseignement clinique (aujourd'hui les séances consacrées aux compétences cliniques structurées). Les séances d'apprentissage en milieu communautaire se sont ajoutées plus tard. Toutes ces activités d'apprentissage sont désignées en anglais par des abréviations qui ont mené à la création de « NOSM Speak » (c.-à-d., le jargon de l'EMNO). Les travaux du GTPMA et du groupe d'élaboration du programme d'études ont pris fin lors de la présentation de la base de données au Liaison Committee on Medical Education (comité de liaison sur la formation médicale), en novembre 2003, et de la première réunion du comité de la formation médicale de premier cycle, en décembre 2003. L'École n'aurait probablement pas pu obtenir ce premier agrément conditionnel sans le travail de ces deux groupes et celui du corps professoral et du personnel, qui ont mené les opérations à cette étape vitale.

MODÈLE DE L'EMNO – ESSAIS, AGRÉMENT, NOMINATIONS ET MISE EN ŒUVRE, 2004-2006

Trois visites du LCME et du CAFMC ont eu lieu entre janvier 2004 et septembre 2006 (deux visites limitées et une visite du secrétariat). De plus, le programme d'études a été mis au banc d'essai en février et mai 2004, de même que le module « Aboriginal CBM 106 », du 6 au 24 juin 2005. En 2004, l'école a nommé neuf membres du corps professoral à plein temps, un vice-doyen responsable des activités d'enseignement, un vice-doyen responsable des activités professionnelles et des doyens associés responsables respectivement de la recherche, de la formation médicale de premier cycle et de la planification des études postdoctorales. Le chef de la division des sciences humaines s'est joint aux chefs des divisions des sciences médicales fondamentales et des sciences cliniques. Un symposium pour les francophones du Nord de l'Ontario et un atelier de suivi pour les Autochtones ont également eu lieu. Les édifices dédiés à l'enseignement de la médecine sur les campus de la Laurentienne et de Lakehead ont été terminés dans les délais impartis. Dans une certaine mesure, chacun de ces éléments a influé sur la mise au point finale et l'instauration du programme d'études destiné à la toute première classe, arrivée en août 2005.

MISE À L'ESSAI DU PROGRAMME D'ÉTUDES

Deux projets pilotes menés en février et mai 2004, ainsi qu'un troisième, en juin 2005 (l'essai du module de stage en milieu autochtone), ont apporté de précieux renseignements sur l'efficacité de la structure, du contenu, du modèle d'enseignement, de l'environnement d'apprentissage en ligne du programme d'études envisagé et des propositions connexes.

En février, cinquante-deux étudiants, répartis dans trois groupes sur le campus de Lakehead et quatre sur le campus de la Laurentienne, ont mis à l'essai pendant une semaine un des cas du module 102 « Burnt Ridge ». Les étudiants et les tuteurs ont reçu des guides imprimés pour l'essai de février, et on a également remis aux tuteurs un document intitulé *Information on the NOMS Curriculum for New Tutors*, qui fournissait le contexte général permettant de comprendre toute la structure du programme d'études. Selon le rapport sommaire, daté de février 2004, on a fait appel à l'apprentissage par cas, à des séances thématiques et à des séances plénières (EMNO 2004). Dans l'ensemble, les évaluations des étudiants et des professeurs ont confirmé que les cas étaient réalistes, que l'organisation de la session était généralement pertinente et que la plateforme en ligne appuyait le modèle de découverte guidée par l'enseignant. Il a également été signalé qu'il serait bon d'avoir un projet pilote de plus longue durée pour permettre d'évaluer le contenu. Il est en outre ressorti des entretiens avec des personnes ayant participé directement aux deux essais de février et de mai 2004 que le matériel pédagogique de l'essai de février était imprimé, ce que l'on peut facilement concevoir, puisque de nombreux tuteurs avaient étudié dans des établissements où des documents (et d'autres ressources) imprimés constituaient la norme pour les séances d'apprentissage par problèmes. En un sens, l'essai d'une semaine est devenu un test sur la conception d'un essai.

L'essai de mai 2004 a mis à contribution un groupe de cinquante étudiants configuré comme celui de février (mais sans reprendre d'étudiants du premier groupe). Il a duré trois semaines et a porté sur un module fondé sur des cas (MFC) axés sur le système respiratoire. Il comprenait la plupart des composantes d'un MFC, y compris l'apprentissage par cas, des séances thématiques et des séances plénières. Une analyse documentaire a donné lieu à la création d'un outil d'observation visant à évaluer systématiquement les résultats (surtout l'influence des animateurs). Des concepteurs pédagogiques et de programmes d'études ont observé des groupes dirigés par un animateur.

L'environnement électronique d'apprentissage et la plateforme créés à l'interne à la suite des recommandations découlant des projets pilotes menés sur les campus et en milieu autochtone ont fourni pour chaque module des calendriers, des objectifs et un aperçu du module, de même que des guides pour les étudiants et les animateurs. Un programme complet en ligne a donc été créé à temps pour la mise en œuvre du nouveau programme d'études, à l'automne 2005. On a installé des salles de classe branchées sur les campus de

Sudbury et de Thunder Bay afin de permettre au corps professoral d'animer des séances plénières depuis l'un ou l'autre campus pour les deux premières années du programme, et pour diffuser ces séances dans tout le Nord grâce aux communications par fibre optique. Les campus de la Laurentienne et de Lakehead ainsi que toutes les installations des édifices sont reliés par l'Ontario Research and Education Network (ORION). La connexion des participants aux expériences communautaires intégrées dans des réserves était assurée par K-Net, le réseau autochtone. À partir de la troisième année, il était prévu de connecter les étudiants de tous les sites au moyen du réseau appelé « Smart Systems for Health Agencies ». Au moment d'aller sous presse, on planifiait la création d'un système unifié pour l'EMNO. De plus, des salles de travail en petits groupes ont été aménagées pour les séances thématiques et d'apprentissage par cas. Ces salles, branchées sur un réseau Wi-Fi qui assurait la connectivité dans tous les édifices dédiés à l'enseignement, comptaient des tableaux interactifs. L'élaboration des modules d'apprentissage par cas 106, 108 et 110 s'est accompagnée de l'élargissement de la connectivité par câblodistribution et liens de télécommunication entre tous les sites. Ainsi, conformément à la définition de l'apprentissage distribué en milieu communautaire adoptée par l'EMNO, le programme d'études pouvait continuer à être offert de la même façon sur chaque campus, où qu'il soit. L'apprentissage distribué en milieu communautaire est « un modèle d'enseignement qui permet d'utiliser des ressources humaines et pédagogiques très disséminées, sans tenir compte de l'heure et du lieu, dans des communautés partenaires réparties dans le Nord ».

Les droits de scolarité que devait payer chaque étudiant incluaient un ordinateur portable complètement équipé permettant d'accéder aux éléments du programme d'études ou à d'autres composantes et renseignements téléchargés d'avance comme appoint pour le programme d'études. Au moment de mettre sous presse, il était question de fournir aux étudiants, à la fin de la deuxième année, des assistants numériques personnels leur permettant de documenter les rencontres cliniques des troisième et quatrième années. En outre, les étudiants ont reçu à la fin de la deuxième année un nouvel ordinateur portable, compris lui aussi dans les droits de scolarité.

Le plan visant à assurer la connectivité entre les étudiants et les sites de tout le Nord de l'Ontario a donc été mené à bien, et des dispositions ont été prises pour l'élargir dans les années à venir. Ces composantes ont créé un environnement électronique d'apprentissage qui est non seulement accessible partout où le courrier électronique existe, mais qui constitue également la principale source d'information pour l'apprentissage des étudiants de l'EMNO.

PROJET PILOTE EN MILIEU AUTOCHTONE

Un projet pilote pour l'expérience en milieu autochtone de la première phase, en première année (CBM 106), a été lancé un peu plus d'un an après et a duré trois semaines, soit du 6 au 24 juin 2005 (EMNO 2005b). Huit communautés autochtones ont été choisies parmi celles qui s'étaient portées volontaires dans le Nord de l'Ontario, et deux étudiants ont passé deux semaines dans chacune d'elles après une semaine d'orientation à Sudbury. Après leur stage, les étudiants, qui venaient d'universités de l'Ontario et du Manitoba pour faire un stage au choix ont passé une autre semaine à Sudbury pour faire le point sur cette expérience.

Quinze étudiants ont participé au projet pilote et ont obtenu des crédits de stage au choix. Certains étaient des étudiants en médecine qui venaient de terminer leur première année et quatre étaient en dernière année de sciences infirmières. Huit venaient de l'université Western Ontario, trois des universités du Manitoba, de Toronto et Queen's, respectivement, et un de Lakehead.

Ce projet pilote a mis au jour plusieurs problèmes principalement liés à la nécessité d'améliorer les communications entre l'École et les communautés concernant les attentes de chacune. Certaines collectivités ont davantage de programmes que d'autres et peuvent compter sur un plus grand nombre de personnes expérimentées pour assurer la coordination. Il faut préparer les étudiants à relever les défis des communautés isolées. Une planification plus soigneuse pourrait éviter les écueils au cours du processus.

PROCESSUS D'AGRÉMENT – RETOMBÉES DE L'AGRÉMENT

Le processus d'obtention et de maintien de l'agrément du LCME et du CAFMC a joué un rôle central dans la création de l'EMNO, et il est essentiel à sa survie. Au fil du processus des visites sur place, l'EMNO a répondu aux préoccupations des organismes d'agrément en appliquant des normes externes publiées et a élaboré un programme d'études vraiment unique qui répond à des normes internationales rigoureuses. Le recrutement de professeurs et de personnel administratif et de soutien hors pair a résolu les préoccupations concernant le nombre de membres du corps professoral et du personnel, l'évaluation du rendement des étudiants et de leur professionnalisme. L'évaluation de divers aspects du rendement des étudiants, y compris le professionnalisme, a été réglée, tout comme le processus d'appel des étudiants. Les préoccupations concernant l'enseignement et l'apprentissage du contenu contemporain de disciplines scientifiques traditionnelles dans un programme d'études intégré fondé sur des cas ont été réglées par la séparation de chaque série d'objectifs liés au contenu et leur intégration dans des blocs disciplinaires. Après sa dernière visite, en septembre 2006, le comité a remis un rapport très positif et a indiqué que l'EMNO était admissible à une visite sur place en vue de son agrément complet à l'automne 2008.

ORGANISATION APPUYANT LE PROGRAMME D'ÉTUDES

Le plan d'activités de 2002 proposait une structure organisationnelle qui comprenait une unité d'enseignement abritant les chefs de dix domaines cliniques et des sciences médicales. Il proposait aussi un doyen associé responsable de la formation médicale de premier cycle, avec des coordonnateurs pour les quatre années, un coordonnateur des stages d'externat et un directeur de la formation médicale. Il prévoyait également des bureaux pour le programme en ligne, la technologie et les services de documentation, qui allaient tous avoir d'importantes retombées sur le programme d'études.

À mesure que l'École prenait forme, la structure organisationnelle appuyant le programme d'études a évolué, pour passer d'un modèle de bureau de projet à des groupes de travail et comités. En janvier 2004, le comité de la formation médicale de premier cycle avait été créé (EMNO 2003c), ainsi que des sous-comités axés sur la première phase, la deuxième phase, l'évaluation des étudiants et l'évaluation du programme. Les divisions des sciences humaines, des sciences médicales et des sciences cliniques ont remis des rapports. Des groupes de travail thématiques ont été constitués et des coordonnateurs ont été nommés pour chacun des cinq thèmes de cours du programme et représentés à chacun des comités responsables d'une phase. Il devenait clair qu'il était difficile de passer du modèle conceptuel à un modèle opérationnel de programme d'études intégré.

Au fil des travaux des comités responsables des phases et des cours visant la mise en œuvre du programme d'études au printemps et à l'été 2005, un autre rajustement organisationnel s'est imposé. Le programme était organisé en trois phases (première phase = première et deuxième années ; deuxième phase = troisième année ; troisième phase = quatrième année) et il était offert, au moins pour les deux premières années, en onze modules fondés sur des cas échelonnés sur environ six semaines. Il était entendu que les étudiants auraient besoin de s'adresser à quelqu'un s'ils avaient des questions sur le contenu ou la marche à suivre dans n'importe quel module et qu'ils devraient gérer les séances hebdomadaires de coordination des modules. Des coordonnateurs de module ont donc été nommés pour superviser l'exécution de chaque module et assurer la liaison entre le corps professoral et les étudiants.

Les coordonnateurs doivent recueillir des renseignements sur la progression du module et, même s'ils n'ont aucun pouvoir pour modifier le programme d'études, ils doivent coordonner les modifications jugées nécessaires. À cette époque, des groupes de travail dirigés par un coordonnateur de phase ont été créés pour chacun des onze modules et comptaient des représentants de chaque comité thématique pour les cours du programme afin d'établir les objectifs propres à chaque module.

La structure organisationnelle en place en septembre 2005, indiquée dans la figure 6.1 ci-après, est demeurée relativement inchangée.

PROGRAMME D'ÉTUDES DE L'EMNO

Le programme d'études en place pour la toute première classe (E-2005) était fidèle au mandat d'imputabilité sociale de l'École, répondait aux critères des organismes d'agrément et avait été approuvé par le Sénat des deux universités.

Le contenu est structuré autour de cinq thèmes :

1 Santé dans le Nord et les régions rurales
2 Aspects personnels et professionnels de l'exercice de la médecine
3 Santé sociale et de la population
4 Fondements de la médecine
5 Compétences cliniques dans les soins de santé

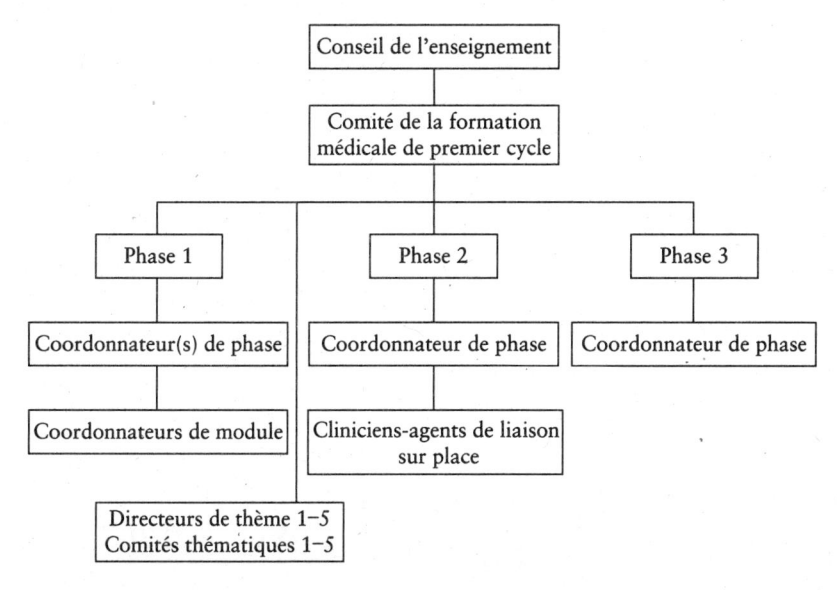

```
                    ┌─────────────────────────┐
                    │ Conseil de l'enseignement │
                    └─────────────────────────┘
                                 │
                    ┌─────────────────────────┐
                    │   Comité de la formation │
                    │  médicale de premier cycle│
                    └─────────────────────────┘
                                 │
        ┌────────────────────────┼────────────────────────┐
   ┌─────────┐             ┌─────────┐             ┌─────────┐
   │ Phase 1 │             │ Phase 2 │             │ Phase 3 │
   └─────────┘             └─────────┘             └─────────┘
        │                       │                       │
┌──────────────────────┐ ┌──────────────────────┐ ┌──────────────────────┐
│Coordonnateur(s) de phase│ │Coordonnateur de phase│ │Coordonnateur de phase│
└──────────────────────┘ └──────────────────────┘ └──────────────────────┘
        │                       │
┌──────────────────────┐ ┌──────────────────────┐
│Coordonnateurs de module│ │Cliniciens-agents de liaison│
└──────────────────────┘ │        sur place        │
        │                 └──────────────────────┘
┌──────────────────────┐
│ Directeurs de thème 1–5│
│ Comités thématiques 1–5│
└──────────────────────┘
```

Figure 6.1 : Structure organisationnelle

À ces thèmes se greffent les sept compétences décrites dans CanMeds 2005, qui sont les suivantes :

- Clinicien
- Collaborateur
- Gestionnaire
- Promoteur de la santé
- Érudit
- Professionnel
- Communicateur

De plus, une série de « fils conducteurs » sillonnent le programme d'études de quatre ans :

- Santé des Autochtones
- Formation et travail interprofessionnels
- Effets des problèmes sociaux sur la santé
- Concepts de la CSPAAT/programme d'études
- Projet sur la démence

- Questions particulières aux hommes et aux femmes
- Programme de sécurité des patients de l'Association canadienne de protection médicale

La figure 6.2 décrit l'enseignement du programme de l'EMNO de manière suivie.

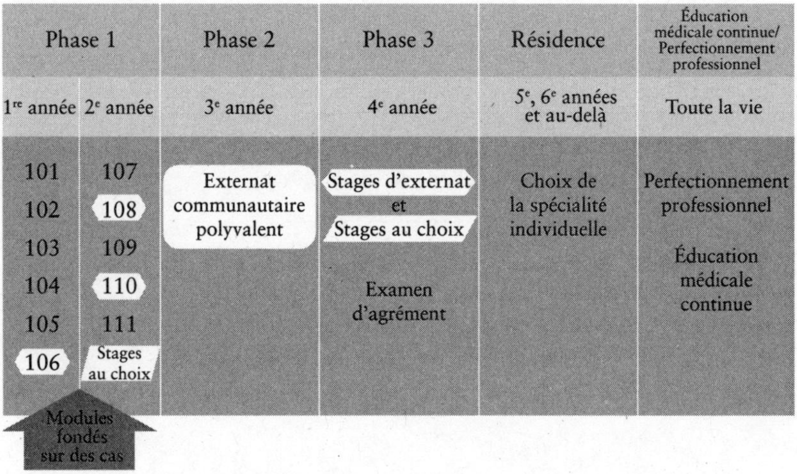

Phase 1		Phase 2	Phase 3	Résidence	Éducation médicale continue/ Perfectionnement professionnel
1re année	2e année	3e année	4e année	5e, 6e années et au-delà	Toute la vie
101 102 103 104 105 106	107 108 109 110 111 Stages au choix	Externat communautaire polyvalent	Stages d'externat et Stages au choix Examen d'agrément	Choix de la spécialité individuelle	Perfectionnement professionnel Éducation médicale continue

Modules fondés sur des cas

Figure 6.2 : Organisation et offre de la formation en médecine à l'EMNO

PROGRAMME D'ÉTUDES – PHILOSOPHIE ET APPROCHE

Dans le programme d'études, l'apprentissage repose sur une approche fondée sur des cas. L'accent porte sur l'apprentissage autodirigé, que les professeurs tuteurs doivent faciliter. En première et en deuxième année, ce modèle se combine à l'apprentissage par cas et aux séances thématiques. En troisième année, les séances d'enseignement virtuelles rassemblent de petits groupes d'étudiants pour discuter de cas tirés de leurs expériences cliniques personnelles. Les objectifs et les tâches d'apprentissage guident les études et indiquent le degré de compréhension requis pour réussir le module. Cependant, chaque étudiant doit faire beaucoup de travail et d'études autodirigés.

Comme il en a été question précédemment, le modèle de l'EMNO, influencé par le rapport du conseil de liaison au groupe d'experts, par le rapport de l'Institut d'études pédagogiques de l'Ontario et par les consultations communautaires, insiste fortement sur l'interdisciplinarité. La plupart des modules font appel à des fournisseurs de soins d'un large éventail de professions. Par ailleurs, un grand nombre d'animateurs appartiennent à ces professions, notamment des infirmières praticiennes, des physiothérapeutes, des travailleurs sociaux et des ergothérapeutes.

Tout au long des deux premières phases du programme de premier cycle de l'EMNO, les étudiants ont de nombreuses occasions de constater, d'apprécier et de mettre en pratique l'interdisciplinarité ainsi que le rôle des services communautaires et des professionnels de la santé dans la promotion de la santé des personnes et de la communauté. Afin de respecter les six principes de l'enseignement et le mandat d'imputabilité sociale, le programme de l'EMNO a été intentionnellement conçu pour faciliter ces occasions et encourager les étudiants à approfondir leur compréhension de la communauté et des populations desservies par l'École.

Pendant la première phase du programme de médecine, chaque étudiant participe à une séance hebdomadaire d'apprentissage en milieu communautaire de trois heures dans dix des onze modules fondés sur des cas. Les objectifs d'apprentissage particuliers à chaque thème du programme de premier cycle concordent avec les séances d'apprentissage en milieu communautaire. Pour les étudiants, ces séances sont l'occasion de consolider leur apprentissage en se concentrant sur le lieu où ils se trouvent. Ils doivent élaborer leur propre plan d'apprentissage personnalisé, qui doit refléter chacun des cadres cliniques ou communautaires où ils séjournent.

Les séances d'apprentissage en milieu communautaire, qui visent à permettre aux étudiants de mieux connaître la gamme des services ainsi que les fournisseurs de soins et les travailleurs communautaires, sont classées dans trois domaines, et les étudiants doivent obligatoirement y assister :

1 Médecins (cabinet de médecine familiale et de spécialistes)
2 Soins interprofessionnels (laboratoires médicaux, laboratoires d'imagerie diagnostique, services paramédicaux, cliniques d'éducation sur le diabète, cliniques de réadaptation cardiaque, etc.)
3 Services sociaux et communautaires (organismes de santé mentale, services de traitement des toxicomanies, maisons de transition, soupes populaires, refuges pour femmes, etc.)

Pendant l'externat communautaire polyvalent de la deuxième phase, les étudiants assistent chaque semaine à deux séances de deux à trois heures de perfectionnement dans une spécialité. L'intention est de leur faire acquérir de l'expérience dans les divers cadres de soins de leurs futurs patients.

Les étudiants participent à diverses activités d'apprentissage planifiées afin de mieux comprendre les ressources et services offerts dans la communauté et d'élargir leurs perspectives de la culture, des équipes interprofessionnelles et de la prestation des services sociaux et de santé dans les communautés rurales et du Nord. Pour atteindre les objectifs généraux des séances de perfectionnement dans une spécialité et effectuer l'apprentissage dont ils ont besoin individuellement, les étudiants sont invités à participer à l'apprentissage autodirigé et à l'apprentissage réfléchi, et à avoir des interactions avec leurs pairs.

Durant les expériences cliniques liées aux séances de perfectionnement dans une spécialité comprise dans l'externat communautaire polyvalent, les étudiants devraient pouvoir :

- observer et mettre en pratique les compétences cliniques et les techniques d'entrevue pertinentes pour chaque cadre ;
- décrire la pratique et l'administration dans chaque environnement ;
- décrire les aspects interdisciplinaires de chaque cadre ;
- décrire les interactions entre la clinique ou l'organisme et d'autres fournisseurs de soins, organismes, etc.

En fin de compte, la répartition de ces séances entre les hôpitaux, les cliniques et les organismes communautaires est déterminée par le précepteur local et la mesure dans laquelle l'étudiant atteint les objectifs d'apprentissage. Les séances de perfectionnement dans une spécialité associées à chaque discipline sont réparties sur toute l'année afin de permettre la continuité des soins et de laisser de la place pour l'expérience clinique.

Ces séances sont regroupées dans trois types de cadres : soins hospitaliers, soins communautaires et organismes de soutien aux soins. Par exemple :

- Soins hospitaliers : cliniques de soins spécialisés, aide en salle d'opération ou en chirurgie, radiologie, laboratoire, pathologie,

Module	Système
CBM 101	Aperçu/Introduction
CBM 102	Système cardiovasculaire et respiratoire
CBM 103 — Phase 1, 1re année	Système gastro-intestinal
CBM 104	Système nerveux central et périphérique
CBM 105	Système endocrinien
CBM 106	Système muscolo-squelettique
CBM 107	Système reproducteur
CBM 108	Système rénal
CBM 109 — Phase 1, 2e année	Hématologie/Immunologie
CBM 110	Système neurologique/Comportement
CBM 111	Fin de vie

* La surbrillance en jaune indique une expérience communautaire intégrée en dehors des campus de Lakehead et de la Laurentienne.

Figure 6.3 : Modules fondés sur des cas

pharmacie, gastroentérologie, cliniques du VIH-sida, intervention en cas de crise, troubles de l'alimentation, réadaptation, etc.
- Soins communautaires : cliniques de soins spécialisés, physiothérapie, centre de traitement pour enfants, cliniques de dépistage du cancer du sein, maisons de soins infirmiers, services de santé publique, éducation sur le diabète, réadaptation cardiaque, etc.
- Organismes de soutien aux soins : programmes de traitement des victimes d'agression sexuelle, refuges pour femmes, programmes de santé mentale, programmes de traitement des toxicomanies, foyers de groupe, services à l'enfance et à la famille, services aux personnes âgées, etc.

La première phase du programme d'études est divisée en onze modules fondés sur des cas (le code est CBM). Six sont exécutés pendant la première année et les cinq autres au cours de la deuxième année. Le CBM 101 dure quatre semaines et les autres modules ont une durée de six semaines. Tous les renseignements sur ces modules sont accessibles en ligne et sont fournis graduellement aux étudiants en fonction de leurs activités d'apprentissage. Cette documentation ainsi que d'autres activités d'apprentissage prévues et les renseignements sur le contenu guident l'apprentissage tout au long de la première phase. Comme le montre la figure 6.3, chaque module met l'accent sur un système de l'organisme.

Au cours des première et deuxième années, l'EMNO offre cinq types distincts de modes d'apprentissage : séances en grands groupes, séances dirigées en petits groupes, séances cliniques structurées, séances en laboratoire et séances d'apprentissage en milieu communautaire.

Séances en grands groupes

SÉANCES DE COORDINATION DU MODULE

Chaque semaine débute par une séance dirigée d'une heure pendant laquelle les étudiants posent des questions sur le contenu pédagogique du processus d'apprentissage. Les étudiants et le corps professoral ont alors l'occasion de dialoguer.

SÉANCES PLÉNIÈRES

Ces séances durent habituellement trois heures et ont lieu une fois par semaine, selon les exigences pédagogiques du programme. Un membre du corps professoral enseigne à l'ensemble de la classe. L'enseignement peut être des exposés magistraux traditionnels, des démonstrations et des activités de tutorat en grands groupes. Ces séances sont offertes simultanément par vidéoconférence sur les campus.

Séances en petits groupes

APPRENTISSAGE PAR CAS

Chaque semaine, des groupes de huit étudiants au maximum rencontrent un animateur pour une séance de deux heures. En suivant un modèle de découverte guidée, conçu pour appuyer la recherche autodirigée, les étudiants examinent un cas complexe qui dirige l'apprentissage dans le module. Chaque module correspond à six semaines d'études et aborde un contenu pédagogique lié aux cinq thèmes de cours. Les objectifs guident l'apprentissage pendant les séances d'apprentissage par cas.

SÉANCES THÉMATIQUES

Ces séances dirigées de deux heures se déroulent deux ou trois fois par semaine. Elles portent sur un patient que les étudiants ont rencontré en rapport avec le cas étudié dans le module. En utilisant le format de l'apprentissage par cas, les étudiants relèvent les points d'apprentissage, élaborent une stratégie pour acquérir les connaissances nécessaires, et partagent les connaissances acquises dans une recherche indépendante. Au fil de la semaine, les renseignements sur le patient sont révélés jusqu'à ce que les objectifs liés à ces séances aient été étudiés à fond.

Séances cliniques structurées

Ces séances hebdomadaires de trois heures mettent l'accent sur l'enseignement et la pratique des communications entre le patient et le médecin, ainsi que sur l'examen physique. En petits groupes, les étudiants rencontrent un enseignant clinique et mettent en pratique leurs compétences en interrogation et en examen avec des patients standardisés. L'objectif de ces séances est d'examiner les connaissances, les compétences et les attitudes définies par le cinquième thème du programme d'études (c.-à-d., compétences cliniques).

Séances en laboratoire

Ces séances de trois heures sont au nombre de quatre dans chaque module de six semaines. Les étudiants se réunissent tout d'abord en plénière. Ils doivent ensuite se rencontrer en petits groupes pour travailler à des études de cas fondées sur les objectifs d'apprentissage énoncés et expliqués en plénière. Dans chaque module, les séances en laboratoire sont axées sur quatre séries d'objectifs d'apprentissage liés aux compétences de base en anatomie et histologie, pathologie, imagerie diagnostique, ainsi que les compétences cliniques et les compétences en diagnostic.

Séances d'apprentissage en milieu communautaire

Chaque semaine pendant trois heures, les étudiants font un vaste éventail d'expériences cliniques en milieu communautaire. Sous la direction d'un précepteur, ils observent les patients et leur parlent lors de visites à domicile, dans des hôpitaux, dans des centres de soins de longue durée, dans des cabinets de médecin, dans des pharmacies, dans des centres de réadaptation, dans des maisons de soins infirmiers ou chez d'autres fournisseurs ou organismes de santé. Ces expériences portent sur les cinq thèmes de cours et sur l'apprentissage interprofessionnel.

Tableau 6.1
Horaire hebdomadaire typique dans la première phase (1re et 2e années)

Semaine X	Lundi	Mardi	Mercredi	Jeudi	Vendredi
9 h – 10 h	Séance de coordination de module	Séance d'apprentissage en millieu communautaire	Séance plénière	Séance clinique structurée	Laboratoire
10 h – 11 h	Séance d'apprentissage par cas			Étude individuelle	
11 h – 12 h					
12 h – 13 h	Déjeuner	Déjeuner offert par l'unité des affaires étudiantes	Déjeuner	Déjeuner	Déjeuner
13 h – 14 h	Séance thématique	Séance de discussion et d'information organisée par l'unité des affaires étudiantes (13 h – 14 h 30)	Étude individuelle	Séance thématique	Étude individuelle
14 h – 15 h					
15 h – 16 h	Étude individuelle			Étude individuelle	

Séances de tutorat distribuées

Les séances de tutorat distribuées sont conçues par un membre du corps professoral et abordent des objectifs d'apprentissage précis. Elles ont lieu par voie électronique en mode synchrone ou asynchrone. Une séance de tutorat distribuée ressemble à une séance hebdomadaire en plénière pour les modules offerts sur les campus, mais incorpore des méthodes pédagogiques appropriées pour le modèle d'enseignement distribué ou à distance. Ces séances font habituellement partie des modules d'expérience communautaire intégrée soit CBM 106, 108 et 110.

CYCLE D'APPRENTISSAGE AUTODIRIGÉ

Le schéma qui suit (figure 6.4) et l'explication qui l'accompagne décrivent le cycle de l'apprentissage autodirigé dans les séances

Un nouveau programme d'études pour l'EMNO 113

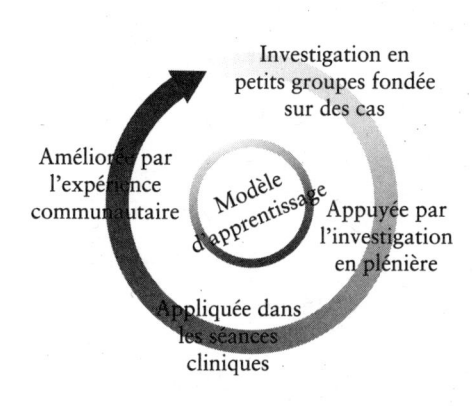

Les séances plénières, qui se déroulent par vidéoconférence entre les deux campus, appuient les propres investigations des étudiants. Les animateurs sont des experts du contenu et membres du corps professoral.

Pendant les séances cliniques, les étudiants apprennent les techniques de communication, d'entrevue et d'interrogation, et ils acquièrent un éventail d'autres compétences cliniques. Ils travaillent avec des patients standardisés et des volontaires.

Les séances en laboratoire permettent de perfectionner un grand nombre de compétences cliniques. Les expériences d'apprentissage en milieu communautaire enrichissent l'apprentissage dans chaque module.

Figure 6.4 : Cycle de l'apprentissage autodirigé

thématiques et l'apprentissage par cas. Le diagramme en forme de tente est une analogie visuelle de l'intégration des diverses activités d'apprentissage dans le programme de l'EMNO.

Même si le module CBM 105 met l'accent sur les francophones et si le module CBM 106 est une expérience communautaire intégrée dans une communauté autochtone, le programme d'études reflète le contenu francophone et autochtone, par les cas étudiés. Des médecins et des patients francophones entrent en jeu dans les modules 101 à 105 et 107 à 111. De même, des patients et des fournisseurs de soins autochtones interviennent dans les modules 101, 102, 106 et 107 à 111.

Outre les modules offerts sur les campus de la Laurentienne et de Lakehead, ceux de la première phase comprennent trois expériences communautaires intégrées de six semaines, c.-à-d., le CBM 106 en première année (milieu autochtone) et les modules 108 et 110 (régions éloignées et rurales). Il est important de souligner que les expériences d'apprentissage des cinq thèmes de cours se poursuivent pendant ces expériences communautaires intégrées. Les expériences d'apprentissage intégrées des modules 106, 108 et 110 ressemblent à celles des autres modules de la première phase à bien des égards, mais comportent aussi des différences importantes. Les deux premières semaines se déroulent sur le campus d'origine et se caractérisent par une orientation accélérée, des séances plénières et en laboratoire qu'il est difficile d'organiser dans les divers cadres communautaires. Les étudiants ont également le temps de se concentrer sur leurs activités communautaires et cliniques respectives.

Programme de la deuxième phase

Le programme de la deuxième phase (troisième année) s'écarte beaucoup des externats traditionnels canadiens de troisième année au cours desquels les étudiants font l'apprentissage des principales disciplines cliniques dans un hôpital d'enseignement urbain en suivant une séquence fixe de blocs appelés « stages cliniques ». Comme dans le Parallel Rural Community Curriculum (PRCC) instauré à l'université Flinders en Australie (Worley et coll. 2000), les étudiants de l'EMNO sont exposés aux disciplines cliniques au fil des cas qui se présentent dans le contexte de la médecine familiale en milieu rural. La troisième année du programme de l'EMNO correspond à l'externat communautaire polyvalent, une expérience échelonnée sur huit mois. En avril 2005, l'École a commencé à consulter deux médecins enseignants australiens qui avaient élaboré le PRCC, les Drs Paul Worley et Lucie Walters, concernant l'externat. Leur expérience et leurs succès dans une région ayant des besoins semblables à ceux du Nord de l'Ontario ont posé les jalons de l'externat de troisième année de l'EMNO.

Dans l'externat communautaire polyvalent (troisième année) de l'EMNO, les étudiants acquièrent de l'expérience clinique en dehors des principaux campus de Sudbury et de Thunder Bay. Ils sont affectés en équipes de deux dans des cadres de soins primaires, et ils vivent et s'instruisent pendant huit mois, en petits groupes de huit au maximum, dans une localité du Nord de l'Ontario. Les villes de Kenora, Sioux Lookout, Fort Frances, Timmins, North Bay, Sault Ste. Marie, Parry Sound, Bracebridge, Huntsville et Temiskaming Shores ont été choisies pour les accueillir. Dryden et Kapuskasing se sont ajoutées par la suite.

Le but de la deuxième phase du programme d'études est d'offrir, dans des séances en petits groupes et en pratique clinique, des possibilités d'apprentissage professionnel pertinentes qui illustrent l'apprentissage réfléchi et les soins interprofessionnels complets. De plus, la durée prolongée de l'externat encourage la continuité des soins et améliore les possibilités de soigner les patients de manière sûre et efficace. Les étudiants enrichissent leur connaissance des soins médicaux non seulement lors des consultations cliniques, mais aussi dans le contexte socio-culturel avec lequel composent les patients et leurs familles et dans lequel elles s'adaptent à leurs besoins médicaux. L'interaction continue avec des professeurs installés dans la localité encourage cette démarche sociale et intellectuelle.

L'expérience de l'externat communautaire polyvalent enrichit l'évolution personnelle et professionnelle des étudiants. Par ailleurs, la nature des travaux de cours et l'environnement axé sur l'étudiant favorisent le perfectionnement des compétences en réflexion critique et en apprentissage continu. Cette expérience est l'occasion d'améliorer les connaissances, les compétences et les attitudes nécessaires pour comprendre l'exercice de la médecine dans des collectivités éloignées, rurales et insuffisamment desservies. Les étudiants observent les compétences et les qualités des professionnels de la santé dans des environnements stimulants, ce qui leur permet de réfléchir plus à fond à leurs choix de carrière, y compris l'exercice clinique et la recherche.

Comme pour les deux premières années, les cinq thèmes de cours sont aussi présents dans l'externat de la deuxième phase (troisième année). De plus, le cinquième thème (compétences cliniques) est subdivisé de la façon suivante :

- Santé des enfants
- Santé des femmes
- Médecine interne
- Santé mentale
- Médecine familiale
- Chirurgie

Au lieu d'effectuer des stages cliniques séquentiels dans chacune des disciplines, les étudiants y sont exposés parallèlement.

Même si le membre du corps professoral installé dans la localité guide l'étudiant vers l'atteinte de ses buts d'apprentissage, il incombe en fin de compte à ce dernier de demeurer très motivé et de diriger son apprentissage. La majeure partie de cet apprentissage est fonction des occasions qui se présentent et, dans la mesure du possible,

Tableau 6.2

Activité	Durée
Orientation	2 semaines
Externat communautaire polyvalent	14 semaines
Vacances	3 semaines
Externat communautaire polyvalent	16 semaines
Révision et examens cliniques objectifs structurés	2 semaines

les étudiants sont encouragés à s'engager et à naviguer dans des objectifs d'apprentissage précis.

Étant donné que l'apprentissage est axé sur la famille, les étudiants choisissent des familles au début de l'année et, avec leur consentement éclairé, suivent leur état de santé. Guidés par le précepteur communautaire, ils examinent une gamme de contextes psychosociaux et multiculturels qui président aux rapports des familles avec d'autres membres de l'équipe soignante ainsi qu'avec des organismes et services de santé.

Ces expériences sont le fondement d'exercices de recherche et de réflexion personnelle riches en éléments expérientiels et transcendant les limites de la médecine clinique. Il est prévu que certaines de ces expériences amélioreront les pratiques cliniques des étudiants et influeront sur leur comportement en tant que médecins.

Les étudiants sont encouragés à prendre leur apprentissage en main dès qu'ils commencent à *réfléchir* et à *agir en tant que praticiens dotés d'une pensée critique*, attribut essentiel à l'exercice sûr et gratifiant de la médecine. Les étudiants ont l'occasion de travailler en partenariat avec des patients et leurs familles, avec la supervision et le soutien nécessaires. On prévoit ainsi qu'ils établiront et dispenseront des soins axés sur le patient et la famille.

DESCRIPTION DES SÉANCES D'ENSEIGNEMENT DE LA DEUXIÈME PHASE

En troisième année, c.-à-d., dans la deuxième phase, l'externat communautaire polyvalent comporte deux types distincts de possibilités d'apprentissage : 1) des séances explicatives qui fournissent des consignes didactiques particulières aux disciplines cliniques de base, et 2) des séances expérientielles qui offrent des expériences cliniques dans divers cadres.

Séances explicatives

SÉANCES AXÉES SUR LA DISCIPLINE

Ces séances durent trois heures et sont prévues en fonction des exigences pédagogiques du programme. Elles sont dirigées par un professeur de l'EMNO. Le mode d'enseignement comprend des exposés magistraux traditionnels qui passent en revue les concepts et points clés liés aux objectifs se rapportant aux cas examinés et présentés dans les discussions en petits groupes.

SÉANCES D'ENSEIGNEMENT VIRTUELLES

Par groupes de huit, les étudiants rencontrent un animateur pendant trois heures deux fois par semaine. En suivant un modèle de découverte guidée, ils recensent les éléments à apprendre, élaborent une stratégie pour acquérir les connaissances nécessaires et partagent les connaissances acquises dans une recherche indépendante portant sur des cas tirés de leurs expériences cliniques dans la communauté. Chaque discussion de cas se déroule en deux segments d'une heure et demie. Au début de la semaine, le premier segment est consacré à la présentation du cas et à l'examen des objectifs. Plus tard dans la semaine, les objectifs sont examinés et présentés dans le deuxième segment. Les séances abordent des objectifs précis en rapport avec les cinq thèmes de cours, choisis pour guider les discussions relatives aux présentations de cas des étudiants.

Séances expérientielles

SÉANCES SUR LES SOINS PRIMAIRES

Chaque semaine, au cours de cinq séances d'une demi-journée, les étudiants acquièrent et perfectionnent des compétences en communication et en examen physique, de même que des approches de gestion des cas, sous la supervision de cliniciens chevronnés. Ils participent aux soins de deux à quatre patients par séance. À l'aide des ressources à leur disposition, notamment des documents électroniques et de la documentation fondée sur des preuves, ils effectuent des recherches indépendantes sur leurs patients et présentent leurs conclusions lors des revues des consultations cliniques avec leurs professeurs. Les professeurs qui assurent la supervision revoient également les conclusions des étudiants et suggèrent des plans de gestion des cas.

SÉANCES DE PERFECTIONNEMENT DANS UNE SPÉCIALITÉ

L'horaire de chaque semaine comporte deux séances de trois heures qui offrent une vaste gamme d'expériences cliniques liées aux six disciplines de base que sont la médecine familiale, la chirurgie, la médecine interne, la santé mentale, la santé des enfants et la santé des femmes. Les étudiants examinent des patients et participent à la gestion de leurs maladies ou de leur état de santé sous la direction de professionnels de la santé. Ces séances comprennent l'assistance en chirurgie, la participation aux activités de cliniques spécialisées et de cabinets de médecins, ainsi qu'à divers programmes hospitaliers et communautaires en rapport avec les disciplines cliniques de base. Ces expériences portent sur le contenu des cinq thèmes de cours et offrent un apprentissage interprofessionnel.

SÉANCES CONSACRÉES AUX TOURNÉES DES PATIENTS HOSPITALISÉS, AUX SOINS EN SALLE D'URGENCE ET À L'OBSTÉTRIQUE

Les étudiants doivent participer aux soins quotidiens des patients hospitalisés selon les consignes du professeur qui assure la coordination locale. L'accent est mis sur la continuité des soins. Les étudiants participent à l'admission des patients, dont ils assurent ensuite le suivi dans la communauté. Le professeur-coordonnateur décide des séances en salle d'urgence et de soins obstétriques, et un membre du corps professoral supervise la participation des étudiants aux soins des patients.

Consignation des consultations cliniques

Des services de spécialiste ne sont pas offerts dans chaque lieu d'externat communautaire polyvalent, mais les étudiants ont quand même l'avantage de rencontrer des patients plusieurs fois et à différents stades des soins, et donc de faire l'expérience des réalités de la continuité des soins. Ils observent les cas et consignent dans un registre électronique ce qu'ils ont appris de leur interaction personnelle avec les patients, les familles et les communautés. Le comité de la deuxième phase a établi les nombres et types standard de consultations et d'actes cliniques. Les registres électroniques des étudiants font l'objet d'un examen périodique qui vise à les aider à atteindre leurs objectifs.

Tableau 6.3
Horaire hebdomadaire de l'externat communautaire polyvalent de la troisième année

HEURE	Lundi	Mardi	Mercredi	Jeudi	Vendredi	Fin de semaine
8 h – 9 h	Hôpital	Hôpital	Hôpital	Hôpital	Hôpital	OB/ Urgence
9 h – 12 h	Séance d'enseignement virtuelle	Séance sur les soins primaires	Séance sur les soins primaires	Séance d'enseignement virtuelle	Séance de perfectionnement dans une spécialité	OB/ Urgence
12 h – 13 h			Déjeuner			
13 h – 17 h	Séance sur les soins primaires	Séance sur les soins primaires	Séance de perfectionnement dans une spécialité	Séance sur les soins primaires	Étude individuelle	OB/ Urgence
19 h – 23 h		Consultations OB/ Urgence				OB/ Urgence

Orientation sur l'externat communautaire polyvalent

La troisième année comprend une période d'orientation où les étudiants se familiarisent avec les compétences, rôles et processus particuliers avant d'entrer dans l'environnement clinique. L'orientation met aussi en évidence les rôles, responsabilités et attentes des étudiants pendant l'externat. Si un grand nombre d'aspects pratiques de l'orientation se déroulent dans les cadres cliniques, les séances axées sur la discipline apportent des renseignements supplémentaires.

Afin de faciliter l'intégration des étudiants dans leur environnement de travail, on les oriente vers les cliniques et hôpitaux de la collectivité où ils s'instruiront. Pour les aider à sentir qu'ils font partie de l'équipe, on les présente aux membres du corps professoral avec lesquels ils travailleront, ainsi qu'au personnel soignant et administratif. Les aspects sociaux de cette expérience sont importants parce que l'environnement d'apprentissage englobe bien plus que des lectures et un enseignement formel. Les étudiants prennent des décisions sur leur carrière et l'endroit où ils s'installeront en fonction des relations qu'ils établissent avec les médecins et d'autres professionnels de la santé pendant leur apprentissage en milieu clinique. Ils apprennent à soigner des patients en observant les interactions entre le patient et le médecin et dans les interactions personnelles avec les membres du personnel et de la communauté.

Ainsi, à l'automne 2005 et au début de l'hiver 2006, la mise en œuvre de l'externat communautaire polyvalent de la deuxième phase était en bonne voie. Il restait à parfaire la préparation de la communauté, à offrir du perfectionnement au corps professoral et à aider les étudiants à s'accoutumer aux localités et aux professeurs qui allaient influencer leur formation et façonner leur avenir.

Le comité de planification de la troisième phase, chargé d'amorcer le processus d'élaboration d'un plan pour la quatrième année, a été créé en mai 2006. Il était présidé par le coordonnateur de la troisième phase et comptait le doyen fondateur, les vice-doyens, le doyen associé responsable de la formation médicale de premier cycle, et le coordonnateur de la deuxième phase. Le même mois, le conseil de l'enseignement a approuvé une série de principes régissant toutes les entreprises de l'EMNO. La planification a reposé sur ces principes, qui sont les suivants :

- interprofessionnel (inclut les éléments clés du partenariat, de la participation, de la collaboration, de la coordination et de la prise de décision partagée);
- intégration (la combinaison et l'interaction de personnes autour de buts et objectifs communs visant à créer des expériences enrichissantes pour les étudiants, les résidents, le corps professoral et le personnel);
- orienté vers la communauté (compréhension conceptuelle et pragmatique de la dynamique des communautés du Nord et la création de partenariats fructueux et durables entre toutes les communautés du Nord et l'EMNO);
- apprentissage distribué en milieu communautaire (un modèle d'enseignement qui permet d'utiliser des ressources humaines et pédagogiques très disséminées, sans tenir compte de l'heure et du lieu, dans des communautés partenaires réparties dans le Nord);
- généralisme (approche holistique des activités, des valeurs et des connaissances dans les activités éducatives, organisationnelles et des soins aux patients);

- diversité (une série de valeurs qui tient compte de la richesse de toutes les cultures du Nord de l'Ontario et de leurs contributions importantes à nos vies).

Le document de planification préliminaire comprenait la justification et les considérations suivantes sur le concept du programme.

L'objet prépondérant du programme d'études de la troisième phase est d'offrir aux étudiants une exposition intégrée aux diverses spécialités et sous-spécialités qui leur permettra de répondre aux critères d'obtention du grade établis par le Conseil médical du Canada. Les étudiants observeront, s'instruiront et participeront aux soins des patients dispensés par des spécialistes dans diverses disciplines, prodigueront des soins dans un établissement de soins secondaires ou tertiaires et feront l'expérience de la continuité des soins dont bénéficient les patients gravement malades dans le Nord. Dans cette troisième phase, les étudiants auront l'occasion d'envisager de poursuivre des études dans diverses spécialités afin d'y faire carrière. Dans les stages au choix, ils vivront aussi des expériences ailleurs que dans la région géographique traditionnelle couverte par l'EMNO. Ils acquerront également d'importantes connaissances générales qui leur permettront d'obtenir leur grade et d'effectuer la transition avec la première année de leur résidence.

Les étudiants qui entreprennent la troisième phase (quatrième année) du programme d'études auront réussi un externat de trente-deux semaines dans un organisme de soins primaires et auront suivi des patients de cet organisme qui ont dû être hospitalisés. Dans ce contexte, ils auront beaucoup appris sur la médecine interne, la santé des femmes, la chirurgie, la santé mentale et la santé des enfants dans un cadre de soins primaires. Le nombre de patients et la profondeur des interactions avec eux seront documentés dans un registre électronique. Étant donné la vaste expérience longitudinale des étudiants dans la deuxième phase (troisième année), il est important de clarifier ce qui est envisagé pour les expériences de la troisième phase (quatrième année) :

1. Accent sur le peaufinage des méthodes de gestion des problèmes aigus qui requièrent le plus souvent une hospitalisation.
2. Accent continu sur les modèles de diagnostic et de traitement appliqués dans le Nord de l'Ontario.

3 Acquisition de nouvelles connaissances et compétences dans les séances plénières et thématiques (dans ce dernier cas, les étudiants présenteront des cas axés sur un thème).
4 Accent sur la continuité des soins où un petit groupe de patients sera constitué dans chaque stage clinique dans une discipline.
5 Quarts dans les salles d'urgence qui constitueront une source de groupes de patients (un quart par semaine).
6 Les étudiants effectueront des gardes.
7 Travail avec les membres individuels du corps professoral de la localité.
8 Dans la troisième phase, documentation des nombres et types standard de patients.
9 Le calendrier des expériences pédagogiques sera fondé sur les stages cliniques de quatre semaines dans chacune des disciplines (médecine interne, santé des femmes, santé des enfants, santé mentale et chirurgie).

En septembre 2006, le comité de la troisième phase avait été constitué et s'affairait à créer un programme de cours plus complet pour la troisième phase. Au fil de la planification et du parachèvement du programme de la quatrième année, les expériences que les étudiants auront faites dans la deuxième phase revêtiront indubitablement de l'importance.

La matérialisation d'une école de médecine ayant un programme conçu pour le Nord et offert dans le Nord est le fruit de nombreux événements et des efforts de nombreuses personnes. Quand la toute première classe est arrivée à l'automne 2005, on a présenté et expliqué aux étudiants une série d'expériences pédagogiques conformes au plan élaboré dans les années précédentes. Afin de répondre aux besoins du Nord de l'Ontario, ce plan s'inspire des meilleures réflexions de formateurs en médecine, de médecins, d'administrateurs et du public.

Même si le plan du programme d'études a jusqu'à présent répondu à toutes les normes d'agrément externes, les critiques des étudiants, le corps professoral, les intervenants communautaires et son concept lui-même présenteront d'autres défis. Une chose est certaine : ces défis entraîneront le changement et l'évolution du programme à mesure que l'EMNO s'approchera de l'épreuve ultime qui est la qualité de ses diplômés.

LEÇONS APPRISES

Projets pilotes

Les projets pilotes sont très précieux pour mettre à l'essai des parties d'un concept de programme ou voir comment une série de composantes s'intègrent dans le plan et le déroulement généraux des études. La préparation de ces essais demande cependant du temps et est difficile, surtout quand le corps professoral et le personnel sont occupés à créer le matériel et les procédés mêmes qui seront employés dans l'essai.

Néanmoins, les trois essais de l'EMNO décrits dans ce chapitre ont mené directement à la création de la plate-forme d'apprentissage en ligne qui est encore employée aujourd'hui. De plus, ils ont apporté des renseignements sur l'organisation, la logistique et le travail avec des communautés, renseignements dont l'absence aurait provoqué des problèmes importants pendant la mise en œuvre. Les avantages récoltés ont largement dépassé les coûts et les interruptions pendant l'élaboration.

Quand on a vu une collectivité ...

Au moment de mettre sous presse, l'EMNO avait des liens avec plus de soixante-dix localités du Nord qui servent de « salles de classe » pour ses étudiants et résidents. Même s'il est possible de faire des généralisations sur le plan démographique, il est faux de penser que toutes les collectivités se ressemblent. Outre des différences culturelles et linguistiques évidentes, chaque communauté règle ses problèmes à sa façon, unique et novatrice. Par exemple, dans une collectivité, le meilleur accès à Internet se trouve dans le stationnement du magasin Ace Hardware après la fermeture. Les modèles d'exercice de la médecine, les heures et les ressources communautaires varient d'une localité à l'autre. Ces différences ont mené à la conclusion que « si on a vu une communauté, on n'en a vu qu'une ». Il est à la fois dangereux et imprudent de faire des suppositions sur les collectivités du Nord.

Nouer des liens et les renforcer

Les collectivités traitent non seulement divers problèmes à leur façon, mais elles peuvent aussi changer. La perte ou l'ajout d'un professionnel de la santé, un changement de dirigeant politique ou des changements dans l'économie locale peuvent avoir de profondes retombées sur n'importe quelle localité, mais surtout dans les petites collectivités (où l'équilibre est fragile). Rien ne remplace le contact personnel là où les interactions quotidiennes en face à face sont la règle. Il est important que les organismes, le corps professoral et les administrateurs habitués au courrier électronique communiquent d'une manière appropriée pour la culture locale.

C'est pourquoi il est vital, même si cela prend du temps, de renforcer les liens avec les dirigeants du corps professoral et les professionnels de la santé de la collectivité. Les contacts personnels apportent des éléments d'évaluation du programme qui créent un sentiment de participation, de collégialité et d'engagement professionnel essentiel à la survie du programme dans ces campus communautaires.

Valeur du plan préliminaire du programme d'études

Un plan préliminaire qui précise les buts, les valeurs, les principes et les processus est un outil inestimable pour la création et le maintien de programmes d'éducation. Selon les meilleures preuves découlant de la recherche et de la pratique, un plan préliminaire comporte au moins deux avantages distincts. Tout d'abord, il s'agit d'un rappel et d'une prise de conscience de la vision du programme. En d'autres mots, quand des questions pratiques liées au budget, au changement organisationnel, au remous chez les étudiants ou au sein du corps professoral ou du public ébranlent le modèle du programme, le plan préliminaire, qui a été approuvé par le conseil de l'enseignement, les sénats des universités, etc., rappelle clairement l'orientation approuvée. Deuxièmement, conjugué aux procès-verbaux des réunions, ce plan préliminaire constitue une mémoire organisationnelle qui rappelle aux nouveaux membres du corps professoral et du personnel pourquoi les décisions et les mesures ont été prises.

7
Les étudiants

GEOFFREY TESSON, HOI CHEU ET RAYMOND PONG

INTRODUCTION

Ce chapitre vise deux objectifs : d'abord, relater les réflexions de la première vague d'étudiants de l'EMNO qui se sont lancés dans cette nouvelle aventure, puis concrétiser les données démographiques du processus d'admission de l'EMNO. Dans ce dernier cas, nous examinons comment certains étudiants ont exprimé leurs aspirations. Leurs commentaires éclairent les réalités sous-jacentes des catégories communément utilisées pour les sélectionner et peuvent apporter d'importants points de vue sur l'efficacité de ce programme, ainsi que sur celle de la formation médicale en milieu rural en général.

Notre analyse repose sur différentes sources de données. La première est une étude de suivi pluriannuelle longitudinale menée par le Centre de recherche en santé dans les milieux ruraux et du Nord (CRSRN) à l'Université Laurentienne afin d'établir la réponse des étudiants de l'EMNO au programme et, en fin de compte, d'étudier où ils exercent après avoir obtenu leur grade. Pour cette étude, chaque cohorte d'étudiants est suivie pendant plusieurs années par correspondance ou au moyen de sondages en ligne. Dans ce chapitre, nous utilisons les données des deux premières cohortes d'étudiants. Des entrevues en profondeur d'un sous-échantillon d'étudiants apportent un complément aux sondages qui permet de mieux comprendre des sujets complexes comme la prise de décision et les changements de plan de carrière. Les entrevues ont été menées par le Pr H. Cheu et transcrites par le personnel de recherche du CRSRN. Le film documentaire *High Hopes : The Northern Ontario School of Medicine*, réalisé en 2005 par le Pr Cheu au cours de la première année d'existence de l'EMNO, est une autre source importante de commentaires des étudiants. Des données du bureau des admissions concernant la répartition démographique du corps étudiant sont aussi présentées.

Même si les deux sources d'entrevues, le film et l'étude de suivi, sont liées, elles sont très différentes. Le film a été réalisé à des fins d'archives et pour célébrer l'inauguration de l'École. Le Pr Cheu a été choisi parce qu'il est professeur de production cinématographique. La réalisation du documentaire lui a donné l'occasion d'entendre les étudiants raconter leur histoire sans avoir le sentiment d'être « étudiés ». Après la production de *High Hopes*, le CRSRN a invité le Pr Cheu à faire les entrevues pour l'étude de suivi pluriannuelle.

Dans ce chapitre, les récits du film et de l'étude sont combinés pour simuler un paysage à partir duquel les chercheurs dressent la carte de l'écologie de la formation médicale dans le Nord. Il importe cependant de distinguer les contextes du film de ceux de l'étude. En ce qui concerne la recherche sociologique, le film pourrait être considéré comme un médium gênant parce que les étudiants savaient qu'il serait diffusé publiquement. Il est néanmoins intéressant de souligner que le contenu du film est plus émotionnel et narratif que les transcriptions. Cela s'explique par le fait que les étudiants racontaient leur histoire, plutôt que de répondre simplement à des questions. Pour leur part, les transcriptions traduisent davantage de pensées et d'idées que le film. En effet, le protocole d'entrevue a été conçu pour extraire ces renseignements. Les postulats fondamentaux des entrevues du film du Pr Cheu viennent de la théorie littéraire, plus particulièrement de l'hypothèse voulant que l'humanité soit « une espèce symbolique » (Deacon 1997) ou une « espèce à histoires » (Gold 2002). Le Pr Cheu ne traite pas ses participants comme des sujets qui offrent des « données » que les chercheurs observeront et extrairont, et il n'essaie donc pas de normaliser les questions ni de préserver l'objectivité. Il applique plutôt les techniques d'écoute active pour encourager les participants à raconter leur histoire. De toute évidence, il sait que la narration est un moyen de communiquer des connaissances.

Dans ce chapitre, les propos de *High Hopes* sont cités directement, et les étudiants sont identifiés (le film a fait l'objet d'un processus de consentement strict et est maintenant un document public). Conformément à l'approbation du Comité d'éthique de la recherche, la documentation provenant de l'étude de suivi pluriannuelle est utilisée sans que l'intervenant soit identifié et, afin de préserver la confidentialité, les auteurs ont recours à la synthèse, à la paraphrase, et même aux suppressions dans le cas des citations directes. Les commentaires des étudiants sont présentés dans le contexte des données démographiques fournies par le bureau des admissions et des résultats quantitatifs du sondage.

SUJETS

Afin de planter le décor de la discussion, il convient d'énoncer quatre sujets de base liés aux buts stratégiques du processus d'admission de l'EMNO :

1 *l'origine rurale et nordique* comme facteur prédisposant les étudiants à exercer dans le Nord;
2 *la composition sociale* du corps étudiant par rapport au tissu social de la région;
3 la capacité de l'EMNO d'attirer en quantité suffisante les types d'étudiants qu'elle souhaite (*si nous la construisons, viendront-ils?*);
4 l'orientation des étudiants vers les soins primaires ou des disciplines spécialisées (*médecine familiale ou spécialisation?*).

Origine rurale et nordique

Il semble assez plausible d'expliquer comme une affinité naturelle la propension des étudiants d'origine rurale et nordique à retourner dans le Nord pour travailler après avoir obtenu leur grade (Talley 1990). Certainement, cette affinité semble être une bien meilleure base pour amener des médecins à exercer dans les milieux ruraux que les incitatifs financiers, qui ont été remarquablement inefficaces. Mais que signifie « affinité naturelle » dans la pratique ? Quelles caractéristiques de la vie rurale influent sur les plans de vie des jeunes gens, et comment ceux-ci expriment-ils ces points dans leurs commentaires et réponses aux questionnaires?

DONNÉES

Selon les données sur les admissions au cours des trois premières années de fonctionnement de l'EMNO, la proportion d'étudiants d'origine nordique ou rurale qui arrivent à l'École est uniformément

Tableau 7.1
Préférences pour l'exercice extraites de l'étude de suivi des cohortes de 2005, 2006 et 2007

	Cohorte (%)		
	2005	2006	2007
Type d'exercice préféré[†]			
Seul	2,0	6,5	3,8
Petit groupe	24,5	31,1	37,7
Grand groupe	6,1	4,3	5,7
Multidisciplinaire	18,4	45,7	41,5
Lieu d'exercice préféré[†]			
Ontario-Nord-Est	40,8	56,5	45,3
Ontario-Nord-Ouest	22,9	34,8	30,2
Ontario-Sud	6,3	4,4	5,7
Autres	16,3	17,4	18,9
Taille préférée de la localité[††]			
Moins de 5 000 habitants	15,4	27,9	10,4
5 000–50 000 habitants	35,4	34,4	25,4
50 000–500 000 habitants	41,5	37,7	58,2
Plus de 500 000 habitants	7,7	0,0	6,0
Taille de localité non préférée[†††]			
Moins de 5 000 habitants	27,3	20,8	27,4
5 000–50 000 habitants	3,0	0,0	2,7
50 000–500 000 habitants	7,6	1,9	0,0
Plus de 500 000 habitants	62,1	77,4	69,9

[†] Pourcentages fondés sur le nombre de répondants qui ont sélectionné « Fortement enclin à choisir » pour une catégorie donnée.

[††] Pourcentages fondés sur le nombre de réponses « Fortement enclin à choisir » pour chaque variable, divisé par le nombre total de réponses « Fortement enclin à choisir » à cette question. Certains répondants ont sélectionné plus d'une catégorie.

[†††] Pourcentages fondés sur le nombre de réponses « Fortement enclin à éviter » pour chaque variable, divisé par le nombre total de réponses « Fortement enclin à éviter » à cette question. Certains répondants ont sélectionné plus d'une catégorie.

élevée, et passe de 80 p. 100 en 2005 à 91 p. 100 en 2007. Le tableau 7.1 montre les réponses aux questions concernant le lieu d'exercice données par les trois premières cohortes dans l'étude de suivi. Les étudiants qui ont choisi le Nord de l'Ontario passent de 63 p. 100 en 2005 à 90 p. 100 en 2006. Interrogés sur la taille préférée de la localité où ils s'établiraient, beaucoup ont indiqué une préférence pour celles qui comptent moins de 50 000 habitants (36 p. 100 en 2007, 62 p. 100 en 2006).

Parmi les facteurs qui, selon les répondants, influent sur le choix de leur futur lieu d'exercice, les liens familiaux (*Influence du conjoint ou partenaire; proximité de la famille élargie ou de parents*), suivis par l'appréciation de la nature de l'exercice dans le Nord et les régions rurales (*Besoins médicaux de la communauté; possibilité d'une expérience médicale diversifiée*) se sont révélés les plus importants. En réponse à une question sur leurs opinions concernant l'exercice en milieu rural, le mode de vie rural (*Il y a des choses que j'aime faire dans les régions rurales*), l'emploi professionnel (*Il y a de bonnes possibilités d'emploi dans les régions rurales*) et la variété (*Travailler dans une région rurale offre d'avantage de possibilités d'appliquer diverses compétences*) ont prédominé.

Comme prévu, les étudiants qui ont choisi de présenter une demande d'admission à l'EMNO avaient une attitude positive à l'égard de l'exercice en milieu rural, mais il est encourageant de voir que cette affinité naturelle pour la vie rurale est liée à la perception que ces milieux peuvent aussi offrir des possibilités de carrière enrichissantes.

ENTREVUES

La politique d'admission de l'EMNO accorde un avantage substantiel aux candidats ayant une vaste expérience en milieu rural ou nordique. Quand nous voyons un corps étudiant qui, bien que très diversifié et complexe, manifeste un intérêt commun pour l'exercice dans le Nord ou les régions rurales, on conclut raisonnablement que cette politique fonctionne. Néanmoins, il peut être trompeur d'accorder tout le crédit aux critères d'admission. Certains étudiants ont été admis dans des écoles de médecine plus établies dont les systèmes avaient davantage fait leurs preuves, mais ils ont quand même *choisi* de faire partie de la toute première classe de l'EMNO en sachant fort bien qu'il y aurait des dérapages dans le tout nouveau programme. D'autres étudiants ont également dit qu'ils n'auraient pas présenté de demande d'admission en médecine si l'école ne s'était pas trouvée dans le Nord. Beaucoup ont même révélé que l'inspiration de devenir médecins leur est venue quand ils ont appris qu'une école de médecine allait être établie dans le Nord de l'Ontario. Dans ces cas, il existe certainement une affinité naturelle, suffisante pour indiquer que beaucoup de ces étudiants avaient déjà pris la décision d'exercer dans le Nord avant de présenter leur demande d'admission.

Cette affinité s'exprime sur quatre plans : personnel, familial, communautaire et sociopolitique. Sur le plan personnel, les étudiants ont exprimé un intérêt pour le mode de vie rural. Beaucoup apprécient l'habitat naturel du Nord et ont constamment souligné leur amour des activités de plein air, comme la pêche, la randonnée pédestre, la navigation de plaisance et la plantation d'arbres. Sur le plan familial, ils ont souvent eu une belle enfance avec leur famille et ils souhaitaient rester près d'elle (par « près », ils veulent habituellement dire à moins d'une journée de route). La plupart des étudiants ont grandi dans de petites villes ou des régions rurales ou éloignées, et ils ont apprécié le mode de vie qu'elles offraient car ils s'y sentaient en sécurité et ils y avaient des liens. Comme l'un d'eux l'a expliqué :

> « [TRADUCTION] J'ai grandi dans une collectivité très rurale, pas dans le Grand Nord, mais dans un village juste à l'extérieur de [une ville du Nord]… J'ai aimé mon enfance… J'ai fini par déménager dans le sud de l'Ontario pour étudier, comme beaucoup d'autres le font, mais, comme j'avais eu une enfance et une expérience magnifiques avec ma famille, après l'université, j'ai planté des arbres dans des environnements nordiques partout au Canada pendant cinq ans. J'aime le Nord pour de nombreuses raisons : l'environnement naturel, les gens, etc. J'ai eu des expériences très positives dans des collectivités rurales qui, je le pense, ont réellement influé sur mon désir d'exercer [la médecine dans ces collectivités].

Unique en son genre mais pourtant semblable à bien d'autres, ce récit personnel montre que les différents degrés d'intérêt pour l'exercice de la médecine rurale sont toujours interdépendants.

Néanmoins, ce n'est pas nécessairement une expérience positive qui attire les étudiants vers la médecine rurale. Une partie émouvante de *High Hopes* raconte l'histoire de Lana Potts, étudiante autochtone originaire d'une réserve en Alberta. Lana vient d'un foyer brisé. Sa mère est décédée dans un accident de voiture et son père n'était pas là pour prendre soin des enfants. Elle a été exposée très jeune aux drogues et à l'alcool et a dû élever ses frères et sœurs dans des conditions défavorables. Mais sa foi dans l'éducation et la force qu'elle a trouvée dans les traditions de son peuple l'ont aidée à comprendre qu'elle devait « faire renaître la foi ». Elle a vu de l'espoir dans les yeux des siens quand ils ont appris qu'elle avait présenté une demande d'admission à l'école de médecine. Ils ont compris les retombées de sa démarche : une possibilité qui leur était inconnue auparavant se présentait désormais. Tout de suite après avoir reçu la lettre d'acceptation, Lana a dit : « [TRADUCTION] Cela signifie que les enfants qui vivent au bout de la rue pourront désormais manger... parce que je sais que j'apporterai à la communauté plus que ce qu'elle m'a jamais donné. »

Comme Lana, beaucoup d'étudiants de l'EMNO manifestent un sentiment marqué de responsabilité sociale. Par exemple, dans *High Hopes*, nous rencontrons une étudiante en anthropologie culturelle (Stephanie Giroux) qui a travaillé dans le domaine du développement en Afrique avant de venir à l'EMNO, un biochimiste (Philip Berardi) qui a présenté une demande d'admission à l'École parce qu'il voulait améliorer le système de soins du cancer, une avocate (Tracy Ross) qui a abandonné une profession potentiellement très rémunératrice dans le monde des affaires parce rien ne lui importait plus que de sauver des vies et de promouvoir la santé, une herboriste (Jessica Moretti) qui voulait jeter un pont entre les médecines douces et la médecine occidentale. Ces étudiants réfléchissent activement à la façon dont ils pourraient contribuer à faire changer les choses; ce sont des activistes dans le sens constructif du terme ou, comme Alexandre Anawati (étudiant qui ne mâche pas ses mots et adepte de la sensibilisation culturelle en formation médicale) l'a dit, ce sont des « défenseurs de la santé ». Le Pr Cheu a intitulé le film *High Hopes* non seulement parce que l'EMNO promet d'apporter l'espoir dans les communautés rurales, mais aussi parce que l'espoir naît quand ces étudiants expriment leur sentiment de responsabilité sociale. Beaucoup ont choisi l'EMNO parce qu'ils avaient l'esprit d'aventure et qu'ils associaient leur souhait d'améliorations et de changements sociaux avec les fondements expérimentaux de l'EMNO. Comme l'a indiqué un étudiant qui a été accepté dans d'autres écoles mais à préféré l'orientation communautaire de l'EMNO : « [TRADUCTION] C'est très excitant de faire partie de la première classe et d'aider à façonner l'avenir de l'École ».

Composition sociale

Une étude récente de la composition sociale du corps étudiant canadien en médecine dénote une tendance marquée vers les origines urbaines, la race blanche et la classe moyenne supérieure (Dhalla et coll. 2002). Une façon d'augmenter le nombre de médecins prêts à exercer dans les régions insuffisamment desservies consiste à veiller à ce que la composition sociale des diplômés en médecine reflète celle de la région où ils sont censés exercer (Bowman 2007). Aux États-Unis, les médecins appartenant à une minorité sont beaucoup plus susceptibles que leurs homologues de choisir d'exercer dans les régions insuffisamment desservies. Par conséquent, l'accroissement de la proportion de diplômés en médecine issus de groupes minoritaires est considéré comme un moyen efficace de répondre aux besoins de ces régions (AAMC 2005). Étant donné ce constat, l'EMNO a adopté une stratégie visant à constituer un corps étudiant dont la composition socioculturelle reflète celle du Nord de l'Ontario, qui compte un nombre substantiel de communautés autochtones et francophones.

DONNÉES

La proportion d'étudiants autochtones et francophones admis à l'EMNO reflète étroitement leur représentation démographique dans le Nord de la province. Les étudiants autochtones comptaient pour 11 p. 100 du groupe de 2005 et 10 p. 100 de la population nord-ontarienne, alors que les étudiants francophones représentaient 18 p. 100 du groupe et 19 p. 100 de la population nord-ontarienne. Au chapitre de l'éducation, les étudiants de l'EMNO tendent à venir de familles dont le niveau d'instruction est supérieur à la moyenne. L'étude de 2005 montre que les pères de près de 70 p. 100 des étudiants de l'EMNO avaient terminé leurs études postsecondaires, et seulement 8 p. 100 n'avaient pas terminé leurs études secondaires, comparativement à 33 p. 100 du reste de la population du Nord de l'Ontario. Pour la population de l'Ontario, les chiffres comparatifs de 2001-2002 cités dans le chapitre 2 sont de 43 p. 100 qui ont terminé leurs études secondaires et 33 p. 100 qui ne les ont pas terminées. À cet égard, les étudiants de l'EMNO ne reflètent pas le tissu social du Nord de la province, mais plutôt la tendance vers la classe moyenne supérieure constatée par Dhalla et coll. (2002). Une autre divergence importante par rapport au profil démographique du Nord de l'Ontario réside dans la proportion élevée d'étudiantes de l'EMNO (71 p. 100 dans la première cohorte), même si le sexe n'entre pas en ligne de compte dans le processus de sélection. Cette proportion concorde cependant avec la tendance générale vers la présence accrue des femmes admises dans les écoles de médecine canadiennes (AFMC 2007).

ENTREVUES

Étant donné que l'imputabilité sociale est primordiale pour l'EMNO, la sélection des étudiants met l'accent sur la diversité; autrement dit, l'École recherche des étudiants qui reflètent le tissu social et culturel du Nord. Même si elle vise particulièrement les communautés autochtones et francophones, en plus de la composante principale anglophone, cela ne veut pas dire qu'elle n'attire pas d'autres minorités. Le but du programme d'études est de fournir aux étudiants assez de connaissances pour leur permettre de s'adapter à différentes circonstances. Comptant une grande variété d'origines ethniques (Asiatiques, Africains, Arabes, Sud-Américains, etc.) et quelques familles de cultures et langues combinées, la population étudiante cadre en fait avec le mandat d'imputabilité sociale bien plus que ce qui est sous-entendu dans l'accent mis sur les francophones et les Autochtones.

Pourtant, bien entendu, le « tissu social » ne se borne pas à la couleur de la peau et à la langue. Selon Goyce Kakegamic, grand chef adjoint de la Nation Nishnawbe Aski, le Canada se targue parfois d'être l'un des meilleurs pays où vivre et pourtant, quand la norme utilisée par les Nations Unies est appliquée aux Premières nations et à d'autres collectivités rurales, notre pays ressemble plus au Tiers Monde (EMNO 2005). La réalité sociale de la médecine rurale dans le Nord de l'Ontario est liée au contexte socio-économique de cette région, qui comprend la pauvreté, le racisme, l'inégalité des sexes, la violence conjugale et un manque général d'accès aux études supérieures et aux établissements de santé (qui sont tous inextricablement liés aux sujets de la santé mentale, de la toxicomanie, du régime alimentaire, etc.). Il est par conséquent aussi important de comprendre le contexte social d'un patient que de connaître ses antécédents médicaux.

On peut analyser la composition sociale du corps étudiant de l'EMNO en se basant sur les origines socio-économiques. Et quand on prend les facteurs sociaux et économiques en considération, les frontières culturelles commencent à tomber. Au cours de l'étude de suivi pluriannuelle, une étudiante a révélé qu'elle avait décidé de devenir médecin parce que sa grand-mère avait été une des premières femmes à recevoir un grade en médecine en Irlande et qu'elle avait travaillé au Niger pendant la Deuxième Guerre mondiale. Alexandre

Anawati, dont le père, originaire d'Égypte, est médecin et dont la mère est francophone et infirmière, a des frères et sœurs qui fréquentent d'autres écoles de médecine. Quand, dans *High Hopes*, un étudiant nigérien se présente en disant « [TRADUCTION] Je m'appelle Oluwole Ayeni; j'ai grandi à Kapuskasing (Ontario) », les téléspectateurs sourient souvent, heureux de voir que le multiculturalisme a percé dans les petites villes du Canada. Au fil du récit, nous apprenons qu'Oluwole est le fils d'un chirurgien général qui a immigré à Kapuskasing en 1987. Il appartient peut-être à une minorité raciale, mais en ce qui a trait aux facteurs socio-économiques, il fait partie des étudiants, et ils sont plusieurs, dont les parents sont membres de la profession médicale. Il a été élevé dans une famille de la classe moyenne et a été exposé très tôt à la profession médicale.

Cependant, les liens familiaux avec la médecine ne signifient pas qu'un enfant sera obligé de devenir médecin. Le père d'Alexandre a affirmé qu'il n'avait pas encouragé ses enfants à embrasser la médecine, mais qu'il les avait encouragés à acquérir un bon sens de la responsabilité sociale et à penser constamment à la contribution qu'ils pourraient apporter à la collectivité. En prenant leurs parents pour exemple, Alexandre et ses frères et sœurs ont choisi de devenir médecins. Les familles de médecins ont tendance à produire des médecins, non seulement en raison des ressources, mais aussi des valeurs sociales qu'elles transmettent de génération en génération.

Il y a aussi un groupe d'étudiants constitué de professionnels en titre et agréés dans des domaines comme la profession de sage-femme, les soins infirmiers, l'orthophonie, la physiothérapie, le counseling et le service social. Ce groupe semble extrêmement déterminé à exercer dans le Nord et les régions rurales et, dans les entrevues, plusieurs étudiants ont indiqué que c'est la perspective de travailler dans ces régions qui les a incités à entrer à l'EMNO. L'exercice d'une profession liée à la santé permet parfois de constater la gravité de la pénurie de médecins et de décider par la suite de faire des études en médecine. Bien entendu, les expériences en milieu rural ne se limitent pas au Nord. Un étudiant originaire du Sud de l'Ontario a fait l'expérience de la médecine rurale en travaillant comme missionnaire à l'étranger :

> « [TRADUCTION] Quand j'étais en Afrique, j'ai travaillé avec un organisme de soins infirmiers à domicile et j'ai été étonné de voir comment on pouvait faire tant avec si peu. Mais à un certain

point, il était impossible d'en faire plus. Il n'y avait pas de médecin... il y avait une seule infirmière... dont les connaissances étaient très limitées sur le VIH et le sida pour le traitement des patients séropositifs et sidéens. Ensuite, je suis allé en Inde, où j'ai travaillé dans un hospice pour sidéens. Là encore, j'ai été frappé par le peu qu'on pouvait faire pour ces patients sans avoir de formation médicale... Je savais que ma vie s'orientait dans une autre direction et j'ai compris que c'était la médecine. »

En outre, certains étudiants, comme Lana Potts (infirmière), n'avaient pas envisagé la possibilité de faire des études médicales avant de découvrir l'EMNO. En raison de leurs antécédents professionnels et malgré leurs différences culturelles et raciales, ces étudiants font déjà partie de la culture médicale.

Certains étudiants ont un passé difficile qui semble les avoir solidement liés à leur famille et à leur communauté, comme en fait foi l'extrait suivant de l'étude de suivi pluriannuelle :

« [TRADUCTION] Mes parents viennent d'un milieu très pauvre ; mon père est Croate et ma mère est Polonaise. Quand nous étions petits, il n'y avait pas toujours assez à manger... Ils ont terminé leurs études secondaires dans leur pays respectif et sont venus ici. Ma mère est toujours restée à la maison avec nous et mon père travaillait... comme opérateur de machine. Ce n'était pas un emploi vraiment stimulant et il n'en tirait guère de satisfaction. Ils ont fait de nombreux sacrifices pour que mon frère et moi puissions avoir une bonne éducation, et ils nous ont toujours fait comprendre l'importance de s'instruire, de travailler fort et de faire quelque chose à notre tour pour la communauté. Tout cela est certainement entré en ligne de compte dans ma décision d'aller en médecine. Le fait de n'avoir jamais eu de famille élargie a joué aussi dans ma décision de rester à l'EMNO parce que j'accorde beaucoup d'importance à ma famille. »

À bien des égards, surtout en ce qui concerne la valeur de l'éducation et le désir d'apporter à son tour une contribution à la communauté, ce récit rejoint celui de Lana Potts, mis à part le contexte historique, politique et culturel, qui est différent. Les récits des étudiants dénotent une interaction complexe entre l'autodétermination et la situation sociale.

Si nous la construisons, viendront-ils?

Les planificateurs de l'EMNO se demandaient si l'École attirerait le même nombre et la même qualité de candidatures que les écoles établies. Les universités en général, et les écoles de médecine en particulier, sont préoccupées par le prestige parce que, à tort ou à raison, la perception d'un programme à l'extérieur déteint sur sa crédibilité. Les nombres élevés de demandes sont un indicateur de prestige.

DONNÉES

Les inquiétudes quant à la capacité de l'EMNO d'attirer le nombre nécessaire d'étudiants de qualité se sont certainement dissipées. Les étudiants sont en effet venus, massivement par surcroît. En 2005, il y avait deux mille quatre-vingt-dix-huit candidatures pour cinquante-six places, ce qui équivaut à trente-sept candidatures par place (la proportion la plus élevée de candidatures par place parmi toutes les écoles de médecine canadiennes cette année-là)[1]. Un taux semblable a été enregistré les deux années suivantes, soit deux mille cinquante candidatures en 2006 et deux mille deux cent soixante-quatorze en 2007. Ce grand nombre de candidatures montre qu'il est possible de respecter le but social d'avoir une classe qui reflète le tissu socioculturel du Nord de l'Ontario sans compromettre les normes de qualité de l'enseignement. Même si la motivation de cette demande n'est pas tout à fait claire, les commentaires des étudiants donnent une idée précieuse de ce qui les a attirés dans le programme de l'EMNO.

ENTREVUES

Le grand nombre de demandes indique que les étudiants de qualité ne manquent pas et, selon notre étude, qu'ils reflètent fidèlement le tissu social du Canada nordique et rural. Ces chiffres confirment la valeur du processus d'admission de l'EMNO. Premièrement, la décision d'autoriser les étudiants ayant une bonne MPC générale à présenter une demande d'admission, sans exiger la réussite du MCAT ou de grade de premier cycle en sciences, a indubitablement eu un effet important sur la diversité du corps étudiant. Comme beaucoup

---

[1] La comparaison repose sur des données fournies par l'Association des facultés de médecine du Canada (2007), tables 12 et 80.

de localités rurales ont un accès limité à différents domaines d'éducation, l'obligation de réussir le MCAT constitue souvent un obstacle : « [TRADUCTION] Le fait de ne pas avoir à aller passer un MCAT et à revenir suivre d'autres cours a représenté un grand attrait pour moi », a souligné une étudiante. Cette étudiante fait partie des nombreux étudiants qui possèdent un grade en sciences infirmières et dont l'expérience leur permet d'apporter beaucoup à la classe. Outre les connaissances médicales, elle considère aussi que les compétences en communication et la capacité de comprendre les interactions humaines sont des qualités essentielles d'un bon médecin.

Le processus d'admission permet également de recruter des étudiants ruraux qui désirent faire quelque chose à leur tour pour leur collectivité. La D^{re} Jill Konkin, doyenne associée responsable des admissions et des affaires étudiantes, explique que le processus d'admission a été soigneusement conçu pour réduire l'effet du manque d'accès des candidats ruraux aux établissements des grandes villes. Par exemple, afin de trouver des étudiants possédant un sens élevé de l'imputabilité sociale, les écoles de médecine demandent toujours aux candidats d'énumérer leurs activités de bénévolat. Selon la D^{re} Konkin :

« [TRADUCTION] Le spectre est le même pour les enfants des régions rurales que pour ceux des centres urbains : certains accomplissent beaucoup, certains ne font rien, et il y a divers degrés entre ces deux extrêmes. Cependant, les enfants des milieux ruraux ne disposent pas des mêmes possibilités. Prenons par exemple le bénévolat dans les collectivités urbaines, qui est maintenant axé sur les tâches. Il suffit d'aller quelque part, de s'inscrire, de cocher son nom et de donner une heure; quelqu'un d'autre s'occupe de toute l'organisation. Dans une communauté agricole, par exemple, le voisin tombe très malade et on gère la ferme à sa place pendant deux mois. Cela constitue du bénévolat et apporte une énorme contribution à la communauté, mais ce n'est pas consigné dans un registre tenu par quelqu'un d'autre. Les candidats ne pensent pas souvent à le mentionner dans leurs notes biographiques où ils énumèrent toutes leurs activités de bénévolat. Une des questions figurant sur notre formulaire de demande porte sur la façon dont les candidats participent à la vie de leur communauté; ils ont ainsi l'occasion de nous dire des choses qu'ils ne classeraient pas dans les activités de bénévolat. »

Étant donné tous les « défenseurs de la santé » admis à l'École, ce souci du détail dans la conception du processus de demande semble donner d'excellents résultats. Il a permis de recruter des candidats de qualité dont la diversité est impressionnante.

La médecine familiale ou une autre spécialisation

Les médecins qui dispensent des soins primaires représentent l'un des besoins les plus importants dans le Nord de l'Ontario, comme dans d'autres régions du Canada. Pourtant, les étudiants en médecine canadiens choisissent de moins en moins cette option par rapport à des branches plus spécialisées de la médecine (Wright et coll. 2004). On s'attend à ce que l'immersion dans les cadres cliniques nordiques et ruraux encourage les étudiants de l'EMNO à voir la médecine familiale dans une optique plus favorable.

DONNÉES

Certains étudiants auxquels nous avons parlé avaient déjà une idée claire de leur futur cheminement professionnel, mais d'autres étaient encore circonspects à cet égard. Leurs projets d'avenir intéressent beaucoup les planificateurs et, en les écoutant, on peut avoir un aperçu de ce qui motive leur intérêt pour l'exercice en milieu rural. Ces renseignements pourraient aider à contrer les pressions qui attirent la plupart d'entre eux dans des spécialités.

Les résultats de l'étude de suivi révèlent une préférence claire pour la médecine familiale, la médecine d'urgence et les spécialités générales. Bien au-delà de la moitié des étudiants des trois années ont choisi la médecine familiale ou la combinaison omnipraticien-urgentiste.

Les répondants devaient indiquer les facteurs prépondérants pour le choix de leur spécialité médicale. Les facteurs extrêmement importants cités le plus souvent étaient : *Compatibilité avec ma personnalité* (49 p. 100), *Défi du diagnostic/contenu intellectuel de la spécialité* (31 p. 100), *Accent sur les soins primaires* (27 p. 100), *Accent sur la continuité des soins* (24 p. 100), *Relations personnelles étroites avec les patients* (24 p. 100) et *Occasion de traiter divers troubles médicaux* (24 p. 100).

ENTREVUES

Presque tous les étudiants interviewés étaient satisfaits du programme de l'EMNO ; ils estimaient avoir reçu une formation médicale novatrice et de qualité. Interrogés sur ce qu'ils ont le plus apprécié et

Tableau 7.2
Spécialisation préférée révélée par les sondages effectués à l'arrivée des cohortes de 2005, 2006 et 2007

	Cohorte (%)		
	2005	2006	2007
Spécialisation préférée[†]			
Anesthésie	12,5	6,8	7,5
Médecine d'urgence (omnipraticien)	51,0	55,6	37,7
Médecine familiale	62,5	62,2	54,7
Chirurgie générale	8,2	15,2	20,8
Médecine interne	22,4	6,7	13,2
OB/GYN	6,1	15,6	35,8
Pédiatrie	14,3	31,1	24,5
Psychiatrie	10,4	6,8	7,5
Santé publique et communautaire	12,2	17,8	17,0

[†] Pourcentages fondés sur le nombre de répondants qui ont sélectionné « Fortement enclin à choisir » pour une catégorie donnée.

détesté de l'EMNO, ils ont fourni bien plus de réponses positives que négatives. Ils ont loué l'engagement de nombreux membres du corps professoral envers l'enseignement. Ils ont aimé les petits groupes et l'apprentissage expérientiel, et ont apprécié l'occasion de faire un stage dans la première phase du programme. Certains se sont plaints que les méthodes mécaniques d'évaluation ne rendaient pas compte de l'expérience d'apprentissage réelle. L'organisation des stages a aussi été critiquée; plus particulièrement, certains étudiants se sont plaints de la trop longue durée de certains stages en milieu communautaire où il n'y avait pas assez à apprendre. Des étudiants ont dit qu'il serait bon d'offrir un horaire plus souple à ceux qui ont des enfants ou d'autres engagements, mais la plupart ont généralement convenu qu'il s'agit de problèmes temporaires courants dans n'importe quel nouveau programme. La plupart pensaient aussi que l'association des étudiants transmettait bien leurs préoccupations aux autorités de l'École. La nouvelle école de médecine donne donc généralement satisfaction.

Il y a cependant une différence entre les étudiants et l'École en ce qui a trait aux spécialités. L'EMNO insiste sur les soins primaires, mais pendant leur formation, les étudiants sont aussi exposés à diverses spécialités possibles, ce qui peut créer un dilemme :

« [TRADUCTION] Quand je suis entré en médecine, je voulais être médecin de famille à tout prix parce que je ne savais absolument pas qu'il existait des options pour être spécialiste dans le Nord. Je savais que je voulais rester dans le Nord et je me suis dit "Bon, maintenant j'aimerais vraiment être dermatologue". Pendant l'été, j'ai fait un stage au choix qui m'a beaucoup plu. Mais le problème, c'est qu'il est difficile d'y entrer… et on ne peut pas suivre de formation dans le Nord de l'Ontario. Il faut aller dans les grandes villes métropolitaines et faire une résidence de cinq ans. Il faudrait donc que je quitte le Nord de l'Ontario pendant cinq ans, à une époque où je voudrais me marier et fonder une famille. C'est une période clé loin du Nord de l'Ontario et je crains de ne pas vouloir y revenir. »

À l'inverse, un autre étudiant qui avait prévu de se spécialiser en oncologie ou en médecine interne a opté pour la médecine familiale : « [TRADUCTION] Étant donné que j'ai de l'expérience en recherche sur le cancer, je pensais choisir une spécialité comme l'oncologie ou la médecine interne… Je pensais peut-être à… l'urologie parce que mes travaux portaient sur le cancer de la prostate… Mais depuis que je suis ici, je suis absolument vendu à la médecine familiale, et je suis sûr que l'EMNO en sera ravie. »

Lorsque l'on approfondit la question, on découvre que les étudiants intéressés par des spécialités sont motivés par leur intérêt personnel, la satisfaction du travail et le mode de vie, plutôt que par la rémunération plus élevée par rapport à la médecine générale. Ils savent aussi qu'il y a un besoin de spécialistes. Comme l'a dit l'un d'eux, qui est aussi physiothérapeute :

« [TRADUCTION] Il y a une pénurie de médecins de famille. Disons… qu'à Sudbury, la communauté peut occuper une centaine de médecins de famille et qu'il en manque peut-être quarante; je le comprends. Mais vous savez, Sudbury peut aussi avoir besoin de dix psychiatres et en avoir seulement trois. Proportionnellement, la pénurie de spécialistes est plus grande… Alors, je pense qu'il est important de ne pas cibler uniquement la médecine familiale parce que la pénurie y est la plus importante. En chiffres bruts absolus, il s'agit d'une grave pénurie, mais proportionnellement, il serait juste de dire que le manque de spécialistes est aussi grand. »

Le Dr Dan Hunt, vice-doyen à l'EMNO, a expliqué dans une entrevue que la possibilité d'envoyer les étudiants dans des régions urbaines pour leur formation dans une spécialité n'est peut-être pas une mauvaise idée. Comme les gens vont dans les villes pour recevoir des traitements spécialisés, il est bon d'avoir des spécialistes qui comprennent la prestation de soins dans les régions rurales et éloignées. Beaucoup reviendront dans les villes du Nord. Après tout, les frontières géographiques ne devraient pas limiter la formation médicale. Selon la vision de l'EMNO, que partagent ses étudiants, les diplômés possèdent un vaste éventail de compétences qui leur serviront dans les environnements urbains aussi bien que ruraux. Comme le chef Archie Meekis (un partenaire communautaire de Deer Lake) le dit à la fin de *High Hopes*: « [TRADUCTION] Je veux que nos étudiants puissent travailler n'importe où dans le monde – pour l'humanité ».

CONCLUSION

L'enthousiasme évident des premiers groupes d'étudiants du programme et les buts connexes de l'École en matière de soins sont très encourageants. Rien n'est gravé dans le roc : seul le suivi à long terme des diplômés effectué par le Centre de recherche en santé dans les milieux ruraux et du Nord montrera si l'idéalisme de la jeunesse de ces étudiants se traduira par des engagements fermes envers l'exercice dans les collectivités qui ont fourni le contexte de leur formation. Malgré tout, c'est un signe très positif.

Le nombre exceptionnel de demandes a permis à l'EMNO d'atteindre ses objectifs en matière d'admission. L'École a ainsi pu recruter les étudiants d'origine nordique et rurale ciblés, avoir une classe dont la composition sociale reflète celle du Nord de l'Ontario et maintenir des normes d'enseignement élevées. Cet accomplissement signifie non seulement qu'il est fort probable que ces étudiants s'installeront dans le Nord, mais est aussi une expression concrète du mandat d'imputabilité sociale de l'École. L'engagement des étudiants à faire carrière en médecine familiale semble également substantiel et, quand ils envisagent d'autres spécialités, leurs choix concordent tout à fait avec les besoins de l'exercice en milieu rural et nordique.

Il y a aussi eu des constatations imprévues. Le processus d'admission a réussi à assurer une forte représentation des populations autochtones et francophones et, ce faisant, a aussi permis d'assurer une vaste diversité culturelle, ce qui est manifestement une bonne chose. En outre, les entrevues ont révélé un degré agréablement élevé d'engagement social et d'idéalisme de la part des étudiants. Bien entendu, ils constituent la première génération d'une nouvelle école, et il est naturel qu'ils soient passionnés. De plus, les conditions dans lesquelles les entrevues se sont déroulées ont pu donner lieu à un plus grand nombre de réponses positives que ne l'auraient fait des entretiens particuliers. Néanmoins, le public pense souvent que les jeunes gens sont préoccupés par la satisfaction matérielle, en faisant peu de cas de la preuve généralisée de leur désir d'apporter à leur tour une contribution à leur communauté (Yates et Youniss 1999). La création de l'EMNO visait à attirer les étudiants les plus susceptibles de faire profiter leur collectivité de leurs talents et de leur énergie. Il est prouvé que ce but a été atteint au-delà des espérances de ses concepteurs.

8
Gouvernance et organisation

ARNIE ABERMAN ET DOROTHY WRIGHT

INTRODUCTION

Dans ce chapitre, nous parlons de deux caractéristiques organisationnelles clés de l'École de médecine du Nord de l'Ontario, qui est aussi inextricablement liée à ses deux universités hôtes. Il s'agit : 1) de sa structure de gouvernance et 2) de son établissement à titre d'organisme quasi autonome (ayant son propre corps professoral et son propre personnel administratif). Nous décrivons cette structure de gouvernance conçue pour que l'EMNO puisse fonctionner à titre de faculté de médecine unique de deux universités indépendantes : l'université Lakehead et l'Université Laurentienne. La mise en œuvre de cette structure et le recrutement du corps professoral et du personnel de la nouvelle école ont posé des défis particuliers.

LES FACULTÉS DE MÉDECINE

Au Canada, les écoles de médecine sont des unités d'enseignement et de recherche (habituellement appelées « facultés ») rattachées à une université et ne sont pas différentes des autres facultés (p. ex., droit, arts, génie, etc.). Ce ne sont pas des entités légales. Même si le doyen de la faculté de médecine dirige habituellement une unité de plus grande taille, il a la même autorité officielle que les autres doyens et relève, comme ses homologues, du grand responsable de l'enseignement et de la recherche (le vice-recteur à l'enseignement et à la recherche). Quoique les facultés de médecine puissent bénéficier de fonds supplémentaires séparés alloués par les ministères provinciaux de la Santé aux hôpitaux d'enseignement ou au personnel clinique (en Ontario, ces fonds sont appelés « budget de la formation clinique »), elles reçoivent leurs budgets de fonctionnement de leur université, tout comme les autres facultés. En raison du statut unique et important des hôpitaux d'enseignement dans la mission universitaire, il arrive dans certaines universités que le doyen de la faculté de médecine ait aussi le titre de « vice-recteur » et relève du recteur de l'université pour ce qui est des relations avec les hôpitaux d'enseignement et d'autres organismes de santé communautaires dont le personnel médical (et d'autres professionnels de la santé) occupe un poste universitaire et participe à l'enseignement clinique et, de plus en plus, aux programmes de recherche.

Les programmes de premier cycle en médecine, et non les écoles de médecine, sont agréés à la fois par le Comité d'agrément des facultés de médecine du Canada (CAFMC) – comité conjoint de l'Association médicale canadienne (AMC) et de l'Association des facultés de médecine du Canada (AFMC) – et par l'American Liaison Committee on Medical Education (LCME), parrainé conjointement par l'Association of American Medical Colleges (AAMC) et l'American Medical Association (AMA).

À l'instar des autres facultés, les facultés de médecine n'ont pas le pouvoir de conférer des grades; ce pouvoir revient à leur université. Dans les universités canadiennes à gouvernance bicamérale, le sénat régit l'enseignement et la recherche, alors que dans les universités à gouvernance monocamérale, le conseil d'administration délègue ce pouvoir au sénat ou à un comité de la même nature. Le sénat universitaire est un comité comptant en majorité des membres élus du corps professoral ainsi que divers autres membres qui représentent le personnel non enseignant, les étudiants et le conseil de l'université. Il a le pouvoir de contrôler, de réglementer et de déterminer la politique éducationnelle de l'université (pour conférer des grades, administrer des examens, approuver les cours, déterminer les critères d'admission). Par conséquent, les sénats des universités doivent approuver toutes les politiques des facultés de médecine relatives à l'enseignement et à la recherche.

COMMENT L'EMNO EST ARRIVÉE À AVOIR DES LIENS AVEC DEUX UNIVERSITÉS

Contrairement à toutes les autres écoles de médecine canadiennes et américaines, l'EMNO « appartient » à deux universités distinctes, l'université Lakehead, à Thunder Bay, et l'Université Laurentienne, à Sudbury. Cette caractéristique unique résulte du fait que sa structure est différente de celle des autres écoles de médecine canadiennes et américaines.

En juillet 1999, le ministre de la Santé et des Soins de longue durée de l'Ontario a chargé Robert McKendry, professeur de médecine à l'Université d'Ottawa, de mener une enquête factuelle en vue de fournir des conseils sur la portée et la nature des questions touchant la réserve de médecins, leur combinaison et leur répartition (McKendry 1999). Parmi ses nombreuses recommandations, le rapport McKendry (McKendry 1999, p. 79) a suggéré que l'Ontario examine le bien-fondé de la création d'une nouvelle école axée sur la médecine rurale ayant la mission particulière d'attirer des étudiants désireux de travailler dans de petites localités de la province, ou encore, des collectivités rurales ou éloignées. L'école devait dispenser des programmes déjà offerts à Lakehead et à la Laurentienne ainsi que les programmes de médecine postdoctoraux et les stages au choix de premier cycle organisés par la Corporation d'éducation médicale du Nord-Est de l'Ontario (CEMNO) (régie par l'Université d'Ottawa) et par le Programme de médecine du Nord-Ouest de l'Ontario (PMNO) (régi par l'université McMaster).

Lors de la nomination de l'enquêteur, le ministre de la Santé et des Soins de longue durée a aussi promis d'établir un groupe d'experts (présidé par Peter George, recteur de l'université McMaster) chargé d'entreprendre la planification à long terme de la main-d'œuvre médicale de l'Ontario. Un des rapports présentés à ce groupe d'experts était intitulé *A Northern Rural Medical School* et provenait du conseil de liaison de la Northern and Rural Medical School (NORMS) (comité spécial constitué d'intervenants clés de la CEMNO et du PMNO, d'éminents médecins du Nord de l'Ontario et de cadres universitaires des universités Lakehead et Laurentienne, ainsi que de chefs de file communautaires) (NORMS Liaison Council 2000). Ce rapport était une proposition détaillée pour l'établissement d'une nouvelle école de médecine à plusieurs campus, la Northern Rural Medical School, basée à l'Université Laurentienne et à l'université Lakehead.

Dans le rapport du groupe d'experts, connu sous le nom de « rapport George » et déposé en mai 2001, la proposition visant l'établissement d'une nouvelle école de médecine dans le Nord a été rejetée pour la raison qu'il faudrait attendre longtemps avant que les différentes régions de la province se dotent de la capacité d'offrir indépendamment une formation médicale (Ontario 2001, p. 6). Le groupe a plutôt recommandé d'élargir les campus actuels de formation clinique à Thunder Bay et à Sudbury, respectivement, affiliés chacun à une école de médecine. On peut comprendre que ce rapport a déçu les partisans d'une nouvelle école de médecine, mais il n'a pas découragé ceux qui ont continué, à plusieurs niveaux, à la réclamer.

Le 17 mai 2001, le gouvernement provincial a annoncé une initiative découlant du rapport George (mais dépassant ses recommandations) visant l'établissement d'une nouvelle école de médecine du Nord dont le site principal se trouverait à l'Université Laurentienne et qui compterait un campus de formation clinique à l'université Lakehead (Ontario 2001). Aucun groupe n'avait fait la promotion de ce modèle (c.-à-d., une école de médecine traditionnelle liée à une seule université), où l'Université Laurentienne jouait le principal rôle et Lakehead un rôle secondaire, et la discorde n'a pas tardé à régner. Évidemment, la conférence de presse annonçant la nouvelle école de médecine a eu lieu à Sudbury. Le communiqué de presse a fait état de la satisfaction du recteur de la Laurentienne mais ne citait personne de Lakehead.

PROCESSUS DE MISE EN ŒUVRE

L'événement majeur subséquent dans la création de l'EMNO s'est produit le 25 octobre 2001, jour où le premier ministre de l'Ontario, Michael Harris, a annoncé la création du Comité de gestion de la mise en œuvre de l'École de médecine du Nord (CGMO), qui devait dresser le plan d'activités de l'EMNO. Le maire de Sudbury, Jim Gordon, devait présider ce comité, composé aussi de Linda Cunningham, conseillère à Kirkland Lake; Rene Larson, conseiller à Thunder Bay, et Geoff Tesson, cadre supérieur de l'enseignement et de la recherche à l'Université Laurentienne et expert dans le domaine de la santé. Le cinquième siège était réservé au doyen de l'école de médecine et est demeuré vacant jusqu'à sa nomination. Un membre du personnel supérieur du maire Gordon a été nommé administrateur général du CGMO. Une des premières mesures prises par le comité a été de retenir les services de la firme de consultation PricewaterhouseCoopers pour l'aider à dresser le plan d'activités. À son tour, PricewaterhouseCoopers a rapidement obtenu les services du Dr Arnie

Aberman, ancien doyen de la faculté de médecine de l'université de Toronto, à titre de consultant pour le projet. Le Dr Aberman a été nommé doyen consultant de l'école de médecine proposée et est devenu le cinquième membre du CGMO. Il devait cesser ses fonctions au décanat et au CGMO lors de la nomination du doyen fondateur.

Le CGMO n'a pas tardé à apprendre que la configuration recommandée de l'école de médecine proposée posait des problèmes (siège à l'Université Laurentienne à Sudbury). Les intervenants clés du Nord-Ouest de l'Ontario (université Lakehead, médecins et groupes communautaires) ne voulaient pas jouer de rôle secondaire. Le 15 janvier 2002, le *Thunder Bay Chronicle Journal* («NAN Leads Fresh Call for Full Med School») a rendu compte de la réunion du 14 janvier convoquée par la Nation Nishnawbe Aski pour convaincre le gouvernement provincial de revenir sur la décision de faire de la Laurentienne le principal campus de l'école de médecine. À cette réunion, le recteur de Lakehead, Fred Gilbert, et le maire de Thunder Bay, Ken Boshcoff, entre autres, auraient exhorté le gouvernement de l'Ontario à revenir au plan original, qui était d'établir une école de médecine du Nord créée conjointement par Lakehead et la Laurentienne où chacune aurait un statut égal. Le CGMO a appris que, sans la participation des médecins et hôpitaux du Nord-Ouest de l'Ontario (40 p. 100 des programmes de formation médicale de l'époque se déroulaient dans cette région), il serait très difficile, voire impossible, de monter un programme pour le nombre prévu d'étudiants en médecine. L'Université Laurentienne a aussi déclaré clairement qu'elle ne s'opposait nullement à un partenariat égal avec l'université Lakehead. Le CGMO a transmis ces points de vue au ministère de la Santé et des Soins de longue durée et, le 10 mai 2002, le discours du Trône du gouvernement de l'Ontario annonçait que l'école de médecine aurait des campus « complets » à Sudbury et à Thunder Bay et que les universités Lakehead et Laurentienne en seraient les hôtes.

Le CGMO a ensuite examiné, parmi de nombreuses autres questions, l'organisation proposée de cette école de médecine hébergée par deux universités. Comme il n'existait aucune école de médecine au Canada ou aux États-Unis rattachée à deux universités, il n'y avait pas de précédent. La structure conventionnelle selon laquelle Lakehead et la Laurentienne créeraient des facultés de médecine séparées semblait impraticable. Comment construire la faculté de médecine unique désirée en intégrant deux facultés séparées ? Les deux facultés devraient être identiques, avoir le même corps professoral, la même structure départementale et les mêmes instances de régie de l'enseignement et de la recherche. Le CGMO avait l'impression que ce modèle créerait des difficultés administratives insolubles, sans compter qu'il anéantirait toute possibilité que le corps professoral, le personnel administratif et les étudiants sentent qu'il n'existe vraiment qu'une seule école de médecine. Dans un modèle de ce type, les problèmes de coordination seraient insurmontables. Et le CGMO pensait qu'il serait très difficile de respecter plusieurs normes d'agrément du CAFMC et du LCME si chaque université possédait sa propre faculté de médecine distincte et ses propres programmes de formation médicale de premier cycle.

UN MODÈLE D'UN TYPE DIFFÉRENT

À la même époque, Arnie Aberman (l'un des auteurs de ce chapitre) a lu par hasard un livre sur la fusion de deux hôpitaux d'enseignement de l'université Harvard (Brigham and Women's Hospital et Massachusetts General Hospital) qui avait eu lieu en 1993-1994 (Kastor 2001). Même si les problèmes auxquels s'étaient heurtés les dirigeants de ces deux hôpitaux (c.-à-d., comment structurer la fusion) différaient certainement de la question qui se posait pour l'EMNO, la solution qu'ils avaient trouvée semblait applicable. Ils ont créé une nouvelle société sans but lucratif appelée NEWCO dont les membres[1] étaient aussi membres du Brigham and Women's Hospital et du Massachusetts General Hospital (qui sont tous deux des sociétés sans but lucratif). Ensuite, tous les membres des deux hôpitaux ont démissionné de leur poste et ont été remplacés par la NEWCO, qui en était désormais le seul membre. En qualité de membre unique, la NEWCO pouvait alors nommer le conseil d'administration des deux hôpitaux et contrôler ainsi, sur papier, ces entités indépendantes.

S'inspirant de ce modèle, le CGMO a proposé la structure présentée ici qui, en fait, a été instaurée à l'EMNO. L'École allait être constituée en personne morale sans but lucratif dont les seuls membres votants seraient l'université Lakehead et l'Université Laurentienne,

---

[1] Les membres sont aux sociétés sans but lucratif ce que les actionnaires sont aux compagnies à but lucratif, la principale différence étant que chaque membre a droit à une voix et que les membres ne sont pas propriétaires de la compagnie (mais ils la contrôlent conformément à ses règlements administratifs).

ce qui leur en assurait le contrôle. Les deux universités adopteraient les résolutions nécessaires pour faire de l'EMNO leur faculté de médecine. Ensuite, tout le personnel d'enseignement et de recherche, le personnel administratif et les dirigeants de l'enseignement et de la recherche nommés à l'EMNO seraient aussi nommés à chaque université, et seraient donc les mêmes pour les deux universités. Bien entendu, une société sans but lucratif n'est pas en soi une structure inhabituelle en Ontario ou au Canada; les organismes de bienfaisance, les organismes professionnels, les ONG et, en fait, les universités, ont souvent recours à ce modèle. Cependant, c'est une structure unique pour une école de médecine, qui est habituellement une division d'une université plutôt qu'une entité séparée. En outre, contrairement aux universités ontariennes, qui sont créées par une loi de l'Assemblée législative de l'Ontario et ont une charte d'établissement d'enseignement, l'EMNO a simplement été constituée en personne morale aux termes de la *Loi sur les personnes morales* de l'Ontario et n'a pas eu de charte d'établissement d'enseignement. Elle allait utiliser les structures d'enseignement et de recherche des deux universités mères, dont les sénats respectifs créeraient un comité mixte des sénats pour lui conférer le statut universitaire (y compris la capacité de conférer le grade de docteur en médecine) et pour superviser ses programmes d'enseignement et de recherche, tout comme ils supervisent ceux des autres facultés[2].

Au Canada, une société sans but lucratif peut avoir ou ne pas avoir le statut d'organisme de bienfaisance. Si elle choisit de solliciter le statut de société sans but lucratif et que l'Agence du revenu du Canada approuve sa demande, les dons font alors l'objet d'un traitement fiscal favorable. Cependant, les règlements supplémentaires qui régissent les organismes de bienfaisance peuvent compliquer le fonctionnement d'une école de médecine. C'est pourquoi l'EMNO a choisi de ne pas solliciter ce statut. On envisagera la création d'une fondation de bienfaisance séparée pour recevoir des dons qui appuieront l'EMNO et ses programmes.

Les règlements administratifs de l'EMNO ont été rédigés de manière à refléter cette structure. Le doyen de l'EMNO en est aussi le PDG. Le conseil d'administration est constitué d'un nombre égal de

---

2 Le CGMO a par la suite appris que le Collège Algoma, affilié à l'Université Laurentienne, est aussi une société sans but lucratif qui n'a pas le pouvoir de conférer des grades et que son statut universitaire lui vient de la Laurentienne.

membres venant respectivement de Lakehead et de la Laurentienne, auxquels s'ajoutent des membres de la communauté représentant les nombreux intervenants de l'EMNO. Les règlements administratifs se trouvent dans un document public facilement accessible. À l'instar des conseils des universités à structure de gouvernance bicamérale, celui de l'EMNO est responsable de la régie, de la conduite, de la gestion et du contrôle de l'École, ainsi que de ses biens, revenus, dépenses, activités et affaires. Il possède également tous les pouvoirs nécessaires ou pertinents pour accomplir ses tâches et atteindre les buts de l'École. Cependant, les questions liées à l'enseignement et à la recherche sont réservées au Comité mixte des sénats. Les règlements administratifs précisent que les recteurs de Lakehead et de la Laurentienne président le conseil à tour de rôle. À titre de PDG, le doyen relève du président du conseil. Il convient de souligner de nouveau qu'au point de vue de l'enseignement et de la recherche, l'EMNO est comme toutes les autres facultés et rend des comptes au sénat.

Cette structure, en un sens imposée à l'EMNO à cause des deux universités hôtes, présente certains avantages. Premièrement, contrairement à toutes les autres écoles de médecine, l'EMNO est une entité légale, ce qui signifie qu'elle peut conclure des contrats. Contrairement aussi aux autres écoles de médecine canadiennes, elle possède un conseil d'administration d'entreprise et, au moins théoriquement, peut s'adapter à l'évolution de l'environnement sans passer par une bureaucratie universitaire qui, on le comprend, doit tenir compte de toutes les autres facultés dans sa prise de décision. Avec un conseil doté de représentants communautaires, l'EMNO peut avoir des liens étroits avec les communautés qu'elle sert, en un sens, puisque le service clinique est un incontournable dans la mission d'une école de médecine. Deuxièmement, le gouvernement provincial peut avoir une relation directe, à la fois financière et non financière, avec l'EMNO. Sur ce point encore, l'École se distingue des autres écoles de médecine de l'Ontario. Bien entendu, cette autonomie a une autre facette, à savoir, la possibilité que l'École perde les liens avec ses universités mères. Cette situation menacerait son identité universitaire. De même, un conseil communautaire peut être tenté de se mêler de la liberté universitaire dont jouit le corps professoral et qui lui permet de s'opposer vigoureusement aux vues acceptées; les universités devront veiller à protéger ce droit de leur corps professoral. Comme d'habitude, bien plus que ce qui est écrit, ce seront les relations entre les chefs des trois établissements (Lakehead, Laurentienne et EMNO) qui seront cruciales dans la gestion de tout conflit éventuel. Seul le temps dira si cette structure est bénéfique pour l'EMNO, mais les débuts sont prometteurs.

DE LA CONCEPTION À LA CONSTRUCTION – DÉFIS DE LA MISE EN ŒUVRE

Même si le modèle de gouvernance d'une société sans but lucratif séparée ayant pour membres les deux universités hôtes a apporté des bienfaits particuliers aux trois parties, on a beaucoup sous-estimé ce qu'il faudra pour que ce modèle produise une école de médecine pleinement opérationnelle.

Rôles, responsabilités et reddition de comptes des trois parties

Le plan d'activités du CGMO contenait des recommandations judicieuses sur ce qu'il fallait faire. Cependant, dans un environnement où les trois parties devaient s'attendre à des lacunes, où il y aurait des interprétations conflictuelles des retombées du modèle de gouvernance, où les cultures, expériences et priorités des universités hôtes étaient uniques, la façon de procéder suscitait une certaine méfiance. Il est vite apparu que la collaboration, le compromis, la souplesse, la créativité et la détermination à appliquer des pratiques exemplaires, ainsi que les leçons apprises d'autres écoles de médecine et des universités hôtes, joueraient un rôle crucial dans la réussite de la mise en œuvre. Les dirigeants de l'EMNO ont pu bénéficier des expériences administratives d'autres organismes des secteurs universitaire, de la santé, public et privé quand ils ont essayé d'établir la première nouvelle école de médecine en trente ans au Canada.

Compte tenu du mandat initial d'accepter la première classe d'étudiants en 2004, le temps pressait et il n'existait pas non plus de relation établie avec une université hôte. En même temps, les principales composantes de l'infrastructure universitaire et administrative, la conception du programme d'études et le développement fondé sur l'engagement communautaire devaient avancer rapidement.

Il fallait une première entente de principe et un cadre de travail pour établir le contexte des opérations. Le document intitulé *Principles and Framework for Working Arrangements Involving Lakehead*

University, Laurentian University, and the Northern Ontario Medical School (EMNO 2002) a fourni les principes directeurs :

PRINCIPES
Les principes directeurs suivants doivent guider l'établissement des relations de travail entre les deux universités et l'EMNO :
- Il faut faire des arrangements de manière à optimiser les bienfaits pour les universités et pour l'école de médecine.
- Il ne devrait pas y avoir de double emploi inutile.
- Il faudrait chercher de nouvelles structures et de nouveaux processus afin d'optimiser la rentabilité et l'efficacité.
- Il faudrait saisir les occasions d'innover et de créer dans la recherche de solutions aux questions administratives et universitaires.

Les concepteurs du modèle s'attendaient à ce que les universités hôtes soient en mesure de fournir le soutien requis pour le démarrage et les activités courantes d'une école de médecine agréée et pleinement opérationnelle.

Une école de médecine pour le Nord de l'Ontario

À certains égards, il existait une discordance entre le modèle de gouvernance d'une école pour le Nord de l'Ontario et l'attente que deux organismes concurrents indépendants aux cultures, politiques et protocoles distincts s'allieraient pour appuyer une école de médecine.

Pour deux petites universités du Nord de l'Ontario financées par les fonds provinciaux, les contraintes financières du milieu des années 1990 ont nécessité un fonctionnement sobre assorti d'importantes réductions des fonctions de soutien universitaire et administratif. L'une et l'autre université avaient une capacité minime d'accepter un surcroît de travail pour appuyer les activités de démarrage et les besoins uniques d'une école de médecine. Le début de la mise en œuvre exigeait beaucoup des deux universités en matière de ressources humaines, de traitement financier, de technologie et d'installations. Malgré cette capacité limitée, elles ont fait de leur mieux pour faciliter temporairement la gestion de l'École en attendant que l'infrastructure soit installée. Avec des fonds et un doyen en poste, la priorité était d'embaucher une équipe qualifiée de personnel enseignant et administratif pour instaurer les fonctions de l'école.

RESSOURCES HUMAINES – DÉFI DU RECRUTEMENT

Une équipe enthousiaste chargée du projet à l'Université Laurentienne et dirigée par le Pr Geoff Tesson a accueilli le doyen. Même si l'université Lakehead avait contribué à la planification de l'EMNO, il n'y avait personne pour se consacrer au projet à cet endroit. Le doyen a embauché Dorothy Wright comme agente de mise en œuvre du projet. Tandis que cette équipe, petite mais énergique, continuait à s'occuper des questions de logistique, il fallait s'occuper rapidement du recrutement des cadres administratifs ainsi que des dirigeants de l'enseignement et de la recherche.

Des consultants en recrutement de personnel ont été chargés de rédiger les descriptions de poste et de pourvoir les postes clés, en commençant par ceux des (vice) doyens de chaque campus, du directeur des services administratifs, des doyens associés pour la formation médicale de premier cycle, les admissions et les affaires étudiantes ainsi que la recherche. Les recherches ont eu lieu au pays et à l'étranger, et les équipes responsables des entrevues comptaient des représentants des universités hôtes et d'autres écoles de médecine. La communauté a également eu voix au chapitre après les présentations publiques faites par les candidats aux postes de doyen du campus et de doyens associés. Quoique beaucoup de personnes talentueuses aient été retenues, l'idée de se joindre à une école de médecine qui était aussi une société sans but lucratif en train de s'organiser et de solliciter l'agrément dans le Nord de l'Ontario a freiné l'entrain de beaucoup de personnes issues d'environnements traditionnels pour l'enseignement de la médecine. Au début, l'occasion de participer à l'instauration d'un nouveau modèle d'enseignement a facilité le recrutement.

Cependant, pour certains postes et pour plusieurs raisons, cette réussite n'a été que temporaire. Les postes de cadres supérieurs responsables de l'administration, de l'enseignement et de la recherche ont été pourvus par des médecins, comme le veut la tradition dans les écoles de médecine établies. Mais à l'EMNO, ces médecins ont dû relever des défis différents de ceux dont ils avaient l'habitude, notamment, l'ambiguïté des rôles, des fonctions et des rapports hiérarchiques, ainsi que les possibilités limitées d'exercer et de participer à la recherche et aux soins des patients, compte tenu du temps à consacrer à une école qui démarrait.

Lorsque l'école a connu un roulement de personnel dans les échelons supérieurs pendant le recrutement initial, beaucoup de médecins et d'universitaires chevronnés ont épaulé le doyen. Trois personnes ont assuré temporairement le leadership : le Dr Arnie Aberman, à titre de doyen du campus Ouest; le Dr Tom Scott, à titre de doyen du campus Est et de doyen associé par intérim pour la formation médicale de premier cycle; le Dr David Boyle, directeur général de la mise en œuvre du projet. Leur engagement, leurs conseils, leur encadrement et leur travail assidu ont contribué à faire progresser l'EMNO.

Étant donné les leçons apprises dans les étapes initiales, il a fallu revoir et clarifier certains points fondamentaux des stratégies de recrutement. Au début, le personnel et le doyen étaient « employés » et « payés » par l'université hôte de la région où ils se trouvaient. Il fallait prendre une décision à long terme au sujet de l'emploi.

Qui devait être l'employeur du corps professoral et du personnel de l'EMNO ?

Les recteurs des deux universités hôtes ont demandé à deux anciens administrateurs supérieurs de l'enseignement et de la recherche, les professeurs Hermann Falter et John Whitfield, de diriger une étude. La tâche consistait à fournir les grandes lignes de stratégies de rechange pour la nomination du corps professoral et du personnel de l'École de médecine du Nord de l'Ontario. Ces stratégies devaient permettre aux universités et à l'École de partager les buts communs, qui étaient d'assurer 1) l'élaboration rapide et fructueuse des programmes de l'EMNO, et 2) l'interaction durable, harmonieuse et coopérative entre les universités et l'EMNO. Le rapport publié en avril 2003 recommandait que l'École soit l'employeur de tout le personnel enseignant et administratif et que les conditions d'emploi du personnel enseignant ne varient pas beaucoup de celles établies dans les conventions collectives du corps professoral des deux universités hôtes (EMNO 2003).

Les retombées de ce rapport ont été importantes. En tant qu'employeur, l'EMNO a passé en revue les stratégies et les options afin d'établir des politiques, protocoles et systèmes de gestion des ressources humaines, p. ex., descriptions de poste, recrutement, sélection, contrats d'emploi, systèmes de rémunération, formation, dossiers du personnel et gestion du rendement. Quelles stratégies temporaires faudrait-il employer pendant l'étape de la construction afin de continuer à avancer ?

On a fait appel à plusieurs stratégies pour répondre aux exigences temporaires et permanentes de la gestion des ressources humaines, en commençant par une série de principes fondés sur la transparence, l'équité et les compétences; ainsi que par l'établissement de repères avec les universités hôtes. L'EMNO a continué à faire appel à des chasseurs de têtes afin de pourvoir les postes d'administrateurs supérieurs de l'enseignement et de la recherche, en élargissant les secteurs de recherche et en étoffant les qualités requises, qui comprenaient la tolérance à l'égard de l'ambiguïté, beaucoup d'énergie et de l'expérience de travail dans un environnement distribué.

On a confié à Mme Sheila Tyndall, une consultante chevronnée en la matière, l'établissement de l'unité de gestion des ressources humaines, y compris le recrutement du personnel de l'unité, l'élaboration des politiques et protocoles, des systèmes de rémunération et des contrats de services. Cette unité allait principalement appuyer le recrutement de tout le personnel non enseignant. La collaboration qui a conduit à l'établissement d'ententes avec les universités hôtes pour le détachement de personnel à l'école de médecine et la prestation de soutien opérationnel dans les domaines de la paie, de la technologie, du traitement des dépenses et des achats a été essentielle.

Attirer du personnel enseignant et des professeurs cliniques

Deux organismes de formation médicale bien établis, le Programme de médecine du Nord-Ouest de l'Ontario (PMNO) et la Corporation d'éducation médicale du Nord-Est de l'Ontario (CEMNO), ont fourni le personnel qui a facilité les activités de perfectionnement du corps professoral et encouragé des médecins à participer à la planification et à l'élaboration du programme d'études. En outre, ces organismes ont offert à l'EMNO les services d'un agent payeur qui a utilisé les pratiques de rémunération acceptées par les médecins du Nord de l'Ontario, domaine que les universités hôtes ne connaissaient pas. Avec l'aide d'administrateurs expérimentés de la formation clinique au PMNO et à la CEMNO, l'EMNO a pu engager des médecins de tout le Nord de la province comme membres du corps professoral. Un grand nombre de médecins qui enseignent dans le programme de l'EMNO aujourd'hui ont participé aux programmes du PMNO ou de la CEMNO.

Les universités hôtes, des hôpitaux et des services de santé publique sont également intervenus dans la création de l'EMNO en y détachant du personnel enseignant et des chercheurs d'expérience. Les vice-recteurs à l'enseignement et à la recherche, les doyens et le personnel paramédical des universités hôtes qui ont siégé au conseil de l'enseignement provisoire ont apporté une contribution importante à l'élaboration des politiques relatives à la nomination, à la promotion et à la permanence du corps professoral.

La priorité était d'avoir du personnel enseignant. L'EMNO était-elle en mesure de le faire? Comment pouvait-elle appuyer la recherche universitaire alors que ses laboratoires n'étaient pas encore construits? Y aurait-il des nominations pour son personnel enseignant dans les universités hôtes?

De concert avec un doyen intérimaire de campus, un administrateur chevronné de la formation médicale et les chefs de division des sciences médicales et humaines, deux universitaires émérites détachés des universités hôtes ont mené une vaste opération de recherche de personnel enseignant. Ils ont réussi à rapatrier dans le Nord de l'Ontario des professeurs en sciences médicales et humaines qui se trouvaient aux États-Unis, au Royaume-Uni et dans d'autres régions du Canada. De jeunes chercheurs et professeurs brillants et talentueux se sont joints aux chefs de division et aux doyens associés pour accomplir la tâche monumentale que représentait l'élaboration du contenu du programme d'études. On leur a offert des incitatifs qui les ont aidés à améliorer leur carrière respective en recherche, et ils ont aussi eu l'occasion de travailler avec d'autres chercheurs doués dans les centres de cancérologie des grands hôpitaux régionaux de Sudbury et de Thunder Bay.

Le recrutement de professeurs cliniques, notamment de professionnels paramédicaux, pour participer à l'éducation interprofessionnelle, a présenté des défis semblables à ceux que connaissent les communautés, les hôpitaux et les organismes de santé publique du Nord de l'Ontario. L'École a employé divers mécanismes de collaboration avec des partenaires afin de déterminer les ressources humaines nécessaires et d'élaborer des stratégies pour attirer des professionnels paramédicaux dans les collectivités.

Le PMNO et la CEMNO avaient divers programmes visant à augmenter le nombre de professionnels paramédicaux dans les localités du Nord de l'Ontario. Quand ces organismes ont été intégrés à l'EMNO, celle-ci a assuré le soutien continu aux programmes menés dans les communautés. L'un d'eux était le programme des agents de développement communautaire, qui avait initialement été lancé pour aider les collectivités à recruter et à retenir des médecins. Cependant, ces agents de développement, qui travaillaient en étroite collaboration avec les communautés, ont aussi aidé à recenser les besoins en praticiens paramédicaux. Ils représentaient les collectivités et faisaient la promotion du Nord de l'Ontario comme lieu de vie et d'exercice, en faisant concorder les besoins et les désirs des praticiens et ceux des communautés. Leur rôle consistait en partie à assurer le suivi avec les candidats potentiels et les partenaires, et à faciliter l'orientation communautaire. Ce programme a permis de mieux répondre aux priorités communes des différentes collectivités en matière de ressources humaines.

De même, au nom de l'université McMaster, l'EMNO continue d'administrer le Northern Studies Stream Program (programme d'études dans le Nord), dans le cadre duquel des étudiants en physiothérapie et en ergothérapie sont placés dans des collectivités du Nord pour y suivre une formation. En 2006, en collaboration avec Les diététistes du Canada, l'EMNO a créé le programme de stage en diététique dans le Nord de l'Ontario, qui offre des possibilités de stage dans quatre localités du Nord. Ce programme vise à doter les stagiaires des compétences uniques nécessaires pour répondre à la demande grandissante de professionnels de la santé dans le Nord. Les diplômés de ces programmes sont de futurs précepteurs et professeurs cliniques potentiels.

En mobilisant activement dans divers rôles des physiothérapeutes, des diététistes, des ergothérapeutes, des pharmaciens, des orthophonistes, du personnel infirmier et d'autres professionnels paramédicaux, l'EMNO a fourni à beaucoup l'occasion de travailler avec leurs collègues professionnels. La promotion de ces possibilités et la prestation de formation dans de petites collectivités exigent non seulement de la coopération, de la souplesse et le soutien d'organismes communautaires et de santé publique, d'hôpitaux, de cliniques et de l'École, mais supposent aussi de s'écarter des relations d'emploi traditionnelles.

Avec l'appui de leur principal employeur, qui a conclu des ententes avec l'EMNO, beaucoup de professionnels paramédicaux participent aux activités de l'École et y consacrent plus ou moins de temps. Cependant, en raison des ressources limitées et des besoins croissants dans le Nord, il est à craindre que les organismes de services de santé se disputent les mêmes ressources et que cette concurrence ait des effets néfastes sur les résultats pour la santé. Il est donc essentiel de faire des arrangements inédits pour attirer, partager et épauler les rares ressources humaines.

L'emploi de personnel enseignant et de cliniciens par une société sans but lucratif a nécessité l'établissement de systèmes de rémunération et de modalités d'emploi uniques. Les recommandations du rapport d'avril 2003 demandé par les universités hôtes ont apporté la solution aux questions concernant la rémunération des catégories professorales et la comparabilité avec les universités hôtes.

Comment rémunérer la vaste contribution des cliniciens à l'EMNO? Même si le PMNO et la CEMNO avaient des lignes directrices pour la rémunération des précepteurs, l'EMNO exigeait beaucoup de temps d'un grand nombre de médecins occupant des postes d'administration de l'enseignement et de la recherche. Contrairement aux autres écoles de médecine, elle ne possède pas de régimes d'exercice ou de départements cliniques rattachés à de grands hôpitaux d'enseignement (qui versent des fonds pour rémunérer les médecins participant aux activités d'enseignement et de recherche). Pour le moment, la question de la rémunération des médecins pour ces activités est encore à l'étude.

Liberté quant au choix de l'endroit – Stratégie de recrutement

Les défis ne se limitaient pas aux activités de recrutement; il y en a eu aussi dans la détermination du campus de base des divers administrateurs de l'enseignement et de la recherche ainsi que des membres du personnel enseignant. Grâce à son modèle distribué comportant des sites reliés par la technologie, l'EMNO laisse de la latitude quant à la localisation de certains postes supérieurs d'administration de l'enseignement et de la recherche.

L'EMNO a constitué un défi pour les personnes qui ne connaissaient pas la gestion et le travail dans des sites disséminés. Cependant, il était essentiel que tout le personnel accepte de travailler selon ce modèle d'éducation distribuée où les étudiants et le corps professoral étaient géographiquement dispersés et reliés par la technologie.

Au début, à l'exception des chefs des unités de la technologie et de l'apprentissage en ligne (qui se trouvaient sur le même campus), il y avait beaucoup de souplesse quant au choix du lieu. À mesure qu'évoluait la structure de l'École, il a fallu décider des lieux afin de mieux harmoniser la répartition géographique et les besoins. Et il a été reconnu que les postes, surtout pour la direction de l'enseignement et de la recherche, pouvaient être répartis plus largement dans le Nord de l'Ontario.

Avec cette stratégie de recrutement, on a reconnu qu'il fallait adapter les styles traditionnels de gestion et les méthodes de communication suivant la hiérarchie descendante. L'établissement d'un environnement où les attentes et les priorités étaient claires, où les personnes avaient le pouvoir d'agir et étaient encouragées à poser des questions et à formuler des critiques, était essentiel au maintien de la passion et de l'engagement de ceux qui travaillaient inlassablement pour répondre aux innombrables défis.

Formation de l'association des professeurs de l'École de médecine du Nord de l'Ontario

Au Canada, chaque école de médecine compte au moins une association représentant le personnel enseignant pour les besoins des négociations collectives. En février 2005, le corps professoral, les bibliothécaires et les médecins enseignants ont fondé la Northern Ontario School of Medicine Faculty Association (NOSMFA), dont le premier président a été Brian Ross (professeur agrégé en sciences médicales). Habituellement, au Canada, l'association des professeurs représente le personnel enseignant de l'école de médecine et du reste de l'université, mais ce n'est pas le cas pour l'EMNO. Étant donné que l'EMNO est l'école de médecine de deux universités, la structure de gouvernance qui en découle a fait d'elle un employeur distinct, ce qui a nécessité une association de professeurs distincte. Pour le personnel enseignant, la fondation de cette association s'inscrivait dans sa participation normale à la création d'une nouvelle école de médecine qui connaîtrait le succès. Par exemple, les membres du corps professoral étaient en partie motivés par le désir d'avoir des conditions d'emploi comparables à celles offertes ailleurs et d'assurer ainsi le recrutement et le maintien en poste de collègues enseignants. La NOSMFA a immédiatement demandé et obtenu l'affiliation avec l'organisme national approprié, à savoir, l'Association canadienne des professeures et professeurs d'université (ACPPU), et elle a demandé à l'EMNO de la reconnaître. En décembre 2005, un sous-groupe de l'association, constitué de professeurs à plein temps, de bibliothécaires, d'agents des affaires étudiantes et de concepteurs pédagogiques, a demandé un certificat d'accréditation de syndicat à la Commission des relations de travail de l'Ontario. Cette demande a été acceptée après un vote positif des membres potentiels.

La première unité de négociation de la NOSMFA comptait à peu près vingt-cinq membres et, comme toute nouvelle association de professeurs du Canada, avait un vaste éventail d'adhérents, notamment des professionnels enseignants ainsi que des professeurs et des bibliothécaires. L'étape suivante consistait à négocier une nouvelle convention collective.

Le Dr John Cowan, scientifique médical réputé et directeur du Collège militaire royal du Canada, a accepté le rôle de négociateur en chef de la première convention collective de l'EMNO. Avec le soutien d'une équipe relativement inexpérimentée dans ce domaine, qui comptait le Dr Marc Blayney, vice-doyen, activités professionnelles (pédiatre de profession); Garry Ferroni, chef de la Division des sciences médicales (professeur de microbiologie et chercheur); Nancy Lightfoot, chef de la Division des sciences humaines (épidémiologiste et chercheuse au centre de cancérologie) et Dorothy Wright, directrice des services administratifs (comptable agréée ayant occupé des postes de gestionnaire supérieur), les négociations ont débuté en mars 2006. La NOSMFA était représentée par le négociateur en chef, Geoff Hudson (professeur adjoint, sciences humaines), Zacharias Suntres (professeur agrégé, sciences médicales); Marion Maar (professeure adjointe, sciences humaines) et Laura Csontos (agente des affaires étudiantes). L'ACPPU a offert de l'aide professionnelle à la NOSMFA.

Après de nombreux et longs jours et nuits, les négociations ont pris fin avec la signature de l'entente provisoire, le 1er décembre 2006. Elles s'étaient déroulées dans un climat de collégialité, et aucune partie n'a jugé nécessaire de recourir à la médiation par un tiers, à l'arbitrage ou à des moyens de pression. Le conseil d'administration et les membres de l'association des professeurs ont ratifié l'entente.

Les membres de la NOSMFA, qui sont au nombre de vingt-trois, sont les seuls professeurs et employés syndiqués de l'École. Celle-ci emploie plus de deux cents personnes et plus de sept cents professeurs cliniques répartis dans le Nord de l'Ontario. On est bien loin de la poignée de personnes qui y travaillaient en 2002.

Rassembler l'équipe – Soutien administratif

Il a fallu établir de nombreux liens pour créer une école de médecine unifiée. Beaucoup de membres du personnel initial avaient apporté du soutien administratif et tenaient à faire du bon travail; cela supposait cependant de chercher des processus et protocoles établis, qui étaient inexistants dans une organisation en formation. La règle était que, si l'EMNO ne possédait pas de protocole ou de politique, elle allait suivre ceux des universités hôtes. Elle a donc employé cette mesure temporaire en attendant d'établir des protocoles alignés sur les politiques des deux universités hôtes, en tenant compte des changements environnementaux et des améliorations souvent recommandées par le personnel d'autres écoles de médecine ou de gestionnaires des universités hôtes. L'EMNO se trouvait dans une situation enviable car elle pouvait tirer profit de l'expérience et de la documentation de cas concernant les pratiques exemplaires dans le développement organisationnel.

Dans la constitution de l'équipe, on a reconnu que les dirigeants des volets universitaire et administratif compteraient sur du soutien administratif pour les politiques, les protocoles et les marches à suivre. Selon la plupart des documents de recherche, les personnes qui ont un certain contrôle sur divers aspects de leur travail ont un meilleur rendement que celles qui n'ont aucun contrôle. S'inspirant des principes de la responsabilisation et du travail d'équipe, la haute direction de l'École a confié au personnel de soutien administratif la tâche difficile de préparer les processus administratifs. Les membres de l'équipe, géographiquement dispersés, ont travaillé ensemble tout en instaurant des relations qui faciliteraient les communications et la formation au fil de l'expansion de l'EMNO. Ce groupe devait aussi continuer à examiner et à recommander des changements et des améliorations aux processus qu'il concevait.

Travaillant en coulisse, cette équipe a mené les activités quotidiennes de l'École (p. ex., répondre au téléphone, organiser des réunions, rédiger des procès-verbaux, etc.). La leçon que tout organisme en développement devrait tirer de cette expérience, c'est qu'il ne faut pas sous-estimer les avantages d'une solide équipe administrative. Et, si les membres de cette équipe pouvaient travailler malgré la distance qui les séparait, pouvait-on attendre moins des dirigeants de l'EMNO?

Financement – Le catalyseur

Le gouvernement de l'Ontario a accepté une proposition qui a donné lieu à l'affectation de 95 millions de dollars pour la construction et la mise sur pied de l'EMNO. Tous les fonds sont versés directement à la société sans but lucratif. Conformément au principe selon lequel il fallait éviter le double emploi, l'EMNO a demandé aux deux universités hôtes de fournir des services financiers sur leur campus respectif et les a dédommagées pour ces services, souvent en payant du personnel supplémentaire et des frais de fonctionnement.

L'exécution de cette mesure provisoire ne s'est toutefois pas faite sans heurts, notamment à cause des politiques et protocoles différents, ainsi que des échéances. Cela a causé divers problèmes, qui allaient des incohérences dans les taux salariaux, les montants des remboursements et les politiques régissant les achats jusqu'à des retards injustifiés dans des activités essentielles à l'avancement rapide de la mise sur pied de l'École. En raison de la nature unique de certaines dépenses de l'École (comme les honoraires des médecins), il a fallu adapter le système, ce qui a semé la confusion et alourdi la tâche du personnel des universités. Les rapports financiers réguliers aux divers ministères et au conseil en ont souffert car les dossiers étaient répartis entre les deux universités. L'incohérence des politiques et protocoles entre les sites n'a pas facilité l'existence d'une « école de médecine unie » pour le Nord de l'Ontario. Il fallait régler ces problèmes et aligner les systèmes pour le bien de l'école.

Tandis que les universités hôtes faisaient de grands efforts pour servir l'EMNO, elles chancelaient sous le poids des compressions financières et ont dû remanier la dotation en personnel dans de nombreux secteurs administratifs. En raison de la hausse des subventions de recherche et des initiatives d'expansion des programmes, la Laurentienne et Lakehead avaient besoin à plein temps de leurs équipes de gestion financière et de leur personnel pour respecter leurs priorités. Par conséquent, aucune université n'a présenté de proposition visant à fournir le système harmonisé requis pour l'EMNO. Celle-ci a donc instauré un système administratif intégré que les deux universités hôtes ont utilisé et qui reposait sur leur expérience collective et sur leurs recommandations.

Le fait que l'EMNO dispose de son propre système financier présente l'avantage que celui-ci a été conçu en fonction des exigences et sources de financement particulières d'une école de médecine. Un cadre budgétaire intégré unique crée des synergies. Les facultés de médecine traditionnelles doivent utiliser divers systèmes (dont certains sont déterminés par leurs universités hôtes) afin d'obtenir le financement du ministère de la Formation et des Collèges et Universités. Souvent, elles reçoivent directement du ministère de la Santé des fonds qui leur sont propres et qui n'entrent normalement pas dans le système financier de leur université. Il faut télécharger des données du système de l'université et combiner des renseignements provenant de systèmes internes de la faculté pour avoir un tableau financier réel des activités de la faculté. Dans le cas de l'EMNO, tous les renseignements financiers sont enregistrés dans un seul système, ce qui permet de produire un rapport financier consolidé et d'affecter des services de soutien dans tous les programmes, peu importe la source de financement.

Étant donné que l'EMNO reçoit le montant total de tout financement, il n'y a pas de frais administratifs directs à payer aux universités, comme c'est le cas pour les autres écoles de médecine traditionnelles. Grâce à la gestion efficace des mouvements de trésorerie et au placement à court terme des liquidités excédentaires, l'école a davantage de fonds à consacrer à ses priorités particulières. Normalement, les universités s'occupent de ces activités et de ces fonds. La latitude que donne le système financier propre à l'EMNO permet d'instaurer de nouvelles mesures relatives aux processus d'administration des finances.

Les contrats de services avec les deux universités hôtes se poursuivent pour la perception des droits de scolarité, l'administration des comptes des étudiants ainsi que la gestion et le suivi des bourses. Les bureaux de la recherche des universités hôtes administrent également quelques subventions de recherche, y compris les dépenses respectives en recherche. Les universités produisent les rapports des inscriptions que l'EMNO remet directement au ministère de la Formation et des Collèges et Universités et qui servent à déterminer les fonds de fonctionnement reposant sur les inscriptions qu'il lui verse directement.

Le défi constant est de surveiller le bien-fondé des frais des services de soutien assurés par les universités hôtes et de gérer les coûts du soutien administratif de l'EMNO dans le financement de ses programmes. Il existe des lignes directrices pour les écoles de médecine, et l'EMNO doit continuer à s'y conformer afin de déterminer la rentabilité de la structure administrative actuelle.

Même si le financement de la mise en œuvre a permis à l'EMNO d'aller de l'avant, la responsabilité relative à l'utilisation prudente des fonds publics exige des processus efficaces et rentables. Le soutien des universités hôtes et la surveillance assurée par le comité des finances et de la vérification contribuent tous les deux au succès de l'École à cet égard.

Omniprésence de la technologie – But

Compte tenu des progrès accomplis par l'université Lakehead pour l'infrastructure des salles de classe branchées mise en place par son Advanced Technology and Academic Centre, le Comité de gestion de la mise en œuvre de l'École de médecine du Nord (CGMO) a recommandé que les unités de technologie et d'apprentissage en ligne de l'EMNO soient situées sur le campus de Thunder Bay.

Du fait qu'à l'origine, l'EMNO ne possédait pas de personnel technique, les directeurs des services techniques des universités Lakehead et Laurentienne l'ont aidée. Grâce à des ententes de services et à des détachements de personnel technique, l'EMNO a pu mettre en œuvre ses plans initiaux concernant l'infrastructure technologique, la première priorité étant de lier les deux sites pour en faire une seule école. Un chef par intérim détaché de Lakehead a apporté de l'aide pour embaucher des techniciens, acheter et installer du matériel de vidéoconférence et établir un système commun de courrier électronique ainsi qu'un site Web public.

Conformément aux principes énoncés par le CGMO, l'infrastructure technologique est intégrée dans les systèmes des universités hôtes. L'EMNO est reliée au système de courrier électronique de l'Université Laurentienne. Cette mesure était essentielle pour assurer le démarrage rapide du projet et appuyer les communications à distance. Cependant, l'évolution des besoins du programme et les volumes accrus ont compromis l'intégration des systèmes technologiques respectifs de Lakehead et de la Laurentienne. En outre, la fiabilité de la plateforme technologique dont l'EMNO a besoin est compromise par les incompatibilités dans la conception des infrastructures et du matériel ainsi que par la défaillance de l'un ou l'autre des trois systèmes. L'EMNO s'est inspirée de la technologie des salles de classe branchées de Lakehead pour l'appliquer dans les auditoriums des deux campus.

Selon le modèle d'enseignement distribué de l'EMNO, l'infrastructure technologique ne doit pas être cantonnée sur les deux campus et doit se trouver aussi dans les collectivités où les étudiants et les résidents travaillent et s'instruisent. Il faut avoir une connectivité fiable dans les localités rurales et éloignées, y compris dans les communautés autochtones. L'EMNO a atteint son objectif en concluant des ententes de partenariat avec des organismes qui sont connectés à ces collectivités et les servent : Contact Nord, le Réseau télémédecine Ontario (anciennement NORTH Network), et les Keewaytinook Okimakanak Health Services. En travaillant avec ces partenaires, l'EMNO a obtenu des fonds supplémentaires pour étendre la connectivité dans des régions éloignées du Nord de l'Ontario.

Afin d'exécuter son mandat, l'École doit absolument compter sur une technologie durable. Entre autres mesures prises pour régler cette question, elle a institué des normes technologiques pour le matériel et les logiciels qu'elle peut raisonnablement s'attendre à avoir. Un programme de fourniture d'ordinateurs portables prévoyant du matériel standard et configuré de la même façon a été lancé afin d'améliorer l'utilisation de la technologie dans l'enseignement de la médecine. La location du matériel permet d'avoir des mises à jour régulières et de renouveler l'équipement, de sorte que les étudiants et le personnel disposent toujours de matériel moderne. L'utilisation d'outils technologiques pour aider les médecins à améliorer les processus appuyant les soins est un élément essentiel du programme d'études. Toutefois, avec ces outils, il faut aussi des protocoles raisonnables qui équilibrent les besoins et la rentabilité.

Installations – Respect des délais et du budget impartis

Les installations de la nouvelle école de médecine ont été financées sur les deux campus. L'EMNO recevait les fonds et les édifices appartenaient aux deux universités hôtes.

Avec l'aide de consultants en planification qui ont fait appel à des dirigeants de l'enseignement et de la recherche, des installations physiques, de l'administration des universités ainsi qu'au doyen et aux doyens associés de l'EMNO, on a établi des plans fonctionnels pour les nouveaux bâtiments de chaque site. Ces plans appuyaient l'exécution du programme d'études, qui faisait appel à l'apprentissage en petits groupes fondé sur la résolution de problèmes. Les salles de classe branchées étaient utiles pour les séances thématiques qui, avec la technologie appropriée, étaient diffusées dans tous les sites. Cette technologie, qui comprenait des mannequins électroniques, servait aussi pour les travaux cliniques pratiques. Des laboratoires de pointe ont été construits et équipés avec une généreuse subvention spéciale de FedNor, organisme fédéral responsable du développement économique et social du Nord de l'Ontario.

Au moment de la construction des édifices, des projets majeurs de construction d'hôpitaux en cours à Sudbury et à Thunder Bay avaient beaucoup attiré l'attention du public à cause des importants dépassements des coûts. Le conseil d'administration de l'EMNO, déterminé à s'assurer que la construction de l'école de médecine respecterait le budget, a approuvé la création du comité de la construction et des acquisitions. Celui-ci avait la responsabilité d'agir dans le meilleur intérêt de l'EMNO; il a surveillé activement les progrès de la construction (gérée par les universités hôtes) et demandé des comptes à toutes les parties. Ainsi, toutes les installations ont été terminées dans les délais impartis et sans dépasser les limites budgétaires.

Tout changement dans les paramètres de construction exigeait l'approbation de l'administration de l'EMNO après consultation du comité de la construction et des acquisitions. À la toute fin ou presque du contrat de construction, l'EMNO a versé les fonds aux universités. L'obligation de conclure des ententes de location et de services a été confirmée dans la correspondance avec le ministre de la Formation et des Collèges et Universités de l'Ontario visant à faire en sorte que l'EMNO puisse utiliser sans entraves les installations requises. Des ententes de services et de location ont été négociées avec les deux universités. Ces dernières devaient fournir les services à l'EMNO à un coût raisonnable, y compris tous les services publics, le chauffage, le téléphone, l'entretien, la maintenance, le stationnement, le déneigement, la signalisation et la sécurité. Depuis l'achèvement des bâtiments, l'École a conclu d'autres ententes avec les universités pour les édifices occupés par le PMNO et la CEMNO, qui devaient d'ailleurs être intégrés à l'EMNO. Les services de soutien aux installations physiques assurés par les universités permettent au personnel de l'EMNO de se concentrer sur le développement et la formation médicale.

Fonds de bourses pour les étudiants de l'EMNO

Les droits de scolarité de l'EMNO devaient être comparables à ceux des autres écoles de médecine de la province. Cependant, il manquait cruellement une aide financière autre que celle du Régime d'aide financière aux étudiantes et étudiants de l'Ontario. Les écoles de médecine établies attribuaient des bourses d'aide et d'études équivalant en moyenne au moins à la moitié des droits de scolarité. Comment l'EMNO allait-elle attirer les fonds de dotation nécessaires qui généreraient des revenus pour aider ses étudiants? L'École est une société sans but lucratif qui n'a pas le statut d'organisme de bienfaisance. Comment accepter des dons? La logistique et la gouvernance requises pour obtenir ce statut, sans parler de sa mise en œuvre, détourneraient de rares ressources de ce qui est le plus crucial : le financement de bourses pour les étudiants.

Le cercle d'appui de l'EMNO, soit le gouvernement, les universités hôtes, des entreprises et la population du Nord de l'Ontario, a relevé le défi. Le ministère de la Formation et des Collèges et Universités savait que le développement de l'École s'échelonnerait sur plusieurs années, et il l'a donc autorisée à reporter les fonds de développement non utilisés. Le placement de ces fonds a produit un revenu que le conseil a affecté au fonds général de bourses à raison d'environ 467 000 $ par an.

Le conseil d'administration a aussi approuvé une campagne de mobilisation de fonds de bourses intitulée « The Northern Solution » qui a rapporté 13 millions de dollars, avec la contrepartie du gouvernement. Cette campagne a été un succès parce que ses deux coprésidents, un du Nord-Est et l'autre du Nord-Ouest, ont pu travailler ensemble pour amener des communautés, des entreprises et des gens du Nord de l'Ontario et de l'extérieur à investir dans des étudiants en médecine qui, en fin de compte, amélioreraient les résultats pour la santé des habitants des communautés rurales, éloignées et du Nord. L'appui des universités hôtes, qui ont travaillé avec l'agent de développement et l'unité des communications de l'EMNO, a été vital. Leur expertise dans les domaines des contrats de dotation, des dons de successions, du suivi des dons et de la production de reçus pour dons de charité, a été précieuse. Même si les universités rivalisent quant à la sollicitation de fonds, les responsables du développement ont réussi à trouver un mécanisme qui ne compromettait pas leurs perspectives de mobilisation de fonds et était profitable pour les étudiants de l'EMNO.

La Société de gestion du Fonds du patrimoine du Nord de l'Ontario a versé cinq millions de dollars en contrepartie. Chaque dollar donné a donc rapporté deux dollars à placer dans le fonds de bourses. Cet incitatif a considérablement accru les dons de nombreux groupes de services communautaires de petite et grande taille ainsi que de particuliers de tout le Nord de la province. De même, le ministère de la Formation et des Collèges et Universités a alloué à l'EMNO un montant annuel provenant de la Fiducie d'aide aux étudiantes et étudiants de l'Ontario réservé à la contrepartie des dons.

L'École a surmonté de nombreux obstacles, par exemple, les négociations visant à aligner les taux de placement des fonds de bourses de l'EMNO confiés aux universités hôtes, la détermination de la répartition de gros dons d'entreprises entre les deux universités hôtes, et l'encouragement des bienfaiteurs à structurer des contrats de dotation qui ne profitaient pas exclusivement à une université ou à une ville afin d'offrir des possibilités au maximum d'étudiants en médecine. Elle a aussi conclu des contrats de services dans ce domaine, et toutes les parties ont profité des bienfaits de la hausse des dotations dans chaque université hôte.

Où en sommes-nous aujourd'hui?

En janvier 2006, l'EMNO, l'Université Laurentienne et l'université Lakehead ont signé un accord de relations qui a confirmé les avantages de la structure et établi les principes directeurs. L'École a mis en œuvre de nombreuses ententes de services avec les deux universités hôtes. L'établissement et la mesure des normes de services requises pour répondre à ses exigences représentent un défi constant. Pour les universités hôtes, le rôle de fournisseur de services est nouveau.

Appui du conseil d'administration

Contrairement à d'autres facultés de médecine, l'EMNO a la responsabilité supplémentaire de répondre à toutes les exigences énoncées dans les règlements administratifs et la *Loi sur les personnes morales* de l'Ontario. Ces exigences comprennent le travail en étroite collaboration avec les comités du conseil d'administration et le soutien des comités, ainsi que la prestation de mises à jour et de rapports réguliers sur les activités de la société, notamment sur la conformité aux lois et règlements. Il s'agit pour les cadres supérieurs d'une responsabilité supplémentaire à laquelle le personnel de soutien et les cadres administratifs doivent consacrer du temps afin d'assurer la diligence requise.

Durabilité de la structure

Par effet de levier, la structure actuelle permet de tirer parti des ressources, y compris des personnes, des systèmes et des pratiques exemplaires, afin de tirer profit d'autres initiatives pan-nordiques pour le bien de tout le Nord de l'Ontario. Il sera essentiel d'établir des repères fondés sur les principes fondateurs en s'adaptant aux changements politiques, environnementaux et financiers afin de promouvoir la durabilité. La structure a amélioré la collaboration et la planification pour d'autres initiatives pan-nordiques potentielles, depuis les sources d'information sur la santé jusqu'à l'éthique de la recherche, en passant par la formation interprofessionnelle en santé. Les possibilités sont à la mesure de la créativité et de l'énergie collectives, ainsi que de la volonté de collaborer des futurs dirigeants des deux universités et de l'EMNO.

PARTIE TROIS

Leçons apprises – Rôle de la formation médicale communautaire pour pallier le manque de services en milieu rural

9
La formation médicale socialement imputable et la création de l'EMNO

GEOFFREY L. HUDSON ET DANIEL HUNT

« J'ai l'audace de croire que partout les peuples peuvent avoir trois repas par jour pour nourrir leur corps, une éducation et une culture pour nourrir leur pensée, la dignité, l'égalité et la liberté pour nourrir leur esprit. Je crois que des hommes inspirés par l'amour du prochain pourront reconstruire ce qu'ont détruit des hommes inspirés par l'amour de soi. »

Martin Luther King

INTRODUCTION

Dans le domaine de la médecine, l'imputabilité sociale est liée au soutien croissant accordé à la médecine par les États d'Europe et d'ailleurs depuis la fin du XIXe siècle. L'intervention de l'État dans le but de promouvoir les régimes d'assurance-santé et la médecine socialisée s'inscrivait dans un vaste mouvement socio-politique visant à prodiguer des soins à tous les citoyens en fonction de leurs besoins plutôt que de leur capacité de payer. D'une certaine façon, l'État reconnaissait ainsi que des citoyens en forme faisaient des travailleurs en forme (et, au besoin, des soldats en forme). Dans bien des pays, le socialisme, ou le désir de l'éviter, a aussi été un facteur.

Au XXe siècle, la profession médicale dans tous les pays industrialisés, sauf aux États-Unis, a fini par appuyer des systèmes de santé administrés par l'État. En fait, les médecins, dont beaucoup œuvraient dans le domaine de la santé publique et communautaire, ont influé sur ces développements à partir du milieu du XIXe siècle. La Seconde Guerre mondiale et la terrible complicité des médecins aux abus médicaux de l'Allemagne nazie ont incité la profession médicale internationale à remettre l'accent sur l'éthique et l'imputabilité sociale, tant pour la profession que pour chaque médecin, comme en témoigne le Serment de Genève de 1948 (Association médicale mondiale 1948).

Le souci des pauvres et des marginalisés sociaux est exprimé dans la Déclaration d'Alma-Ata de 1978, qui dispose que « la santé, qui est un état de complet bien-être physique, mental et social et ne consiste pas seulement en l'absence de maladie ou d'infirmité, est un droit fondamental de l'être humain, et que l'accession au niveau de santé le plus élevé possible est un objectif social extrêmement important qui intéresse le monde entier et suppose la participation de nombreux secteurs socio-économiques autres que celui de la santé » (Conférence sur les soins de santé primaires 1978). Les sentiments à l'origine de ce défi retentissant régnaient sur toute la planète. L'Organisation mondiale de la santé (OMS) a demandé à toutes les écoles de médecine du monde d'intégrer l'imputabilité sociale dans toutes leurs activités : recherche, éducation et soins. La définition de l'imputabilité sociale proposée par l'OMS en 1995 est largement acceptée : « [Les écoles de médecine ont] l'obligation d'orienter l'éducation, la recherche et les activités de services pour répondre aux besoins de santé prioritaires de la collectivité, de la région et/ou de la nation qu'ils ont le mandat de servir. Les besoins de santé prioritaires doivent être identifiés conjointement par les gouvernements, les organisations de soins de santé, les professionnels de la santé et le public » (Organisation mondiale de la santé 1996).

Par ailleurs, la conférence de 2003 de la Fédération mondiale pour l'enseignement de la médecine a attiré des participants de quatre-vingt-huit pays et a donné lieu à l'approbation d'une série de normes d'agrément et autres, y compris la formation médicale socialement imputable (Fédération mondiale pour l'enseignement de la médecine 2003).

Des chercheurs du monde entier, dont l'OMS a publié des articles, ont suggéré des critères fondés sur l'étude de pratiques exemplaires. Par exemple, Richards, Fulop et Bannermann (1987) ont proposé cinq critères pour déterminer l'orientation communautaire d'une école de médecine : 1) la mesure dans laquelle ses principes directeurs sont axés sur la communauté; 2) l'accent mis dans le programme d'études sur les concepts et les connaissances de ce qui constitue une communauté et une population, sur les moyens de mesurer les besoins en matière de santé et de les gérer, et sur la façon de prendre dûment en compte le contexte socio-culturel; 3) la mesure dans laquelle l'apprentissage en milieu communautaire fait partie du programme d'études; 4) le degré de participation de la communauté au programme de formation; 5) les liens organisationnels entre l'école et les systèmes de services de santé. C. Boelen pense que cinq intervenants doivent participer à la formation médicale socialement imputable : les décideurs, les professionnels de la santé, les administrateurs de la santé, les communautés et les établissements d'enseignement (Boelen et Heck 1995; voir aussi Woollard 2006; Association of American Medical Colleges 2005; OMS 1995).

Au Canada, l'Association des facultés de médecine (AFMC) s'est engagée dans une stratégie nationale de promotion de l'imputabilité sociale (AFMC Forum; AFMC Proceedings, Parboosingh). Le gouvernement canadien y contribue sur la scène locale et nationale au moyen du Fonds pour l'adaptation des soins de santé primaires. Cette initiative, parrainée par Santé Canada, vise à appuyer le renouvellement de la prestation de soins dans tout le pays. Les provinces font aussi leur part. En 2001, Santé Canada a publié le rapport intitulé *Imputabilité sociale : Une vision pour les facultés de médecine du Canada*, produit par un groupe de travail composé de plusieurs intervenants, notamment les écoles de médecine du Canada. La vision de l'imputabilité sociale incorporée dans ce rapport envisage un important rôle de leadership pour les écoles de médecine dans des domaines clés, à savoir, l'établissement et la promotion de modèles novateurs d'exercice afin de mieux répondre aux besoins individuels et communautaires, le renforcement des partenariats avec d'autres intervenants, y compris des centres de santé universitaires, des gouvernements, des communautés et d'autres organismes professionnels et non spécialisés pertinents, ainsi que la promotion des services et ressources nécessaires pour prodiguer des soins optimaux aux patients (Santé Canada 2001).

Les écoles de médecine participent depuis quelque temps à des activités qui cadrent avec la définition de l'imputabilité sociale et, depuis 2003, l'AFMC les enregistre dans une base de données afin de faire connaître le rôle des écoles de médecine pour ce qui est de répondre aux besoins des divers publics et de stimuler et appuyer les activités de collaboration entre les écoles (AFMC 2006).

Toutes ces idées et activités sont entrées en jeu dans la création et les débuts de l'EMNO. Bien entendu, l'écart entre la théorie et la pratique peut être marqué. Dans ce chapitre, nous examinerons ce que signifie l'imputabilité sociale dans la pratique. Quels en sont les défis ? Quelle est la nature des conflits découlant de la quête de l'imputabilité sociale ? Comment l'EMNO a-t-elle réglé ces conflits et ces défis ? Quelles leçons d'autres écoles de médecine peuvent-elles tirer de l'expérience de l'EMNO ? Nous verrons aussi comment l'imputabilité sociale se reflète dans le programme d'études de l'EMNO, dans son engagement envers le Nord rural et les personnes ayant des besoins variés liés à leur culture et à leur langue, dans le recrutement du corps professoral, dans la recherche et dans la gouvernance.

LE MODÈLE DE PROGRAMME D'ÉTUDES ET L'IMPUTABILITÉ SOCIALE

Dans la base de données présentée en novembre 2004 au Liaison Committee on Medical Education, l'EMNO a formulé des commentaires explicites sur l'imputabilité sociale :

« [TRADUCTION] Récemment, Santé Canada et les écoles de médecine du Canada ont examiné les principes de l'imputabilité sociale qui devraient régir le fonctionnement des écoles de médecine canadiennes. Les objectifs de l'EMNO tiennent compte de ces principes :

« Que par la formation et l'évaluation appropriées, "les écoles de médecine soulignent à leur corps professoral et à leur population étudiante la nécessité de conserver leur compétence, l'importance de la relation entre le patient et le médecin, et l'importance de comprendre le professionnalisme et ses obligations".
(Couvert en partie par les objectifs liés au deuxième thème)

« Que "les écoles de médecine répondent aux besoins changeants de la communauté en instaurant des mécanismes officiels leur permettant de se tenir au courant de ces besoins et de prendre des mesures pour y répondre". (Couvert en partie par les objectifs liés au premier thème)

« Que "les écoles de médecine effectuent de la recherche guidée par la curiosité et prodiguent des soins fondés sur des éléments probants, en essayant de nouveaux modèles d'exercice qui mettent les résultats de la recherche en pratique".
(Couvert en partie par les objectifs liés au troisième thème)

« Que "les écoles de médecine travaillent ensemble et en partenariat avec leurs organismes de soins affiliés, la communauté, d'autres groupes professionnels, des décideurs et des gouvernements pour élaborer une vision commune d'un système de santé durable pour l'avenir" ». (Couvert en partie par les objectifs liés au troisième thème) (EMNO 2004c)

Des spécialistes externes de la formation médicale ont pris connaissance de l'ébauche de base de données de l'EMNO, et l'un d'eux a fait le commentaire suivant :

« [TRADUCTION] Tout d'abord, je suis impressionné par la portée des objectifs sélectionnés pour guider le programme. Je suis également en faveur de l'accent mis sur l'imputabilité sociale. Non seulement ces objectifs sont tous énoncés, mais ils se reflètent dans le programme d'études et sont intégrés d'une manière qui appuie leur valeur. Les cinq thèmes semblent appropriés et inclusifs, et ils constituent un cadre de travail réaliste pour la conception du programme d'études intégré planifié. Les cinq thèmes (santé dans les milieux ruraux et du Nord; aspects personnels et professionnels de l'exercice de la médecine; santé sociale et de la population; fondements de la médecine et compétences cliniques dans les soins) semblent inclure ces objectifs, qui prépareront les diplômés aux exigences de l'exercice de la médecine dans le Nord et dans des communautés rurales et éloignées ailleurs » (EMNO 2004a).

Dans le chapitre 6, Joel Lanphear expose la structure et les processus du programme d'études. L'élément sans doute le plus important concernant la viabilité du mandat d'imputabilité sociale a été l'expérience fructueuse du Programme de médecine du Nord-Ouest de l'Ontario (PMNO) et de la Corporation d'éducation médicale du Nord-Est de l'Ontario (CEMNO). Ces deux organismes ont mis à contribution des médecins, des organismes de santé et des communautés, et ils ont donné un sens au modèle axé sur la communauté sur lequel a reposé la fondation de l'EMNO (McCready et coll. 2004; Rourke 2002).

LA COMMUNAUTÉ ET L'APPRENTISSAGE DES ÉTUDIANTS

Les séances d'apprentissage en milieu communautaire constituent une composante importante du programme d'études de l'EMNO au chapitre de l'imputabilité sociale. Ces séances hebdomadaires, d'une durée de trois heures, exposent les étudiants à un vaste éventail d'expériences cliniques dans la communauté. Les étudiants font de l'observation et ont des interactions avec des patients sous la direction d'un précepteur; ils visitent des patients à domicile, dans des hôpitaux, dans des centres de soins de longue durée, dans des cabinets médicaux, vont dans des pharmacies, des centres de réadaptation, etc. Ces expériences englobent le contenu des cinq thèmes de l'école (voir le chapitre 6) et mettent l'accent sur l'apprentissage professionnel.

L'apprentissage en milieu communautaire est divisé en trois volets : 1) cabinets médicaux, 2) équipes de soins interprofessionnelles, 3) cadres de services sociaux et communautaires. Chaque année, les étudiants effectuent au moins une séance d'apprentissage en milieu communautaire dans chacun de ces trois volets.

Dans le premier volet, les étudiants s'instruisent aux côtés de médecins de famille et de spécialistes dans des cabinets médicaux, pendant les tournées dans les hôpitaux et dans des cliniques externes spécialisées. Dans le volet des soins interprofessionnelles, ils étudient les pratiques des professionnels de la santé qui prodiguent des soins et des services dans la communauté. Ils ont notamment l'occasion de s'instruire dans des établissements de soins de courte durée et de réadaptation, dans des établissements de soins de longue durée et dans des cabinets privés. Dans le volet des services sociaux et communautaires, les étudiants examinent les ressources communautaires et approfondissent leur compréhension de la culture de chaque environnement communautaire. Au nombre des milieux d'apprentissage figurent des organismes de services sociaux, des refuges, des organismes de santé mentale, des services de soutien aux soins, des services de traitement des toxicomanies et des cliniques des troubles de l'alimentation.

Au printemps 2006, Sue Berry, directrice de l'apprentissage de premier cycle en milieu communautaire à l'EMNO (également ancienne gestionnaire et employée de longue date du PMNO), a déclaré lors d'une interview pour le bulletin de l'École que la séance d'apprentissage en milieu communautaire donne aux étudiants l'occasion d'observer des fournisseurs de soins, des patients ainsi que des utilisateurs de services et d'avoir des interactions avec eux dans différents cadres et dans une grande variété de situations communautaires (EMNO 2006e).

Ces séances ont lieu, par exemple, au Bureau de santé du district de Thunder Bay, organisme de santé communautaire constitué d'une équipe multidisciplinaire de professionnels de la santé qui encouragent les modes de vie sains et la prévention des blessures et des maladies. Un autre exemple est le Centre de santé communautaire NorWest qui offre des soins et fait la promotion de la santé auprès de personnes à risque élevé ou éprouvant de la difficulté à obtenir des soins à cause d'obstacles culturels ou linguistiques, de la pauvreté ou de l'isolement. Il y a aussi le programme des troubles concomitants du St. Joseph's Care Group (hôpital psychiatrique Lakehead) dans le cadre duquel les étudiants examinent le rôle du fournisseur de soins dans le programme d'intervention pour la guérison ainsi que le programme de soutien communautaire. Le personnel clinique du programme des troubles concomitants compte des spécialistes en psychiatrie, en médecine familiale, en soins infirmiers, en ergothérapie, en loisirs thérapeutiques et en orientation professionnelle. Un dernier exemple est le Anishnawbe Mushkiki, qui prodigue aux Autochtones des soins de santé primaires respectueux de leur culture en combinant les philosophies et pratiques occidentales et autochtones (EMNO 2007a).

Interviewée par Geoffrey Hudson, premier auteur de ce chapitre, Siobhan Farrell, la nouvelle gestionnaire de l'apprentissage en milieu communautaire à l'EMNO, a affirmé que les séances d'apprentissage en milieu communautaire font partie intégrante du mandat d'imputabilité sociale de l'École et qu'une partie de ce mandat consiste à familiariser davantage les étudiants avec les populations marginalisées.

Au cours de la première année d'existence de l'EMNO, une douzaine d'étudiants ont obtenu une bourse de recherche d'été et plusieurs d'entre eux ont travaillé à des projets liés à l'imputabilité sociale de l'École. L'un d'eux a étudié l'utilisation de médicaments fibrinolytiques et d'autres médicaments pour le traitement des infarctus aigus du myocarde dans les collectivités éloignées du Nord par rapport à leur utilisation dans de plus grands centres urbains du Nord de l'Ontario. Il a examiné les outils et ressources qui peuvent être employés dans ces localités éloignées afin d'améliorer les soins prodigués pour les crises cardiaques. Un autre étudiant s'est concentré sur les relations entre les fournisseurs de soins primaires et les communautés autochtones du Nord de l'Ontario. Il a employé des méthodes épidémiologiques et des déterminants particuliers de la santé pour étudier les facteurs sociaux complexes liés à des troubles médicaux précis dans des communautés autochtones. Un troisième étudiant a examiné l'influence des questions interprofessionnelles (p. ex., médecine et soins infirmiers) sur les modes de prestation des soins dans les collectivités nordiques et éloignées. À cette fin, il a consulté des archives et des rapports sur la prestation des soins dans des milieux éloignés afin d'évaluer le rôle traditionnel des contributions de plusieurs disciplines aux soins (EMNO 2005d).

L'IMPUTABILITÉ SOCIALE ET LE NORD DE L'ONTARIO AUTOCHTONE

Dès 2000, le recteur de l'université Lakehead, Fred Gilbert, a demandé à la Nation Nishnawbe Aski de participer à l'élaboration d'une proposition pour la création d'une nouvelle école dans le Nord. Les négociations ont été difficiles, et la Nation Nishnawbe Aski a adopté le 20 juillet 2000 une résolution établissant les principes de sa participation (Nation Nishnawbe Aski 2000). Elle a fixé trois conditions : 1) les Premières nations doivent être incluses dans la structure de gouvernance ; 2) les Premières nations doivent participer à l'élaboration du programme d'études ; 3) un nombre convenu de places doit être réservé aux Premières nations dans le programme (Morris 2000).

À bien des égards, ces principes ont été respectés. En juin 2003, les Autochtones ont été invités à un atelier de consultation (« Follow Your Dreams ») afin de donner leur point de vue sur la création de l'EMNO ; ils ont également assisté à un atelier où ils ont fait des commentaires sur la mise sur pied de l'École. Le comité de planification de l'atelier comprenait des représentants des principaux peuples autochtones du Nord de l'Ontario ainsi que de l'EMNO. Les délégués ont écouté des allocutions et se sont assis en cercle pour parler de leurs recommandations, qui comprenaient les suivantes :

- Nécessité d'une démarche pour encourager et aider les Autochtones à entrer à l'école de médecine et à terminer leurs études.
- Nécessité que l'EMNO (corps professoral, personnel, programmes, etc.) reconnaisse et respecte l'histoire, les traditions et les cultures des Autochtones. Ce point comprenait la compétence culturelle et la prise en compte de sujets comme les effets de la

colonisation et des pensionnats, la consultation des aînés, le rôle de la spiritualité dans la santé, les langues, les tabous culturels et les pratiques culturelles.
- Nécessité de reconnaître l'expertise et les ressources des communautés autochtones qui pourraient contribuer à la croissance et au développement de l'EMNO, c.-à-d., les méthodes traditionnelles de guérison, les services professionnels et l'incorporation de cadres culturellement appropriés.
- Nécessité de fournir des occasions de collaboration et de partenariat pour le bien mutuel des communautés autochtones et de l'EMNO. Cela comprendrait des initiatives de recherche et de développement propres à améliorer la santé, le recrutement actif d'étudiants autochtones et l'inclusion des Autochtones au sein du conseil d'administration, du corps professoral et de l'administration.
- Nécessité de comprendre qu'il ne suffit pas que les étudiants lisent des ouvrages sur les Autochtones, mais qu'ils doivent vivre avec eux. Par conséquent, le programme d'études de tous les étudiants devrait inclure des stages dans des communautés autochtones.
- Nécessité d'admettre la nature et les défis des priorités particulières des communautés autochtones en matière de santé, notamment le diabète, la santé mentale, le suicide, le deuil et d'autres résultats du colonialisme.

L'EMNO a ensuite publié le rapport de l'atelier (2003c). En juillet 2003, le groupe du programme de médecine agréé a commencé à donner suite aux recommandations et a décidé d'organiser des stages dans des communautés autochtones pour les étudiants de première année (décision exigeante mais de la plus haute importance). Il a également été convenu d'embaucher un directeur autochtone à l'EMNO et de confier à un groupe consultatif autochtone la tâche de donner suite aux recommandations découlant de l'atelier. En outre, il serait prioritaire d'embaucher un vice-doyen de Lakehead, à Thunder Bay (ayant fait la preuve de son engagement à l'endroit des peuples autochtones), d'assurer une présence autochtone dans les groupes de rédaction des modules, d'élaborer des processus d'admission et de services aux étudiants, et de recommander au conseil provisoire de l'enseignement de se doter de deux représentants autochtones désignés (EMNO 2004f). Presque tous ces objectifs ont été atteints au cours de l'année. Un échange enregistré lors de l'atelier de perfectionnement du corps professoral sur l'évaluation des étudiants qui a eu lieu en juillet 2003 donnait une idée préliminaire de ce que signifiaient ces mesures dans la pratique. Le doyen avait demandé une évaluation reconnaissant la grande compétitivité chez les étudiants en médecine, qui permettrait à l'EMNO de comparer ses étudiants à ceux d'autres écoles. Un membre autochtone du groupe, Mme Darcia Borg, devenue plus tard agente des affaires étudiantes de l'EMNO sur le campus de Lakehead, à Thunder Bay, a immédiatement fait observer que la compétitivité ne faisait pas partie de la culture autochtone (EMNO 2004b). L'ère de l'imputabilité sociale était arrivée.

Plus tard, le Groupe témoin autochtone et l'Unité des affaires autochtones ont été créés afin d'exécuter les recommandations issues de l'atelier et de travailler avec le Dr Dan Hunt, vice-doyen à l'université Lakehead et coauteur de ce chapitre, pour assurer une collaboration utile avec les communautés autochtones, faciliter le recrutement d'étudiants autochtones et recruter des communautés autochtones hôtes pour accueillir les étudiants en médecine. Le Groupe témoin autochtone a été créé à la suite de deux ateliers de trois jours au cours desquels sa composition et ses attributions ont été définies. Depuis, ce groupe se réunit trois fois par an et offre des commentaires et des conseils à la direction de l'EMNO au sujet du programme d'études.

Comme nous l'avons mentionné, une des recommandations les plus exigeantes touchant le programme d'études qui a découlé de l'atelier « Follow Your Dreams » a été la création des stages obligatoires d'étudiants de première année dans des communautés autochtones. Afin de mieux comprendre les éléments en cause, on a organisé un stage pilote pour juin 2005. Les auteurs (les coordonnateurs du module pilote et le vice-doyen Hunt) ont participé à la préparation et à l'exécution de ce stage, en collaboration avec le personnel des bureaux des affaires autochtones, de la formation médicale de premier cycle et des affaires étudiantes. Quinze étudiants en médecine et en sciences infirmières ont été sélectionnés dans des écoles du Manitoba et du Sud de l'Ontario, et ont été affectés à sept communautés autochtones du Nord de l'Ontario (choisies en fonction des défis qui se posent pour les communautés accessibles par la route et celles qui ne le sont pas).

Ce stage pilote de quatre semaines a été fort instructif pour l'EMNO. Il était clair que les étudiants s'attendaient à une expérience davantage clinique que communautaire. On a constaté des lacunes dans la coordination et le soutien administratif, et il a fallu admettre qu'il était trop complexe d'organiser des séances en petits groupes par vidéoconférence. Le stage a également révélé la nécessité de faire intervenir un plus grand groupe de participants dans chaque communauté.

L'EMNO a donc tiré des leçons de cette expérience et, l'année suivante, elle a entrepris les démarches plus tôt afin de préparer plus systématiquement la voie, de créer un groupe de travail sur le module qui commencerait à travailler des mois à l'avance, d'embaucher des coordonnateurs communautaires autochtones régionaux et d'offrir une formation plus poussée aux coordonnateurs communautaires locaux. Les étudiants ont reçu une meilleure préparation, qui comprenait notamment des entretiens avec des Autochtones et des chercheurs concernant la santé et la guérison chez les Autochtones, l'histoire des relations entre les Autochtones et les non-Autochtones, les conséquences du système des pensionnats et d'autres pratiques colonialistes. De plus, on a institué un projet d'auto-observation afin d'aider les étudiants à réfléchir à leurs expériences et à déterminer ce qu'il faut faire pour exercer la médecine le mieux possible dans les communautés autochtones. Après les stages pilotes et les importantes améliorations qui en ont découlé, les cinquante-six étudiants de première année ont été envoyés deux par deux dans des collectivités du Nord de l'Ontario (y compris dans des réserves accessibles uniquement par avion) pendant un mois. Ils ont trouvé l'expérience d'apprentissage à la fois intense et enrichissante car ils ont assimilé leur programme d'études et vécu avec des Autochtones pendant le dernier mois de leur première année. Voilà un exemple vraiment novateur de formation médicale socialement imputable (Hudson 2007).

Au niveau national, l'EMNO a aussi participé à des initiatives d'imputabilité sociale menées par l'Association des facultés de médecine du Canada. Le vice-doyen Hunt a siégé au groupe de travail sur la santé des Autochtones qui a tenu sa première réunion au début de 2005 à Halifax. Cette réunion a conduit à la création de deux groupes de travail nationaux portant sur des sujets de la santé des Autochtones que l'EMNO a tous les deux activement dirigés. Le groupe de travail sur les admissions des Autochtones a publié la trousse d'admission des Autochtones maintenant utilisée dans de nombreuses écoles de médecine canadiennes. Le deuxième groupe, axé sur le programme d'études, a établi par consensus et publié une série d'objectifs d'apprentissage dont l'adoption par toutes les écoles de médecine canadiennes a été recommandée (AFMC s.d. [a]).

TECHNOLOGIE DE L'INFORMATION ET L'IMPUTABILITÉ SOCIALE

Comme il en a été question précédemment, le stage pilote de juin 2005 dans des communautés autochtones a permis à l'EMNO de mettre au banc d'essai des méthodes d'enseignement distribué dont beaucoup reposaient sur de nouvelles technologies de l'information. Pendant l'essai, le plan était d'utiliser des babillards en ligne asynchrones pour l'apprentissage en petits groupes ainsi que l'enregistrement numérique de cours avant le stage communautaire de deux semaines (les enregistrements étant disponibles sur Internet). En outre, les étudiants pouvaient accéder par Internet au programme d'études ainsi qu'à des ressources (comme des articles de revues savantes et des livres en ligne). Au début de chaque semaine, les étudiants répartis dans tout le Nord de l'Ontario se réunissaient par vidéoconférence avec le coordonnateur pour passer en revue le programme d'études de la semaine et discuter de leurs questions et préoccupations.

Plusieurs difficultés d'ordre technologique ont surgi pendant cet essai. Il y a eu peu d'entretiens utiles, voire aucun, sur les babillards en ligne car les étudiants et les professeurs trouvaient qu'il était difficile d'y naviguer. Plutôt, les étudiants ont simplement affiché des rapports que les professeurs lisaient et commentaient, habituellement le lendemain. Les étudiants ont trouvé les cours magistraux en ligne de trois heures incroyablement ennuyeux, et le corps professoral n'était pas assez bien formé pour répondre aux questions de suivi. Certaines collectivités avaient épisodiquement accès à un service Internet à large bande et il est arrivé que les ordinateurs centraux de l'EMNO tombent en panne. Ces deux problèmes se sont combinés pour empêcher les étudiants d'avoir un accès fiable au programme d'études et aux ressources. Le recours à la vidéoconférence pour les séances du début de la semaine avec le professeur coordonnateur du stage pilote s'est révélé problématique. En effet, les systèmes de vidéoconférence des communautés autochtones se trouvaient souvent loin du lieu de séjour des étudiants, ce qui en obligeait plusieurs à faire de longs trajets en voiture très tôt le lundi matin. Il était aussi difficile et, dans certains cas, impossible de réserver le système de vidéoconférence en raison du nombre parfois excessif d'abonnements à ce service.

Un modèle différent a été conçu pour la toute première classe d'étudiants de 2005 par suite de cette expérience. Des téléconférences assorties de discussions sur les babillards ont remplacé les babillards en ligne pour les discussions en petits groupes et les réunions hebdomadaires avec le professeur coordonnateur. Ce système fiable et efficace a rendu possible la tenue de discussions dans de petites salles de classe et de réunions de coordination hebdomadaires. De plus, Brian Ross, scientifique médical qui avait utilisé ce modèle de programme d'études quand il enseignait à l'université des Highlands and Islands, en Écosse, a mis au point une séance de travaux pratiques distribuée (STPD) qui a remplacé les cours magistraux donnés par « la tête parlante » et a offert un modèle interactif beaucoup plus intéressant (diaporama avec discussion audio, questions à l'étude, ressources pour les étudiants et téléconférence de suivi). Le programme d'études avait été installé sur les ordinateurs portables des étudiants avant le stage et des ressources avaient été imprimées ou enregistrées sur CD. Tous les étudiants ont eu ainsi un accès sûr au programme d'études pendant leur séjour dans les communautés éloignées. Depuis 2005, un organisme autochtone qui fournit l'accès à large bande à des communautés éloignées a proposé à plusieurs reprises à Geoffrey Hudson d'offrir le programme d'études sur Internet. La chose a cependant été impossible car l'EMNO veut que ses étudiants aient un accès fiable et équitable au programme et aux ressources pendant leur stage. À un moment donné, la technologie de l'information devrait être assez fiable dans le Nord pour qu'il soit possible d'apporter des adaptations importantes au modèle élaboré après le stage pilote de 2005. Pour le moment, l'imputabilité sociale envers les collectivités du Nord ne peut pas l'emporter sur les besoins éducationnels des étudiants.

L'IMPUTABILITÉ SOCIALE ET LE NORD DE L'ONTARIO FRANCOPHONE

Selon la définition de l'imputabilité sociale préconisée par l'OMS, les besoins « doivent être identifiés conjointement par les gouvernements, les organisations de soins de santé, les professionnels de la santé et le public ». Dans le cas du Nord de l'Ontario francophone, les besoins du gouvernement et de la communauté diffèrent, ce qui a créé des défis pour l'EMNO.

Au Canada, les gouvernements fournissent des services en français dans certaines régions et organismes. En Ontario, l'Université d'Ottawa est la seule à avoir le mandat d'offrir un programme de médecine en anglais et en français, et c'est la seule école de médecine d'Amérique du Nord à le faire. L'EMNO n'a ni le mandat ni les ressources pour offrir une formation médicale dans les deux langues. Étant donné qu'il existe une importante population francophone dans le Nord-Est de l'Ontario, cette question allait devenir un défi politique pour l'École.

Le gouvernement provincial a conféré à l'EMNO le mandat d'encourager les étudiants francophones à présenter des demandes d'admission, d'offrir, dans la mesure du possible, des possibilités d'expérience d'apprentissage en petits groupes dans un environnement francophone, d'explorer les outils d'apprentissage en langue française, de collaborer avec des écoles de médecine francophones et de veiller à ce qu'il y ait une représentation francophone au conseil d'administration. L'EMNO a créé un groupe consultatif communautaire qui compte des représentants de groupes francophones de tout le Nord.

À la première réunion des représentants communautaires francophones qui a eu lieu le 27 juin 2002, l'animateur, Geoff Tesson, a présenté le mandat conféré à l'EMNO par le gouvernement provincial. Les membres ont immédiatement fait valoir qu'au moins 30 à 40 p. 100 des administrateurs devaient être francophones. Des réunions de suivi ont eu lieu, y compris une réunion le 28 août 2003, à laquelle des représentants ont souligné la nécessité de recruter des étudiants francophones et de faciliter l'obtention de ressources pédagogiques en français. En particulier, on a soulevé la nécessité « d'éviter l'assimilation », souci qui reflète le désir largement répandu des francophones de préserver leur langue et leur culture au sein d'une grande population anglophone. Il est ressorti des discussions concernant les admissions que le Medical College Admission Test favorisait les anglophones et qu'il ne faudrait par conséquent pas l'utiliser (EMNO 2003b).

En 2003, l'EMNO a élargi le groupe communautaire francophone et lui a donné le nom de Groupe témoin francophone. Nicole Ranger, du Collège Boréal, à Sudbury, en a été la première présidente.

L'École a aussi créé le poste de coordonnateur des affaires francophones en 2004. Au fil de l'élaboration du programme d'études, elle s'est engagée à créer un module de première année axé sur la communauté francophone. En mars 2004, elle a signé un accord de cinq ans avec l'Université d'Ottawa, dans lequel elle convenait d'encourager les étudiants désireux d'étudier en français à aller dans cette université.

Lors d'une réunion du Groupe témoin, en mai 2004, des tensions ont surgi et plusieurs motions ont été adoptées. Reprenant des commentaires de la communauté, des membres ont dit que l'EMNO n'avait jamais eu de champion du portefeuille francophone comme elle en avait eu pour le portefeuille autochtone et que les membres de la communauté étaient insultés et furieux contre l'EMNO et son engagement envers les services aux francophones. Le groupe a sollicité une rencontre avec le doyen et des clarifications, non seulement sur l'accord avec l'Université d'Ottawa, mais aussi sur les relations de l'EMNO avec la communauté. Il a aussi adopté la motion suivante : « [TRADUCTION] En raison du manque de respect flagrant des directeurs de l'EMNO envers la culture francophone, le Groupe témoin francophone recommande que les doyens du campus Est soient francophones ».

De surcroît, le groupe a adopté une motion recommandant au doyen que la proportion de représentants francophones par rapport aux représentants autochtones au comité des admissions soit d'au moins deux pour un. Cette motion a de nouveau révélé les tensions entre les deux communautés quant à leur rôle et à leur influence au sein de l'École (EMNO 2006b). Selon le procès-verbal de la réunion du groupe du programme de médecine agréé d'août 2003, la population autochtone considère les francophones comme une minorité dans la culture dominante au Canada et trouve par conséquent inquiétant tout propos laissant entendre que la situation des francophones est semblable à celle des Autochtones de ce pays. Cette observation a été faite dans le contexte d'un débat sur le bien-fondé de l'enseignement de « l'ojibwa médical » et d'autres langues autochtones ainsi que du français médical (EMNO 2004b).

Par la suite, le doyen a rencontré le Groupe témoin francophone pour lui demander d'être patient et a réitéré l'engagement de l'EMNO de répondre aux besoins de la communauté francophone. La haute direction de l'École a publié une déclaration affirmant son engagement à servir les communautés francophones en encourageant les étudiants et en leur assurant des stages en français ainsi que des groupes d'études et des mentors francophones.

À ses réunions de mai et de juin, le Groupe témoin a adopté des motions et exprimé des préoccupations : tous les services de soutien de l'EMNO devaient être offerts en français, tous les comités devaient compter des représentants francophones et il fallait encourager des étudiants francophones à venir sur le campus de Sudbury. À la réunion de juin 2004, des membres du groupe se sont opposés à ce que l'on encourage des étudiants francophones du Nord de l'Ontario à présenter une demande d'admission à l'Université d'Ottawa. À la réunion de septembre, les membres se sont opposés à l'embauche au rang de coordonnateur d'une personne responsable de la communauté francophone en soulignant que le responsable du portefeuille autochtone avait été nommé au rang de directeur. La question a été soulevée de nouveau à la réunion d'octobre, et le doyen aurait expliqué que le poste de directeur des affaires autochtones était nécessaire à cause des aspects de la santé des Autochtones et de la recherche. Les membres du Groupe témoin francophone ont alors fait remarquer que les mêmes aspects existaient pour leur communauté. Cependant, le doyen aurait dit que, même si l'EMNO était d'accord, il n'existait pas de financement de base pour un poste du niveau de directeur et qu'il faudrait trouver des fonds à l'extérieur (EMNO 2004i).

Un symposium a eu lieu en mai 2005 au sujet des francophones et de l'EMNO. Au nombre des conférenciers figuraient des professeurs et des étudiants d'écoles secondaires et d'universités locales, ainsi que le doyen de la Faculté de médecine de l'Université d'Ottawa, le coordonnateur de la formation médicale en français et le doyen associé de l'Université de Sherbrooke. Comme on pouvait s'y attendre, une recommandation clé a présenté un défi en raison du mandat imposé et du financement octroyé par le gouvernement provincial : l'EMNO devait offrir un programme de médecine en français et en anglais. Le sujet était d'autant plus délicat que la plupart des membres du corps professoral et du personnel administratif à plein temps avaient été embauchés selon le principe que la langue d'enseignement de l'École était l'anglais. Le rapport publié par l'École avait le titre bien choisi *Une vision communautaire* (EMNO 2005a).

Ensuite, cependant, le Groupe témoin francophone a mis en évidence d'autres recommandations trouvées dans le rapport et, à la fin de 2005 ainsi qu'en 2006, il s'est concentré sur la nomination d'un plus grand nombre de membres francophones au conseil d'administration, sur la détermination d'un quota de douze places annuelles pour des étudiants francophones (sur un total de cinquante-six places), sur le regroupement de tous les étudiants francophones dans les activités universitaires, cliniques et associatives, et, surtout, sur la prestation de stages dans des collectivités francophones. De plus, le Groupe témoin a accueilli des membres étudiants et les a entendus avec plaisir dire à sa réunion de mai 2006 que le module francophone ainsi que d'autres éléments du programme d'études de première année comprenaient un grand éventail de possibilités d'apprentissage appropriées pour de futurs médecins du Nord de l'Ontario francophone. De fait, il semble même que ces éléments aient tellement motivé certains étudiants qu'ils ont envisagé d'effectuer leur stage de deuxième année dans une localité francophone (EMNO 2006b).

L'IMPUTABILITÉ SOCIALE ET LE NORD RURAL ET ÉLOIGNÉ

L'EMNO voulait également répondre aux besoins du Nord de l'Ontario rural et éloigné (COFM, conseil de liaison de la NORMS, Tesson, Rourke). Ce but l'a amenée à mettre à contribution de diverses façons des médecins communautaires et d'autres personnes. Depuis le début, le conseil d'administration compte des médecins de régions rurales et éloignées. Douze membres élus du corps professoral clinique venant de tout le Nord de l'Ontario siègent aussi au conseil de l'enseignement, et des représentants des régions rurales et éloignées font également partie du comité des admissions. La haute direction a entrepris une vaste série de visites régulières dans les collectivités du Nord, en partie pour bâtir un réseau de sites d'enseignement distribués. Le but était de créer un groupe local de l'EMNO à chaque endroit où se déroulaient des activités substantielles d'éducation, de recherche et autres afin de guider les activités et programmes de l'École. Plus tard, des membres de localités du Nord ont été recrutés pour participer presque quotidiennement au programme de formation en médecine à titre de patients types et de volontaires.

En ce qui concerne l'élaboration du programme d'études, dès 2002, l'EMNO a décidé de faire intervenir une grande variété de participants du Nord à un atelier. L'invitation à cet atelier de trois jours a été envoyée à des fournisseurs de soins et à des citoyens intéressés du Nord de la province, y compris des membres du corps professoral des universités Laurentienne et Lakehead. L'atelier devait avoir lieu à Sault Ste. Marie du 16 au 18 janvier 2003. La réponse a été incroyable : plus de cinq cents personnes ont manifesté leur intérêt.

La liste des personnes qui ont finalement participé à l'atelier (seulement trois cents à cause du manque de place) comprenait des médecins du Nord, des professeurs d'université, des chercheurs, des membres de communautés autochtones, des étudiants et résidents, des membres des administrations locales, des représentants politiques et du personnel de l'EMNO. Les renseignements sur l'atelier, y compris un dossier de lectures préalables, ont été envoyés à tous les participants. Les répondants à un questionnaire ont indiqué les caractéristiques que devaient posséder les médecins dans le Nord de l'Ontario, et les données recueillies ont servi à concevoir les activités de l'atelier.

L'approche adoptée pour les trois jours comportait diverses présentations d'experts dans le domaine de la formation médicale en milieu communautaire, suivies de cinq séances de deux heures en groupes de travail. Les séances des groupes de travail étaient axées sur les buts possibles et les objectifs connexes du programme de médecine de premier cycle, notamment l'apprentissage que devaient faire les étudiants en médecine qui étudiaient dans le contexte communautaire du Nord de l'Ontario, les soutiens dont les étudiants, leurs professeurs et les communautés auraient besoin dans le cas particulier de la formation médicale en milieu communautaire, les choix à faire sur le plan du programme d'études en tenant compte du contexte du Nord de l'Ontario (EMNO 2003a).

À l'origine, les cours de l'EMNO devaient porter sur quatre thèmes : 1) les aspects personnels et professionnels de la médecine; 2) la santé sociale et la santé de la population; 3) les sciences fondamentales (c.-à-d., les fondements de la médecine); 4) la médecine clinique. Après l'atelier, il a été décidé de créer un cinquième thème : la santé dans les régions rurales et du Nord. En juillet 2003, l'EMNO a publié une annonce afin de recruter des personnes qui pourraient contribuer à l'élaboration du programme d'études sur ce cinquième thème. Diverses personnes y ont répondu et ont commencé à travailler en tant qu'équipe de rédaction du programme d'études (thème 1) sur la santé dans les milieux ruraux et du Nord au début d'août 2003, le jour où une grosse panne d'électricité s'est produite dans le Sud de l'Ontario (mais pas dans la majeure partie du Nord). Le groupe s'est réuni plusieurs fois au cours des mois suivants. Lors d'un entretien avec Geoffrey Hudson (le 21 septembre 2007), Kristen Jacklin, membre du groupe qui allait plus tard présider le comité des cours, a observé qu'un facteur crucial était que le groupe n'était nullement tenu de formuler des recommandations compatibles avec l'examen d'agrément du Conseil médical du Canada, et que sa seule préoccupation était de produire des recommandations qui feraient des étudiants en médecine de bons médecins pour le Nord et les régions rurales de l'Ontario. Elle a précisé que le groupe pensait n'avoir aucune limite et qu'il avait fait son travail en conséquence. Mme Jacklin voulait « immerger les étudiants », avec le résultat que le groupe a fortement recommandé un stage en milieu communautaire autochtone pour tous.

Mme Jacklin a aussi fait remarquer qu'il avait été utile d'avoir dans le groupe une conceptrice pédagogique chevronnée, Holly Rupert. Celle-ci a habilement converti les buts en objectifs d'apprentissage clairs. Tout le monde a convenu de l'importance d'avoir des objectifs propres aux Autochtones, mais il y a eu un important débat sur la nécessité de créer des objectifs propres aux francophones; certains affirmaient que l'expérience francophone avait surtout sa place dans le contexte général des grands groupes ethniques et linguistiques descendant des colons européens. En fin de compte, le groupe a décidé, sur les conseils éclairés du Dr Richard Denton, d'élaborer des objectifs propres aux francophones, en partie parce que des dossiers et services médicaux étaient en français dans certaines régions du Nord de l'Ontario, ce qui constituait une importante condition pédagogique unique.

Le groupe a en outre établi que l'EMNO devait se préoccuper de la santé internationale autant que de la santé dans le Nord et les régions rurales. En d'autres mots, elle devait placer la situation du Nord de l'Ontario dans un contexte plus large. L'École a toutefois rejeté cette recommandation.

Le comité des cours sur la santé dans les régions rurales et du Nord a officiellement vu le jour en 2003, à la suite des recommandations relatives au programme d'études faites par le groupe d'élaboration du programme créé la même année. Les membres fondateurs du comité, à savoir, le Dr Richard Denton, Mme Joyce Atcheson, Mme Joyce Helmer, le Dr André Hurtubise, Mme Bev

Lafoley, Mme Holly Rupert, M. Richard Witham et Mme Orpah McKenzie, se sont réunis pour la première fois en juillet 2004. Le comité s'est vite mis au travail et a produit une description et un plan de cours dans les mois suivants. La description du cours commençait par la remarque suivante :

> « [TRADUCTION] Le cours aidera les étudiants à comprendre les gratifications et les défis de l'exercice de la médecine dans les collectivités rurales et du Nord… Il est conçu pour les initier aux réalités sociales, culturelles, économiques et environnementales du Nord de l'Ontario. Les étudiants comprendront l'influence de ces réalités sur les modes de prestation des soins et l'exercice de la médecine dans le contexte nordique et rural… Au moyen de scénarios, de patients types et de visites cliniques, les étudiants comprendront les réalités sociales et culturelles des personnes d'origine autochtone, francophone et européenne qui vivent dans le Nord. Cet accent sur les différences culturelles vise à renforcer la compétence culturelle et la prise de conscience des diverses perspectives qui façonnent le concept individuel de bien-être et d'expérience de la maladie. » (EMNO 2005h)

En partie pour atteindre les objectifs de ce cours et en plus du stage en milieu autochtone, l'EMNO a créé deux expériences intégrées de deuxième année dans des collectivités rurales et éloignées, qui durent chacune quatre semaines et se déroulent dans plusieurs localités francophones.

IMPUTABILITÉ SOCIALE ET RECRUTEMENT DU CORPS PROFESSORAL

En 2003, le processus de recrutement de professeurs cliniciens ainsi que de professeurs à plein temps en sciences médicales et humaines a fait l'objet de nombreuses discussions. En fin de compte, on a préféré embaucher une combinaison des deux types d'enseignants, en espérant que plusieurs professeurs à plein temps seraient originaires du Nord ou y auraient des liens. Au début de février 2004, l'École a reçu environ deux cents candidatures du pays et de l'étranger pour les neuf premiers postes à plein temps en sciences médicales et humaines. Plusieurs candidats avaient des liens avec le Nord, ce qui a peut-être facilité le processus d'embauche.

Des postes de professeurs de la Division des sciences cliniques avaient aussi été annoncés, et de nombreux cliniciens locaux du Nord de l'Ontario avaient manifesté leur intérêt. On visait à nommer une cinquantaine de professeurs cliniciens à Thunder Bay et Sudbury ainsi que dans les environs pour enseigner la première année du programme de médecine; des centaines d'autres devaient s'ajouter dans les mois suivants (EMNO 2004d). Même si aucun professeur francophone à plein temps sans tâche administrative n'a été embauché au cours des deux premières années, en septembre 2005, le corps professoral de la Division des sciences cliniques comptait plus de vingt-cinq francophones.

Il a été convenu qu'au stade de l'établissement de la liste longue ou moyenne du processus de sélection, les origines autochtones ou l'expérience de travail avec des Autochtones feraient partie des critères de nomination. Deux chercheurs en santé des Autochtones ont été recrutés à plein temps au sein de la Division des sciences humaines lors de la ronde subséquente d'embauches qui a eu lieu en 2005. Geoffrey Hudson a fait inclure la question suivante dans les entrevues normalisées du processus d'embauche pour la Division des sciences humaines : « [TRADUCTION] L'École de médecine du Nord de l'Ontario a été créée en partie pour répondre aux besoins et intérêts de toute la population du Nord de l'Ontario. Comment définiriez-vous une formation médicale socialement imputable et quelle est, à votre avis, sa pertinence pour une carrière à l'École? » (EMNO 2005c)

RECHERCHE SOCIALEMENT IMPUTABLE

En juillet 2003, avant l'arrivée du doyen associé pour la recherche, l'équipe de l'EMNO chargée du dossier de l'agrément a décidé, en préparant la section sur la recherche pour la base de données relative à l'agrément, que la base de données devait montrer l'existence de preuves suffisantes de « recherche guidée par la curiosité » et d'activités savantes générales, ce qui pouvait comprendre la recherche sur la formation médicale (EMNO 2004e). L'arrivée du doyen associé pour la recherche, Greg Ross, allait entraîner la formulation de priorités de recherche qui, en 2005, incluaient la création d'un environnement de recherche optimisé pour la découverte et l'innovation afin d'améliorer la santé dans le Nord de l'Ontario, ainsi que la facilitation de partenariats pour entreprendre des recherches interdisciplinaires en santé dans tout le Nord de l'Ontario. De plus, le doyen associé voulait encourager l'innovation et le transfert technologique en vue d'élaborer une thérapeutique biotechnologique efficace qui améliorerait la qualité de vie et stimulerait la croissance économique dans le Nord de l'Ontario (EMNO 2005g).

Plus tard, en 2005, l'EMNO a publié un rapport intitulé *Creating a Sustainable Health Research Industry in Northern Ontario* rédigé par une société d'experts-conseils pour l'EMNO. Elle visait à donner une vue d'ensemble des stratégies et possibilités de croissance de l'entreprise de recherche en santé du Nord de l'Ontario. Le rapport mettait en évidence la contribution que pourraient apporter l'EMNO et les organismes des secteurs privé et public à ces stratégies et à leur mise en œuvre. Il contenait plusieurs recommandations, concernant notamment la création d'un réseau de recherche en santé dans le Nord reposant sur les collectivités, et l'entreprise d'un projet lié à la bioprospection de composés pharmaceutiques dans le Nord (ce qui allait par la suite provoquer quelques remous dans des groupes autochtones) (EMNO 2005e).

L'EMNO a aussi établi des liens de recherche avec le Centre de recherche en santé dans les milieux ruraux et du Nord (CRSRN), centre universitaire implanté à l'Université Laurentienne (et dirigé par Raymond Pong) et à l'université Lakehead (dirigé par Bruce Minor). Le mandat du CRSRN présentait beaucoup d'intérêt pour l'EMNO car il consistait à effectuer « des recherches interdisciplinaires sur la santé de la population, les ressources humaines et les soins de santé afin de mieux comprendre les conditions qui règnent dans le secteur, notamment celles des régions rurales et du Nord » (CRSRN 2008). Ce mandat a amené des membres du corps professoral de l'EMNO, y compris le doyen fondateur, à se joindre au CRSRN, ainsi qu'à la création d'initiatives conjointes. Cette collaboration a notamment donné lieu à une étude pluriannuelle lancée pour suivre pendant plusieurs années la toute première classe de l'EMNO, arrivée en 2005, afin d'étudier les changements des intérêts scolaires, les aspirations professionnelles, les lieux choisis pour exercer la médecine et le profil de l'exercice (CRSRN s.d.).

Les laboratoires de recherche en milieux secs et humides de l'EMNO, financés par le gouvernement fédéral, ont ouvert leurs portes en mars 2006. Selon Greg Ross, la recherche effectuée dans ces laboratoires se concentrera sur les questions liées à la santé qui se posent dans le Nord et dotera les futurs médecins des compétences nécessaires pour traiter les problèmes de santé uniques des résidants du Nord (EMNO 2006d).

La première conférence annuelle de recherche sur la santé dans le Nord a eu lieu à Sault Ste. Marie les 2 et 3 juin 2006. Les présentateurs venaient de tout le Nord de l'Ontario et comprenaient des scientifiques (p. ex., de centres de foresterie et de cancérologie), des membres du corps professoral de l'EMNO, des représentants des deux universités hôtes et d'autres universités de la province, des médecins, infirmières et diététistes locaux, des coordonnateurs de la télésanté et des membres du bureau de santé publique de district. Malheureusement, comme le premier des deux jours de cette conférence concordait avec le dernier jour de la session de l'EMNO, beaucoup de professeurs et d'étudiants de l'École n'ont pas pu y assister.

Au milieu de 2006, le rapport d'une étude menée par une société d'experts-conseils avec une subvention du gouvernement fédéral et de la ville de Sault Ste. Marie a recommandé la création d'un institut de recherche clinique de l'EMNO dans cette ville. L'École a approuvé le rapport de faisabilité quelques mois plus tard. Le maire de Sault Ste. Marie, dont le prédécesseur semblait s'être plaint dans les médias en 2002 que les plans de l'École négligeaient sa ville, a exprimé son soutien à l'expansion des programmes et services de l'EMNO à Sault Ste. Marie (EMNO s.d. [a]).

La recherche socialement imputable et la recherche guidée par la curiosité ont survécu et prospéré, le corps professoral étant encouragé, plutôt que forcé, à mener des recherches pertinentes pour le Nord de l'Ontario. En fait, le doyen associé a dit clairement que toute recherche effectuée par le corps professoral de l'EMNO dans le Nord de l'Ontario était par définition de la recherche faite par et pour le Nord de l'Ontario, peu importe le sujet (EMNO 2005f). Cette large définition satisfaisait le corps professoral (et l'objectif de l'EMNO de veiller au respect de la liberté universitaire).

La bibliothèque est un élément crucial de toute école de médecine. À l'EMNO, le Centre de ressources pour l'information sur la santé s'est inspiré de l'expérience de son prédécesseur et homologue au PMNO, la Bibliothèque virtuelle du Nord de l'Ontario. Les deux ont été conçus afin de fournir une gamme de ressources électroniques ainsi que les textes nécessaires pour les recherches menées par les étudiants, les résidents, les médecins et le corps professoral, de même que pour l'enseignement et l'apprentissage dans tout le Nord de l'Ontario. De la documentation appropriée pour la formation et la recherche médicales dans le Nord a été commandée, notamment des documents intéressant les Autochtones et les francophones. (EMNO 2005b).

L'INVESTISSEMENT COMMUNAUTAIRE – LA CAMPAGNE DE FINANCEMENT DE BOURSES

L'EMNO a également établi des liens avec les collectivités de tout le Nord de l'Ontario, qu'elle a encouragées à assumer une imputabilité sociale envers ses étudiants en médecine en alimentant un fonds de bourses. Des comités communautaires séparés ont été créés dans des villes comme North Bay, Parry Sound, Sault Ste. Marie et Timmins. Cette mobilisation de fonds communautaires s'imposait à cause de la décision de l'Ontario, prise à la fin des années 1990, de laisser les droits de scolarité des écoles professionnelles grimper à un niveau très élevé, soit à environ 15 000 $ par an. Étant donné que l'EMNO essayait d'attirer des candidats du Nord et des régions rurales, qui avaient moins de ressources que ceux du Sud, un fonds de bourses était essentiel. D'ailleurs, la nécessité d'un fonds de bourse a été le premier sujet de conversation de la première réunion du corps professoral sur le campus Ouest, en août 2004. Le conseil d'administration de l'École a répondu à ce besoin en instaurant un comité de mobilisation de fonds qui a travaillé en collaboration avec les universités hôtes. Un vaste éventail de particuliers et de groupes ont versé des contributions : municipalités, entreprises du Nord, syndicats, clubs Lions, particuliers, corps professoral et personnel de l'EMNO, associations des anciens d'universités, médecins du Nord (à la fois à titre individuel et collectif) et, bien entendu, des compagnies pharmaceutiques internationales. Le gouvernement provincial a versé la contrepartie de ces dons. À la clôture de la campagne, en avril 2006, le fonds de bourses avait amassé 13 millions de dollars (probablement moins que ce qui était nécessaire pour accorder des bourses à tous les étudiants qui en auraient besoin pendant les quatre années du programme). Un exemple intéressant de groupe communautaire est le Club Richelieu du Moyen-Nord, qui a créé une bourse pour les étudiants en médecine francophones. M. Allaire, de l'Université Laurentienne, a expliqué que, étant donné la forte population francophone du Nord de l'Ontario, il était normal d'avoir davantage de médecins francophones. C'est pourquoi la Bourse Richelieu a été désignée comme une bourse pour les francophones (EMNO s.d. [b]).

IMPUTABILITÉ SOCIALE ET GOUVERNANCE

La dernière section de ce chapitre porte sur l'imputabilité sociale et la gouvernance. Comme il en a été question dans le chapitre 8, l'EMNO est unique par sa structure de gouvernance, étant la faculté de médecine de deux universités. À d'autres égards, elle est traditionnelle. Elle possède une structure bicamérale, c.-à-d., un conseil de l'enseignement, qui s'occupe des études, et un conseil d'administration, qui s'occupe du fonctionnement.

Le texte constitutif du conseil de l'enseignement précise que ses délibérations et décisions doivent tenir compte du fait que l'accent principal est mis sur la satisfaction des besoins individuels des étudiants et des besoins de santé de la population du Nord de l'Ontario (EMNO 2007b). Deux places y sont réservées à des professeurs autochtones et au moins quatre des dix-huit professeurs élus doivent être francophones. Comme les membres du corps professoral à plein temps des divisions des sciences médicales et humaines sont anglophones, quatre des douze professeurs cliniciens élus doivent être francophones. De surcroît, la composition du conseil de l'enseignement doit représenter également le Nord-Est et le Nord-Ouest de l'Ontario.

Le conseil d'administration a aussi une imputabilité sociale au chapitre de sa composition et il compte des membres nommés par des municipalités, le gouvernement provincial, des groupes autochtones et un groupe francophone. Des représentants de divers cercles médicaux et de la santé y siègent également. Son but, qui est de répondre aux besoins de la population du Nord de l'Ontario, rejoint celui du conseil de l'enseignement.

L'imputabilité sociale de l'École passe aussi par son engagement envers la liberté universitaire. Les écoles de médecine du Canada ont été témoins de plusieurs cas ayant fait les manchettes internationales qui concernaient la liberté universitaire et l'influence indue de compagnies pharmaceutiques et d'autres intérêts empêchant les professeurs et les chercheurs de communiquer leurs résultats à la communauté universitaire et au grand public. Dans une mesure sans précédent, le conseil d'administration de l'EMNO a convenu de joindre à son texte constitutif une annexe intitulée *Academic Freedom and Integrity of Research*, qui donne clairement la priorité aux intérêts de la société (et des patients) à divers égards, notamment en ce qui a trait au financement de la recherche, à la libre expression et à la liberté de publier des résultats (EMNO 2006a). Le conseil et l'association du corps professoral nouvellement accréditée ont fait de cette annexe le fondement d'un article sur la liberté universitaire figurant dans la première convention collective négociée en 2006 (EMNO 2006f). L'Association canadienne des professeures et professeurs d'université a par la suite mis en lumière cet article de la convention collective dans un numéro de *L'actualité en négociation* portant sur la liberté universitaire et diffusé à toutes les associations de professeurs du Canada (ACPPU 2007). Ce geste visant à établir une norme élevée de liberté universitaire a révélé l'engagement de l'EMNO envers l'imputabilité sociale dans l'environnement universitaire.

La structure de gestion de l'EMNO a subi plusieurs changements. Un document de septembre 2004 cite trois instances : le comité exécutif, le groupe de la haute direction et le groupe de direction de l'enseignement. Ce dernier devait comprendre tous les directeurs d'unités d'enseignement. À l'automne 2004, le comité exécutif a fusionné avec le groupe de la haute direction et le groupe de direction de l'enseignement pour former le groupe de la haute direction, qui est uniquement un groupe de gestion et ne compte aucun professeur ou bibliothécaire occupant des fonctions de direction qui ne soient pas également gestionnaires (y compris, par exemple, le directeur de l'évaluation). Le groupe de la haute direction a répondu à une demande du Groupe témoin autochtone d'inclure deux aînés autochtones qui ont commencé à participer à ses réunions en janvier 2006. L'EMNO a donc diffusé le 2 mai 2006 un communiqué indiquant que des aînés s'étaient joints au groupe de la haute direction pour fournir des conseils et un point de vue autochtone sur les activités de l'EMNO (EMNO 2006c).

Le conseil d'administration et le conseil de l'enseignement ont publié de nombreux énoncés des principes directeurs et des orientations stratégiques, dont beaucoup ont des objectifs liés à l'imputabilité sociale. L'énoncé de la vision et de la mission de la période allant de 2005-2006 à 2008-2009 indique par exemple que l'EMNO « recrutera des étudiants qualifiés qui se passionnent pour la vie, le travail et le service dans les collectivités rurales et du Nord » et qu'elle « veillera à protéger la liberté universitaire ». De plus, l'École « encouragera une culture qui englobera tout le monde et répondra aux besoins de tous dans les milieux médicaux, les communautés du Nord, les communautés rurales et les communautés autochtones et francophones ».

Le plan stratégique de l'EMNO pour 2006 à 2009 comporte trois orientations stratégiques, dont la deuxième est l'imputabilité sociale. Il précise que l'École continuera d'établir des relations avec toutes les communautés (autochtones, francophones, rurales), les cliniciens et d'autres fournisseurs de soins, des hôpitaux, des centres de santé, les deux universités, les trois ordres de gouvernement, les médias et d'autres écoles de médecine. L'imputabilité sociale fait aussi partie des autres orientations stratégiques. Par exemple, selon la première orientation stratégique, qui est la responsabilité universitaire, l'EMNO sera socialement imputable et comptera sur le corps professoral en milieu communautaire (qui, selon ce que Geoffrey Hudson a appris dans une réunion de division en 2006, exclut en permanence les professeurs à plein temps embauchés et vivant maintenant avec leur famille à Thunder Bay et à Sudbury).

Le plan stratégique comprend également des initiatives, dont une consiste à accroître l'engagement des communautés francophones, autochtones, rurales et éloignées, en partie par l'augmentation du nombre de visites afin d'établir des relations avec des groupes communautaires. Une autre initiative vise à accroître l'engagement des communautés francophones, autochtones, rurales et éloignées, ainsi qu'à établir une structure (un réseau) qui intensifie l'intervention de la communauté locale dans les aspects éducationnels et administratifs de l'École. Une autre initiative encore a pour objet d'établir et de développer un réseau de groupes locaux de l'EMNO dans chaque collectivité. L'École veut également élaborer et mettre en œuvre des programmes d'enrichissement au niveau secondaire visant particulièrement les élèves des écoles secondaires des collectivités autochtones, francophones, éloignées et rurales (EMNO 2006h).

Le conseil de l'enseignement a établi en 2006 une série de principes, dont plusieurs traitent de points liés à l'imputabilité sociale. L'un de ces principes porte sur l'orientation communautaire, qui est définie comme la compréhension conceptuelle et pragmatique de la dynamique des collectivités du Nord, et la création de partenariats efficaces durables entre toutes les communautés du Nord et l'EMNO.

CONCLUSION

Où se situe l'EMNO par rapport aux définitions internationale et canadienne de l'imputabilité sociale, à la documentation et aux activités relatives à la formation médicale socialement imputable? Il arrive que des objectifs en matière d'imputabilité sociale soient définis sans que le corps professoral qui doit les exécuter ait été convenablement consulté. Par exemple, le plan stratégique de l'EMNO comporte l'engagement d'élaborer un plan et de financer un centre d'excellence en recherche axé sur la santé des Autochtones. Cet objectif a surpris les deux professeurs à plein temps sur la voie de la permanence qui effectuaient de la recherche sur les Autochtones dans le Nord de l'Ontario quand ils en ont entendu parler lors d'une séance de réflexion de la division, au milieu de 2006. Cette situation révèle un clivage entre le corps professoral à plein temps et le conseil d'administration (EMNO 2006h). Il est indubitable que l'imputabilité sociale guide l'École, en ce sens que sa raison d'être est de satisfaire les besoins du Nord de l'Ontario et qu'elle s'est efforcée, avec grand succès, de mener des consultations et d'intégrer ces besoins et préoccupations perçus dans sa gouvernance, son programme d'études et ses activités de recherche. Ces besoins et préoccupations sont complexes et parfois contradictoires. Il est impossible de satisfaire tout le monde et, comme le laisse entendre la documentation, tout organisme engagé dans ces activités doit éviter de glisser dans l'isolement et la récrimination mutuelle des différents secteurs en cause. Par exemple, même si l'EMNO a exprimé très clairement à la communauté francophone les contraintes concernant la prestation d'un programme de médecine en français, l'absence de ce programme en français demeure une source de tensions. Ce conflit perdurera probablement, étant donné les préoccupations de longue date existant en Ontario au sujet de la prestation de services en français et en anglais. Ce qui est évident, c'est que l'EMNO a dit clairement à la communauté francophone qu'il est impossible de répondre à son souhait avec le mandat et les ressources que le gouvernement de l'Ontario lui a attribués. Et, en bout de ligne, l'imputabilité sociale doit être assujettie aux besoins de la population exprimés par ses représentants à l'Assemblée législative. Le gouvernement a le dernier mot sur le financement public et l'administration de la formation médicale et des services de santé.

L'EMNO est un exemple de liberté universitaire dans le contexte des écoles de médecine. Cependant, pour tout ce qui touche l'imputabilité sociale envers les régions rurales et éloignées, elle doit accorder davantage d'attention aux préoccupations de Thunder Bay et de Sudbury.

Les séances d'apprentissage en milieu communautaire sont importantes car elles encouragent les étudiants à apprendre les valeurs fondamentales de la guérison et à se soucier de l'être humain dans l'exercice de la médecine. La base de données de l'Association des facultés de médecine du Canada révèle que beaucoup d'écoles de médecine ont incité des étudiants à entreprendre librement des activités dans des communautés (activités axées sur des services grandement nécessaires) (AFMC s.d. [b]). L'imputabilité sociale n'est pas seulement le fait de l'établissement; elle concerne aussi les diplômés, les futurs médecins. À ce stade, l'EMNO n'a pas encore vu beaucoup d'initiatives prises par les étudiants en ce domaine, l'accent étant mis sur la création et la gestion descendantes du programme d'études. Un des nombreux autres défis pour l'EMNO est de permettre à ses étudiants et futurs anciens d'influer sur le contexte, les incitatifs et la culture des sociétés dans lesquelles ils s'instruisent, exercent et font de la recherche.

10
Au-delà de l'EMNO – Des leçons pour les autres

GEOFFREY TESSON ET ROGER STRASSER

INTRODUCTION

Au moment d'aller sous presse, plus de sept ans s'étaient écoulés depuis que le gouvernement de l'Ontario avait annoncé la création de l'École de médecine du Nord de l'Ontario, en mai 2001. Chaque étape de cet avènement, depuis la décision elle-même jusqu'à l'embauche du doyen fondateur, en passant par la construction des édifices, l'élaboration du programme d'études, l'arrivée du premier groupe d'étudiants sur les campus, les premières visites liées à l'agrément et la première collation des grades, a été une occasion de célébrer et a renforcé le sentiment que, malgré le scepticisme général, l'approche utilisée pour créer une école de médecine était en fait valable. Mais le temps met aussi ces sentiments de satisfaction en perspective. Le moment est bien choisi pour réfléchir et pour prendre du recul afin de voir les leçons que l'on peut tirer de tout ceci. Dans une certaine mesure, l'EMNO représente une expérience d'adaptation de la formation médicale pour répondre aux besoins d'une population culturellement et économiquement diversifiée, disséminée sur plus d'un million de kilomètres carrés. Elle offre aussi des leçons sur la façon de remanier avantageusement l'ensemble de compétences des médecins et leurs relations avec d'autres professionnels de la santé. Cette expérience devrait être instructive pour beaucoup d'autres régions qui envisagent de nouveaux moyens d'offrir à des populations dispersées les soins dont elles ont besoin.

CARACTÈRE UNIQUE DES ÉCOLES DE MÉDECINE

Avant d'entreprendre l'analyse, il convient peut-être de réfléchir au caractère spécial des facultés de médecine. Les programmes de formation médicale, même s'ils sont basés dans les universités, comptent beaucoup sur l'apprentissage clinique dans des cadres comme les hôpitaux, les cabinets médicaux et les cliniques communautaires qui se trouvent en dehors des universités. Ces ressources sont coûteuses et exigent, dans presque tous les pays, d'énormes subsides gouvernementaux. Par conséquent, la décision de créer une école de médecine doit s'accompagner d'un engagement du gouvernement concerné à financer les importantes composantes cliniques du programme. Aucun autre aspect de l'activité universitaire ne dépend autant de l'approbation gouvernementale directe.

En raison de cet important rôle du gouvernement, une grande partie de l'énergie nécessaire au démarrage d'une nouvelle école de médecine doit, pour le meilleur ou pour le pire, être dépensée sur la scène politique. Il serait souhaitable qu'une chose aussi importante sur le plan social que la création d'une école de médecine découle d'une vision détaillée de la façon dont les soins nécessaires pourraient être prodigués, par des moyens inédits et originaux, dans une vaste région insuffisamment desservie. En fait, tel était le souhait d'un grand nombre d'intervenants clés, surtout dans le milieu médical. Toutefois, la dynamique du processus décisionnel politique lui-même n'est pas toujours le reflet de cette vision ou alors, il s'agit d'un reflet tronqué. Cependant, sans politique, aucune nouvelle école ne serait créée. Pourtant, une fois la décision prise, la porte est ouverte pour la créativité et l'imagination. L'évolution de la vision de l'EMNO a été un processus itératif dans lequel le doyen fondateur et les dirigeants de l'enseignement et de la recherche ont avancé en communiquant avec des groupes communautaires, avec le corps professoral clinique qui se formait et enfin, avec les étudiants. Notre analyse comporte donc deux parties : 1) la décision de créer l'École et 2) l'exécution de cette décision.

DÉCISION DE CRÉER UNE NOUVELLE ÉCOLE

La création de l'EMNO s'est échelonnée dans le temps. Chaque étape a posé les jalons des développements subséquents. La première a fait appel à la création de stages cliniques dans le Nord pour les étudiants du premier cycle et les étudiants de niveau postdoctoral des écoles de médecine existantes, ainsi qu'à l'établissement d'organisations relativement indépendantes pour l'administration de ces programmes. Une fois sur pied, ces organisations indépendantes ont servi à l'élaboration d'autres programmes. La deuxième étape a débuté avec la reconnaissance, dans le rapport McKendry, des graves pénuries de médecins, surtout dans les régions rurales et du Nord de l'Ontario (McKendry 1999). Elle s'est terminée avec l'élaboration de la proposition d'une école de médecine pour le Nord (NORMS Liaison Council 2000). À la troisième étape, il a fallu choisir entre la création d'un programme dans le Nord qui serait un satellite des écoles de médecine existantes, comme le recommandait le groupe d'experts du gouvernement (Ontario 2001), et la création, à partir de rien, d'une toute nouvelle école distincte. À la quatrième étape, après que le gouvernement se fût engagé dans la création d'une nouvelle école, il a fallu élaborer un plan de mise en œuvre et prendre des décisions sur la gouvernance et sur l'emplacement de l'école. Enfin, il restait à bâtir le programme lui-même, embaucher le corps professoral et le personnel administratif, élaborer le programme d'études et admettre la toute première classe d'étudiants.

Analyses des politiques

Quelles étaient les considérations politiques derrière la décision de créer une nouvelle école? Il y a tout d'abord le lien démontré entre le bassin de médecins et le nombre de places financées dans les écoles de médecine de la province. En effet, on attribue souvent l'actuelle pénurie de médecins à la réduction des inscriptions dans les écoles de médecine en 1993, suivant les conseils d'un rapport de Barer et Stoddart (1991); toutefois, comme les mêmes auteurs le soulignent, bien d'autres facteurs entrent en ligne de compte dans cette pénurie, maintenant largement reconnue (Stoddart et Barer 1999). Le rapport de Robert McKendry (1999), qui a déclenché le mouvement en faveur de la création de l'école de médecine dans le Nord de l'Ontario, a également souligné la complexité de la question du bassin de médecins, en insistant notamment sur la nécessité de tenir compte de facteurs comme les types de services fournis par les médecins, le nombre d'heures qu'ils travaillent par semaine et la structure par âge des médecins en exercice. Le rapport a néanmoins conclu que la pénurie provinciale est exacerbée dans les régions rurales du Nord à cause de la mauvaise répartition des médecins (McKendry 1999). Le groupe d'experts du gouvernement, formé pour examiner le rapport McKendry et d'autres données pertinentes, a largement approuvé les conclusions du rapport sur deux grands sujets d'intérêt pour le Nord : 1) l'existence en Ontario d'une pénurie générale de médecins à laquelle se greffait une mauvaise répartition, ce qui créait une insuffisance de services dans les régions rurales et du Nord; 2) la réponse à long terme à ce problème réside dans la modification du mode de formation des médecins : « [TRADUCTION] Selon l'expérience dans d'autres régions, les médecins ruraux n'apparaissent pas spontanément; il faut les entourer, les encourager et les former. Par exemple, les médecins sont plus susceptibles de choisir d'exercer dans des régions rurales, éloignées ou insuffisamment desservies s'ils viennent de régions rurales, suivent une partie importante de leur formation dans des régions rurales et éloignées, et participent à un modèle spécial de formation en milieu rural » (Ontario 2001, p. 6).

Le rapport McKendry et celui du Groupe d'experts divergeaient cependant sur un point important. McKendry recommandait la création, dans le Nord de l'Ontario, d'une nouvelle école de médecine qui aurait pour mandat de préparer ses étudiants à exercer dans les milieux ruraux et du Nord. Le Groupe d'experts a adopté une approche plus prudente en recommandant la décentralisation des composantes des écoles de médecine existantes afin de créer des campus de formation clinique dans les régions insuffisamment desservies, et en ajoutant la perspective attrayante de nouvelles écoles de médecine potentielles dans un avenir lointain : « [TRADUCTION] Quand la capacité d'offrir une formation médicale en milieu rural aura été établie, le système aura les moyens de créer au besoin des écoles de médecine rurales autonomes » (Ontario 2001, p. 6). Sur le plan politique général, cette différence pouvait avoir l'air d'une nuance, mais elle a eu l'effet d'une gifle sur les gens du Nord, qui s'attendaient à avoir leur propre école. Apparemment, c'est la politique, plutôt qu'une analyse plus approfondie, qui semble avoir convaincu le gouvernement de prendre une mesure plus audacieuse.

Facteur politique

La décision de créer une nouvelle école de médecine revêt une importance financière suffisante pour ne pas découler simplement d'un examen administratif. Il s'agit nécessairement d'une décision politique et, à ce titre, les processus d'influence politique et de persuasion pèsent dans la balance. Comme il en a été question dans le chapitre 1, les pressions exercées en faveur de la nouvelle école ont principalement été le fait des maires du Nord. Quand le rapport McKendry a soulevé la possibilité d'une nouvelle école dans le Nord, les maires des cinq grandes villes du Nord l'ont appuyée à l'unisson. La chose n'est peut-être pas extraordinaire, mais il faut la voir dans le contexte de la politique régionale.

Le Nord de l'Ontario est un immense arrière-pays, de la taille de la France et de l'Allemagne réunies. La majorité de la population de l'Ontario et de l'infrastructure connexe est concentrée dans le Sud, alors que l'économie du Nord repose largement sur les ressources (exploitation forestière et minière) et est tributaire des caprices des marchés des produits mondiaux. Les villes du Nord qui ont besoin d'aide pour bâtir une infrastructure fort nécessaire se trouvent à la merci d'un appareil politique dont le siège se trouve dans le Sud, et à ce titre, se considèrent comme des rivales, non pas par manque de générosité, mais plutôt parce qu'elles se font concurrence pour l'obtention de ressources rares. Ce fut donc un moment mémorable lorsque les dirigeants municipaux du Nord ont fait front commun devant le gouvernement et ont obtenu une audience.

Le gouvernement a accueilli favorablement le projet d'école de médecine dans le Nord, pour plusieurs raisons. Au début de son mandat, le gouvernement conservateur de Mike Harris s'était fait une réputation de « dur » après avoir réduit les dépenses du secteur public, notamment pour les universités. Cependant, son mandat tirait à sa fin, la situation financière s'améliorait et le gouvernement cherchait, comme le font tous les gouvernements dans ces circonstances, des projets susceptibles d'avoir un attrait électoral. Dans ses relations avec le secteur postsecondaire, le gouvernement avait adopté la position selon laquelle les universités de la province ne répondaient pas aux besoins provinciaux en matière de ressources humaines. Ce nouveau projet présentait l'attrait de combler un besoin très précis auquel les universités n'avaient pas très bien répondu, comme cela était largement admis. Il convient d'ajouter que le premier ministre lui-même venait du Nord et qu'on le croyait donc plus susceptible d'être attentif aux besoins de sa région. Les autres grands partis politiques de l'Ontario, à savoir, le Parti libéral et le Nouveau parti démocratique, appuyaient aussi la création de la nouvelle école. Et, quoique leur soutien ne soit pas entré en ligne de compte pour convaincre le gouvernement, c'était un signe de la popularité générale de cette mesure. Ce soutien était particulièrement important, puisque le Parti libéral a remporté les élections suivantes et a par la suite accordé le financement à long terme de l'école.

Rôle du gouvernement fédéral

Au Canada, la santé et l'enseignement postsecondaire sont de compétence provinciale, bien que partiellement financés par des paiements de transfert du gouvernement fédéral. C'est pourquoi la majorité des pressions visaient le gouvernement provincial. Néanmoins, même si son rôle était réduit, le gouvernement fédéral était plus qu'un simple spectateur. L'expansion des écoles de médecine du Canada dans les années 1970, qui a vu la création de nouvelles facultés de médecine à l'université McMaster, à l'université de Calgary, à l'université Memorial et à l'Université de Sherbrooke, a bénéficié d'un important financement direct du gouvernement fédéral, parce que ce dernier avait une responsabilité générale en matière de santé au Canada. Depuis, la dynamique des relations fédérales-provinciales a changé, et les provinces préfèrent généralement à l'intervention directe l'aide du gouvernement fédéral sous la forme de paiements de transfert accrus.

Quoi qu'il en soit, à l'époque du projet d'école dans le Nord, le ministère fédéral responsable de la santé (Santé Canada), dont le ministre Allan Rock avait la responsabilité, s'intéressait activement aux questions liées à la santé dans les régions rurales. En 1998, le Bureau de la santé rurale, dirigé par le Dr John Wootton, défenseur de longue date des médecins ruraux, a été établi. Le ministre Rock et le Dr Wootton se sont tous deux rendus dans le Nord de l'Ontario pour offrir des encouragements, tout en prenant garde de ne pas mettre les pieds dans un domaine de compétence provinciale. L'aide concrète à la réalisation du projet a pris la forme d'une subvention de FedNor (organisme d'Industrie Canada responsable du développement économique régional).

Intervention communautaire

L'élan politique est né en partie de l'intérêt et de l'enthousiasme très marqués que suscitait ce projet dans le Nord. Des collectivités qui s'efforçaient en vain depuis longtemps d'attirer et de retenir des médecins de famille pouvaient facilement comprendre les buts de ce projet, qui promettait d'apporter une solution durable à leurs problèmes. C'est là l'un des avantages que présente un modèle de formation clinique distribué en milieu communautaire. Nombre de celles-ci, qui se sentaient auparavant aliénées du corps médical, pouvaient réellement espérer la présence d'une école de médecine, et ont donc éprouvé un sentiment d'appartenance et de fierté à l'endroit du projet. En fait, cette puissante association des collectivités du Nord avec les buts de l'EMNO a beaucoup alimenté les démarches politiques qui ont permis de créer l'École. Différentes villes ont été en mesure de surmonter leurs rivalités régionales traditionnelles parce qu'elles pouvaient voir que l'école ne profiterait pas seulement à une seule ville, mais à chacune. C'est ce qui a cimenté la coalition des maires et qui explique aussi le tollé suscité par le gouvernement dans sa première annonce, lorsqu'il a déclaré que l'école serait implantée à Sudbury.

Capacité grandissante

Pendant une trentaine d'années avant la création de l'EMNO, les stages cliniques d'étudiants d'écoles de médecine établies n'avaient cessé d'augmenter dans le Nord de l'Ontario. En 1991, l'université McMaster, dans le Nord-Ouest, et l'Université d'Ottawa, dans le Nord-Est, avaient créé des programmes complets de résidence en médecine familiale de deux ans dans lesquels les résidents effectuaient la totalité de leur formation dans des environnements cliniques du Nord de l'Ontario. Le but de ces programmes était de préparer les diplômés à exercer dans le Nord en optimisant leur exposition aux cadres cliniques de cette région pendant leur formation clinique. Ces programmes ont été très fructueux. Une étude portant sur les lieux d'exercice des diplômés de l'Ontario qui avaient participé au programme du Nord-Ouest, même pendant aussi peu qu'un mois, a montré qu'ils étaient sept fois plus susceptibles de s'installer dans le Nord-Ouest de la province que leurs collègues qui n'y étaient pas allés (McCready et coll. 2004). Le suivi des diplômés du programme subséquent de médecine familiale de deux ans a révélé un taux impressionnant de 67,5 p. 100 qui avaient opté pour l'exercice en milieu rural ou dans le Nord (Heng et coll. 2007).

Ces programmes cliniques du Nord ont pavé la voie à la création de l'EMNO à trois égards importants. Premièrement, ils ont mis à contribution un nombre croissant de médecins du Nord à titre de précepteurs dans la formation médicale (dans le chapitre 4, John Mulloy rend compte de l'enthousiasme de ces pionniers dans leur rôle de mentors). Deuxièmement, ces programmes ont nécessité l'établissement d'une infrastructure administrative à Thunder Bay et à Sudbury afin de gérer la logistique de plus en plus complexe. Troisièmement, leur succès, non seulement pour offrir un enseignement de qualité, mais également pour recruter des diplômés qui exerceraient dans le Nord, a suscité un indubitable sentiment de fierté régionale et a constitué un facteur important quand il a fallu convaincre le gouvernement provincial de la valeur de la formation médicale distribuée.

Retombées économiques

Une importante considération dans l'édification d'une nouvelle école de médecine est son effet sur l'économie. Une étude sur les retombées économiques d'établissements clés du secteur de la santé dans la région de Sudbury menée avant la création de l'EMNO a révélé que ces établissements assuraient plus de treize mille emplois et produisaient des retombées nettes de près de cinq cents millions de dollars par an (McKracken et coll. 2001). Les retombées économiques de l'école proposée n'ont pas été évaluées, mais il est fort probable qu'elles seront considérables, surtout pour les deux villes hôtes.

Une étude récente des incidences économiques des cent vingt-cinq écoles américaines agréées et de leurs hôpitaux d'enseignement laisse entendre que chaque dollar dépensé pour une école de médecine ou un hôpital d'enseignement génère 1,30 $ quand il est consacré de nouveau à d'autres entreprises ou personnes. Les retombées totales de toutes les écoles américaines sont évaluées à 451,6 milliards de dollars (AAMC 2007). Indubitablement, une certaine anticipation des effets économiques d'une nouvelle école de médecine dans le Nord de l'Ontario a joué pour beaucoup dans l'enthousiasme de la population pour le projet. Et il est à peu près certain qu'elle est entrée en ligne de compte dans le solide soutien des dirigeants communautaires et des chefs d'entreprise. Par exemple, des chefs d'entreprises ont fait remarquer que l'investissement du gouvernement dans une nouvelle école de médecine était un témoignage de confiance dans l'avenir de la région et qu'en outre, la présence de l'École faciliterait le recrutement de personnel très qualifié dans le Nord de l'Ontario.

LEÇONS APPRISES

Facteurs multiples

Avec le recul, il est difficile de mettre le doigt sur un facteur unique qui aurait pu être déterminant dans la décision de créer l'EMNO. Les données sur les pénuries de médecins ruraux et du Nord, ainsi que les preuves apportées par d'autres expériences fructueuses en formation médicale en milieu rural (comme le programme WWAMI de l'université de Washington, le nouveau programme de l'université James Cook et le Parallel Rural Community Curriculum de l'université Flinders) ont certainement mis le besoin en évidence (Tesson et coll. 2006), mais ils n'ont pas dicté la solution. Les facteurs politiques étaient aussi importants. Sans la volonté des élus municipaux à prendre le dossier en main et celle du gouvernement provincial à y donner suite, rien n'aurait pu se produire. De toute évidence également, l'histoire des stages cliniques dans le Nord a posé des jalons en créant un réseau de médecins enseignants intéressés et enthousiastes de toute la région, de même que la structure administrative de soutien. La présence de ce réseau et le succès substantiel de ces programmes ont certainement donné une importante crédibilité à la capacité de la région de se lancer dans des projets plus ambitieux. Cependant, aucun de ces facteurs n'a été décisif.

Importance de la collaboration

Ce qui a fait la différence, malgré tout, a été la capacité de collaborer des divers organismes (réseaux de médecins, municipalités, organismes autochtones, universités et hôpitaux) afin de saisir l'occasion que présentaient le besoin démontré et l'attention du gouvernement. Rien de cela n'était évident au début. Quand les programmes de résidence en médecine familiale du Nord ont été établis, dans les années 1990, le gouvernement a financé la construction d'édifices des sciences de la santé sur les campus des universités Lakehead et Laurentienne. Cependant, les programmes étaient gérés de façon plutôt indépendante des universités, c.-à-d., celles qui les parrainaient pour l'enseignement (l'Université d'Ottawa et l'université McMaster) et celles qui les hébergeaient (l'université Lakehead et l'Université Laurentienne). Les relations entre les universités et leurs municipalités hôtes constituent souvent, au mieux, une cohabitation précaire « de la ville et de la toge », en partie à cause de leurs cultures décisionnelles très différentes. Pour défendre la cause de la nouvelle école de médecine, ces organismes devaient travailler en harmonie sans que l'un ou l'autre ne domine. Au début, le principal véhicule de collaboration a été le conseil de liaison de la Northern Rural Medical School, qui comptait tous les intervenants universitaires et les intervenants du secteur de la santé et qui a produit la proposition originale pour la NORMS (NORMS Liaison Council 2000). Quand le gouvernement a annoncé son intention de créer l'École, les projecteurs se sont braqués sur la scène politique, avec la création du Comité de gestion de la mise en œuvre de l'École de médecine du Nord. La capacité de ces groupes de promouvoir efficacement leur cause dépendait de la volonté des personnes concernées de laisser de côté leurs penchants institutionnels et de travailler ensemble à l'atteinte du but commun.

Les loyautés régionales, et surtout la rivalité traditionnelle entre Sudbury, dans le Nord-Est, et Thunder Bay, dans le Nord-Ouest, présentaient plus de défis que la territorialité institutionnelle. Il s'agit des deux plus grandes villes du Nord de l'Ontario; elles ont chacune leur université et chacune est un centre de services sociaux et de santé pour la région environnante. Aux yeux des Sud-Ontariens, et plus particulièrement aux yeux du gouvernement, ce sont des alliées naturelles, des voisines du Nord qui ont une culture et une raison d'être communes. En réalité, mille kilomètres les séparent et elles ont peu de points communs, sinon leur éloignement géographique du Sud urbain industrialisé.

Quand McKendry a lancé pour la première fois l'idée de l'EMNO, c'était un projet couvrant tout le Nord avec des campus à Thunder Bay et à Sudbury. On présumait qu'une proposition conjointe aurait bien plus de poids qu'une proposition de l'une ou l'autre région. Le comité de liaison, qui représentait à parts égales le Nord-Ouest et le Nord-Est, a présenté une proposition reflétant le modèle pan-nordique à deux campus. L'annonce par le gouvernement de son intention de financer un campus principal à Sudbury et seulement un satellite à Thunder Bay a déclenché une crise au sein du comité de liaison et réveillé d'anciennes hostilités. Même si on a fini par trouver une solution soigneusement élaborée (qui accordait un statut égal aux deux villes), le souvenir de ce que le Nord-Ouest a indubitablement ressenti comme une trahison continue de couver sous la surface. En réalité, une école de médecine qui cherche à répartir un grand nombre de ses fonctions dans différents centres d'un territoire aussi vaste que le Nord de l'Ontario ne peut que régler constamment des questions de favoritisme éventuel à l'égard d'un centre ou d'un autre, ce qui n'est pas nécessairement mauvais. En fait, une école de médecine conçue pour répondre aux besoins des collectivités peut s'attendre à des tensions car elle est tiraillée par des demandes concurrentielles. L'essentiel est de s'efforcer de maîtriser les tensions afin qu'elles ne deviennent pas néfastes pour l'école dans son ensemble.

Campus autonomes ou satellites – Un modèle unique ne convient pas à tous

Dans un article récent portant sur l'applicabilité des modèles australiens de formation médicale en milieu rural au contexte européen, Richard Hays (2007) fait remarquer que, sans aller jusqu'à établir des écoles autonomes, il existe des mesures permettant de revigorer en grande partie l'exercice en milieu rural. Pour la population du Nord de l'Ontario, il était extrêmement important d'obtenir sa propre école dès le début plutôt qu'un modèle embryonnaire qui serait (ou ne serait pas) autonome dans un avenir indéterminé. Le résultat final a été la liberté de créer une école spécialement conçue en fonction de son mandat régional, caractéristique qui la rend si unique. Il faut cependant reconnaître que des modèles de satellites ont obtenu d'excellents résultats ailleurs (Tesson et coll. 2005) et que les régions insuffisamment desservies n'ont pas toutes nécessairement besoin d'une école autonome. La taille et la répartition de la population à servir ainsi que la disponibilité d'une masse critique de médecins qui constituera la base du corps professoral clinique constituent un facteur déterminant. Quel que soit le modèle, il est important d'avoir assez de contrôle sur le processus d'admission pour pouvoir améliorer le recrutement de brillants jeunes de la région à servir et d'offrir autant d'expérience clinique dans la région que le permet le système.

MISE EN ŒUVRE

Après l'exaltation causée par l'annonce du gouvernement dans le Nord, on a pris conscience de l'énorme tâche à accomplir pour créer un programme de qualité qui devait atteindre trois buts. Premièrement, il devait répondre à des normes d'agrément rigoureuses; deuxièmement, il devait produire davantage de médecins pour les régions rurales et du Nord; troisièmement, surtout, il devait incorporer une nouvelle vision des soins qui représenterait une utilisation plus efficace des ressources pour répondre aux problèmes de santé du Nord de l'Ontario et d'autres régions semblables. Et il fallait accomplir tout cela dans un délai très serré, dicté par les attentes politiques et publiques. La première priorité était la recherche d'un doyen fondateur pour diriger le processus universitaire et ainsi signaler la transition entre les questions liées à la politique et au financement et celles qui avaient trait à la qualité du programme d'études et de l'enseignement. La détermination de la structure de gouvernance de la nouvelle école était une question tout aussi importante.

Gouvernance

La conception de la structure de gouvernance de l'École a posé quelques problèmes particuliers. Deux points importants devaient être résolus. Premièrement, il y avait dans le Nord deux universités – la Laurentienne, à Sudbury, et Lakehead, à Thunder Bay – de taille relativement égale et offrant chacune un éventail de programmes qui en faisaient des candidates viables pour héberger une faculté de médecine. Deuxièmement, comment organiser la gouvernance de l'école afin qu'elle soit bien adaptée aux collectivités qu'elle devait servir?

La structure de gouvernance de l'EMNO est traitée en détail dans le chapitre 8. Il suffit ici de souligner qu'elle règle non seulement le problème de la reddition de comptes à deux universités, mais qu'elle donne également à la communauté une plus grande voix au chapitre que ce n'est habituellement le cas. En essayant de satisfaire la nécessité largement reconnue d'assortir la formation médicale d'une plus grande imputabilité sociale (OMS 1995; Santé Canada 2001), beaucoup d'écoles de médecine ont nommé des instances consultatives pour les guider, mais celles-ci ont rarement une autorité réelle. Le conseil de l'EMNO possède un pouvoir réel pour la gestion des affaires de l'École; celle-ci répond donc mieux aux besoins de la région servie que ne le font habituellement les écoles de médecine.

Constitution du corps professoral

Les concepteurs d'un nouveau programme de formation médicale sont aux prises avec le « dilemme de l'oeuf et de la poule ». La première priorité est d'avoir un programme d'études répondant à des normes d'agrément rigoureuses et un corps professoral pour le dispenser. Cependant, afin de bâtir un programme d'études, il faut avoir un doyen et une équipe professorale pour faire le travail. En outre, il faut obtenir l'agrément provisoire avant d'inviter les étudiants à présenter une demande d'admission; dans les faits, cela signifie qu'il faut accomplir tout cela au moins un an avant la date d'ouverture prévue. Le gouvernement provincial et les dirigeants municipaux, pressés de voir leurs initiatives porter fruit, insistaient pour que la date de démarrage soit proche. La recherche d'un doyen a débuté à l'échelle internationale en janvier 2002. Conformément au mandat nordique et rural proposé dans le modèle de la NORMS et approuvé dans le plan d'activités, il fallait un dirigeant ayant une grande expérience de la formation médicale en milieu rural. Le Dr Roger Strasser a été nommé en avril 2002. Par lien audio avec l'Australie, il a participé à la mise au point finale du plan de mise en œuvre au cours de l'été et est arrivé sur le campus pour occuper ses fonctions à plein temps en août 2002. Afin de respecter la date de démarrage annoncée par le gouvernement, c.-à-d., septembre 2004, le Dr Strasser devait recruter son équipe de direction de l'enseignement et de la recherche, produire un nouveau programme d'études à partir de rien et obtenir l'agrément provisoire en moins d'un an – une tâche presque impossible. Voyant l'immensité de la tâche et confortés par le fait que le processus était en bonnes mains et bien avancé, tout le monde, y compris le gouvernement provincial, a facilement accepté de repousser la date de démarrage en 2005.

Si l'enthousiasme avait conduit, dans la toute première planification, à sous-estimer le temps qui allait s'écouler entre la nomination du doyen fondateur et l'admission du premier groupe d'étudiants, il n'avait pas non plus été tenu compte de la difficulté de constituer une équipe de direction de l'enseignement et de la recherche appropriée (voir le chapitre 8). En rétrospective, les décisions prises durant cette période ont été cruciales car elles ont permis à l'EMNO d'atteindre ses buts, à savoir, non seulement respecter des échéances serrées pour l'agrément, mais aussi établir la nature novatrice de l'École. Certainement, le recrutement du Dr Strasser, qui avait joué un rôle central dans l'établissement de programmes de formation médicale en milieu rural en Australie, a fait en sorte que la vision d'un modèle distribué adapté aux besoins des collectivités du Nord demeure l'orientation dominante de l'École. Après sa nomination, le doyen a dû bâtir son équipe pratiquement seul, avec le soutien temporaire du Bureau des initiatives en santé de la Laurentienne et de comités spéciaux de sélection (constitué des personnes des deux campus et du milieu médical qui avaient le plus d'expertise en formation médicale). La tâche n'a pas été facile mais, mis à part les difficultés entourant certaines des premières nominations (voir le chapitre 8), l'École a pu attirer du personnel et des professeurs très qualifiés dont l'engagement envers sa vision et la volonté de travailler dans des échéances très serrées et dans une structure administrative encore incomplète était impressionnant. Le recrutement de membres du corps professoral à plein temps spécialisés en informatique éducationnelle, en santé des communautés autochtones, en histoire de la médecine et en santé des populations a matérialisé l'engagement à l'égard du mandat spécial de l'EMNO. Certains membres du personnel administratif ont été recrutés de l'extérieur et d'autres venaient de programmes de formation médicale existants dans le Nord-Ouest et le Nord-Est, mais toutes ces personnes se sont beaucoup dévouées pour assurer l'atteinte des buts de l'École.

Processus d'admission

Dès le départ, l'EMNO a décidé de créer un processus d'admission qui refléterait la composition sociale du Nord de l'Ontario, et surtout ses populations autochtone et francophone :

> « [TRADUCTION] Le mandat du comité des admissions de l'École est de refléter la démographie du Nord de l'Ontario dans le profil des classes de l'École de médecine… Le processus d'admission accorde la préférence aux candidats du Nord de l'Ontario et des régions rurales et éloignées du reste du Canada, ainsi qu'aux candidats autochtones et francophones. » (OMSAS 2007).

Le processus d'admission est décrit en détail dans le chapitre 5. Sa caractéristique la plus impressionnante est le taux élevé de demandes d'admission, comme on le voit dans le chapitre 7. Étant donné ce taux élevé, et surtout la forte proportion d'étudiants d'origine nordique et rurale, l'EMNO a pu respecter son engagement de refléter le profil démographique du Nord, tout en maintenant des normes élevées de rendement scolaire, comme en témoigne la moyenne pondérée cumulative de la première classe, qui était de 3,69 sur une échelle de quatre points.

Pour établir et maintenir ces normes, l'EMNO s'est inspirée des données provenant d'autres écoles ainsi que des commentaires importants des collectivités qu'elle sert. En raison du taux traditionnellement faible de demandes d'admission d'Autochtones dans les écoles de médecine canadiennes, l'EMNO a lancé une série d'initiatives visant à mieux faire connaître les carrières en médecine aux populations autochtones d'âge scolaire. De surcroît, elle a créé un sous-comité des admissions des Autochtones qui formule des recommandations pour les admissions dans le volet autochtone. Le comité des admissions compte beaucoup de représentants de la communauté, notamment des francophones et des Autochtones, et d'autres membres de la collectivité sont invités à participer à des jurys de sélection.

Élaboration d'un programme d'études pour les collectivités du Nord, rurales et éloignées

Comme nous l'avons déjà souligné, un des avantages d'une nouvelle école autonome est la liberté d'innover et de créer un programme adapté à son contexte et à son mandat. Même si, à l'origine, les pressions visant la création d'une nouvelle école reposaient sur la nécessité d'accroître le nombre de médecins dans le Nord, l'édification d'un nouveau programme d'études a donné lieu à la transformation de la réflexion sur les rôles en santé dans un environnement rural du Nord. Le chapitre 6 donne les détails sur l'élaboration du programme d'études, mais les caractéristiques suivantes méritent une attention particulière parce qu'elles donnent à l'École une longueur d'avance sur la voie promise dans la première proposition :

- Conformément au mandat d'imputabilité sociale de l'EMNO, la consultation des communautés du Nord, surtout autochtones et francophones, a représenté une partie importante du processus d'élaboration du programme d'études. Ce niveau de consultation a pris beaucoup de temps et il n'a pas toujours été possible

de tenir compte des besoins perçus de chaque communauté; il a toutefois rappelé aux concepteurs un principe fondamental de l'EMNO et a établi la légitimité du programme aux yeux de la population qu'il devait servir.
- Le mandat de servir le Nord se reflète également dans le contenu du programme d'études, axé sur les cinq thèmes autour desquels est organisé l'apprentissage dans chacune des années d'études : 1) la santé dans le Nord et les régions rurales, 2) les aspects personnels et professionnels de l'exercice de la médecine, 3) la santé sociale et de la population, 4) les fondements de la médecine, et 5) les compétences cliniques dans les soins de santé. Ainsi, les étudiants sont constamment exposés aux questions relatives à la prestation de services dans le Nord et les milieux ruraux ainsi qu'aux caractéristiques de la santé de la population des collectivités du Nord.
- Les étudiants s'instruisent principalement en petits groupes où l'accent est mis sur l'apprentissage autodirigé et sur l'encadrement par un professeur-tuteur. À l'étude des questions rurales et du Nord se greffe une immersion poussée dans un vaste éventail d'expériences cliniques communautaires où les étudiants observent des patients et ont des interactions avec eux, sous la direction d'un clinicien-enseignant. Leur apprentissage se fait dans tout le Nord, dans le cadre d'expériences communautaires intégrées au cours des première et deuxième années. Pour l'externat communautaire polyvalent de la troisième année, les étudiants sont affectés pendant toute l'année scolaire dans des environnements de prestation de soins primaires, dans des localités de petite taille et de taille moyennes disséminées dans tout le Nord de l'Ontario. Cette partie du programme s'inspire du Parallel Rural Community Curriculum de l'université Flinders, en Australie-Méridionale, et, quoiqu'il n'ait pas encore été mis au banc d'essai au Canada, le succès de ce modèle en Australie (Worley et coll. 2004) permet de penser qu'il donnera d'aussi bons résultats ici.
- Ce modèle d'apprentissage distribué repose sur une technologie de communication sophistiquée. Il existe un vaste réseau de sites de vidéoconférence établis par Contact Nord (organisme provincial qui gère un réseau éducationnel étendu dans le Nord) et NORTH Network (l'un des plus grands réseaux de télésanté du Canada). L'ensemble du réseau est desservi par ORION, réseau de recherche et d'éducation à très haute vitesse de l'Ontario. Ainsi,

les étudiants de différents sites de la région sont régulièrement en liaison pour des séances de groupe interactives. Grâce à ce réseau et par l'entremise du Réseau d'information sur la santé du Nord de l'Ontario, les étudiants, les membres du corps professoral et les professionnels de la santé ont également accès à de vastes fonds documentaires électroniques.

- Étant donné l'importance grandissante de la collaboration interprofessionnelle dans les soins de santé, il est ressorti de l'atelier sur le programme d'études de l'EMNO que l'esprit d'équipe était une caractéristique clé des médecins du Nord. Par la suite, le conseil de l'enseignement de l'École a inclus l'interdisciplinarité dans les six principes clés de l'enseignement, et l'éducation interprofessionnelle occupe une place non négligeable dans le programme de premier cycle. Cette décision fait suite au souhait de longue date de faire de l'École la première étape de l'établissement d'une vaste gamme de programmes de sciences de la santé offerts dans le Nord de l'Ontario. En fait l'École a déjà créé le Programme de stage en diététique dans le Nord de l'Ontario et travaille avec l'université McMaster pour élargir le volet des études en physiothérapie et en ergothérapie afin qu'il couvre tout le Nord et comporte une composante francophone.

LEÇONS TIRÉES DE LA MISE EN ŒUVRE

Tableau d'ensemble

Il convient de dire qu'en dépit des défis qu'il a fallu surmonter pour créer l'EMNO, les premières années montrent tous les signes du succès. Même si l'École doit encore faire ses preuves à long terme, preuves que nous verrons quand des médecins qualifiés ayant des compétences cliniques s'établiront dans tout le Nord, elle a déjà franchi des obstacles substantiels. Les sceptiques craignaient que l'École soit née d'un caprice politique et qu'il lui soit difficile d'obtenir un financement durable du gouvernement. La capacité de la nouvelle école d'attirer des professeurs de calibre élevé alors que les écoles établies avaient du mal à le faire était aussi une source de préoccupation. Enfin, dans le monde de la formation médicale, très soucieux du prestige, on craignait également que l'École n'attire pas un nombre suffisant d'étudiants brillants pour préserver sa crédibilité pédagogique. Tandis que l'EMNO approche de sa quatrième année de fonctionnement, il est maintenant possible de dire que ces premières craintes se sont largement dissipées. Même si le parti au pouvoir a changé par suite d'une élection, le financement a été maintenu et semble suffisant et stable. Les médecins du Nord de l'Ontario ont accepté leurs nouvelles responsabilités d'enseignement clinique avec suffisamment d'enthousiasme pour assurer un départ vigoureux à l'École, et le taux de demandes d'admission a permis non seulement de recruter des étudiants de premier ordre, mais aussi d'atteindre la proportion visée d'étudiants d'origine nordique et rurale.

Cependant, ce qui importe peut-être le plus, c'est que les principes fondamentaux ayant présidé à la création de l'EMNO ont bénéficié d'un solide coup de pouce. Tant les rapports de recherche que l'expérience des médecins du Nord dans les premiers programmes de résidence ont apporté de solides bases sur lesquelles bâtir l'École. Les preuves ne sont pas encore définitives, mais elles sont très prometteuses. Il est particulièrement encourageant de voir comment les étudiants ont accepté le modèle et ses préceptes et de constater leur satisfaction évidente à l'endroit de leur expérience clinique en milieu rural.

Facteur temps

Plusieurs chapitres de cet ouvrage indiquent que le temps pressait. Le niveau élevé d'investissement politique dans le projet de l'EMNO, tant à l'échelon municipal qu'au niveau provincial, a fait naître l'attente que, dès que le feu vert serait donné, on verrait rapidement des résultats tangibles. En rétrospective, certaines échéances étaient irréalistes, surtout quand on sait que dans un programme de ce type, la qualité de l'enseignement est primordiale. L'incapacité de répondre aux critères d'agrément du programme et du corps professoral qui allait le dispenser aurait sérieusement sapé la crédibilité du projet. Il y a eu quelques signes d'impatience de la part de certains intervenants politiques dans le processus quant à la prise de décision des établissements d'enseignement en ce qui a trait à la nomination du personnel et à l'approbation des structures et programmes. Cependant, en fin de compte, tous les intervenants ont admis la nécessité de reporter l'ouverture de 2004 à 2005 afin d'avoir le temps de franchir les étapes complexes menant à l'agrément provisoire du programme. Ce report était particulièrement important, étant donné la promesse de faire participer la communauté à l'élaboration du programme d'études et au processus d'admission. En fait, la pression des échéances imminentes peut constituer un facteur énergisant car elle encourage les gens à mettre de côté leurs différends sur des détails pour se concentrer sur le tableau d'ensemble.

La société sans but lucratif comme véhicule d'innovation

Le Programme médical du Nord-Ouest de l'Ontario (PMNO) et la Corporation d'éducation médicale du Nord-Est de l'Ontario (CEMNO), composantes de base très efficaces de la formation médicale dans le Nord, ne faisaient pas partie des structures traditionnelles d'enseignement. Sur le plan pédagogique, leurs programmes relevaient de leurs universités mères, à savoir, l'université McMaster et l'Université d'Ottawa, respectivement, mais se trouvaient physiquement sur les campus d'universités du Nord, c.-à-d., Lakehead (PMNO) et la Laurentienne (CEMNO). Ils ont créé des structures de gouvernance qui reflétaient les partenariats entre les universités mères, les médecins locaux et les nouveaux campus partenaires du Nord[1]. Ces organisations hybrides ont joui d'une autonomie appréciable pour la gestion de leurs fonds et elles ont favorisé un réel sentiment d'appartenance parmi les participants aux programmes qu'elles administraient. Elles étaient hybrides, n'étant pas exclusivement des instruments des universités mères (qui parrainaient l'enseignement) ou du ministère de la Santé (qui finançait la plupart de leurs activités), ou encore, des universités du Nord (qui les hébergeaient sur leur campus). Ces organisations ont créé leur propre identité et ont fait naître chez leurs participants le sentiment réel qu'ils pouvaient accomplir des choses dans le Nord d'une façon impensable pour les établissements de plus grande taille. Elles ont certainement produit des résultats. En fait, ironiquement, il est permis de dire qu'elles ont tellement bien réussi qu'elles ont elles-mêmes créé leur redondance quand l'école de médecine qu'elles ont engendrée a repris leurs fonctions. Il est raisonnable de se demander si cela aurait été possible si ces premiers programmes de formation médicale avaient été sous l'autorité

---

[1] Alors que la CEMNO était en fait une société sans but lucratif autonome, le PMNO devait simplement son existence à une entente entre les principaux intervenants. En réalité, cependant, les deux organismes étaient relativement autonomes.

exclusive de l'un ou l'autre de leurs hôtes du Nord ou des écoles de médecine traditionnelles qui les parrainaient.

De même, on peut dire que la structure unique de gouvernance de l'EMNO garantit que son engagement envers les besoins de santé des collectivités du Nord (son mandat fondamental) ne sera pas à l'avenir subordonné aux ambitions des universités qui la parrainent. Il est probable que l'autonomie relative de l'EMNO dérange parfois ces universités car elle a ses propres sources de fonds et ses propres processus décisionnels. Il se peut aussi que chacune souhaite parfois avoir sa propre école de médecine pour éviter les complications créées par la présence de l'autre. Mais cette attente est probablement irréaliste, puisque c'est en raison de cette impossibilité qu'elles se sont alliées. Surtout, le statut de l'EMNO en tant qu'entité indépendante rendant des comptes à son propre conseil d'administration lui permet de répondre beaucoup plus aux besoins de la communauté que si elle faisait partie d'une structure universitaire traditionnelle. L'EMNO a la capacité unique de se concentrer sur son mandat qui, après tout, est sa raison d'être. Pour leur part, les universités Lakehead et Laurentienne peuvent trouver une consolation dans le fait qu'elles sont dégagées de la responsabilité financière de l'EMNO qui, en période de difficulté, pourrait constituer un énorme fardeau pour des universités de taille relativement petite.

Bibliographies

CHAPITRE UN

EMNO. *Inaugural: Breaking New Ground for Northern Ontario*, EMNO Communications, 2005.

Gouvernement de l'Ontario, ministère de la Santé et des Soins de longue durée. *Façonner les ressources en médecins de l'Ontario: accroître la capacité de l'Ontario de planifier les ressources et de former, recruter et maintenir en poste des médecins afin de répondre aux besoins en matière de santé: rapport du Comité d'experts sur les professionnels de la santé*, Toronto, 2001a. Peut être consulté (en anglais) à http://www.health.gov.on.ca/english/public/pub/ministry_reports/workforce/workforce.html (consulté le 6 mars 2008).

– « Les 21 objectifs du plan d'action du gouvernement Harris », Service de presse, Toronto, 24 avril, 2001b. http://stage.cbs.gov.on.ca/mcbs/francais/4W3MX6.htm.

– « Le gouvernement Harris annonce la création d'une école de médecine dans le Nord et l'augmentation du nombre d'étudiants en médecine », Service de presse, Toronto, 17 mai, 2001c. http://www.mndm.gov.on.ca/news/NRview.asp?NRID=690&NRNUM=46&NRYEAR=2001&NRLAN=FR.

Heng, D., R.W. Pong, B.T.B. Chan, N. Degani, T. Crichton, J. Goertzen, W. McCready et J. Rourke. « Graduates of Northern Ontario Family Medicine Residency Programs Practise Where They Train. », *Journal canadien de médecine rurale*, vol. 12, n° 3 (2007), p. 146–152.

Kaufman, A. « Rurally Based Education: Confronting Social Forces Underlying Ill Health ». *Academic Medicine*, vol. 65, n° 12 (1990), S18–S21.

McKendry, R. *Les médecins de l'Ontario : Trop ou pas assez ? L'an 2000 et au-delà*. Toronto, gouvernement de l'Ontario, ministère de la Santé et des Soins de longue durée, 1999. Peut être consulté (en anglais) à http://www.health.gov.on.ca/english/public/pub/ministry_reports/mckendry/mckendry.html. (Consulté le 6 mars 2008).

NORMS Liaison Council. « A Northern Rural Medical School : Increasing Rural Medical Graduates in Ontario – A Preliminary Proposal », soumis par les universités Laurentienne et Lakehead au Comité d'experts sur les professionnels de la santé, 2000.

Rosenblatt, R.A., M.E. Whitcomb, T.J. Cullen, D.M. Lishner et L.G. Hart. « Which Medical Schools Produce Rural Physicians ? », *Journal of the American Medical Association*, vol. 268, n° 12 (1992), p. 1559-1565.

Rourke, J. *Education for Rural Medical Practice : Goals and Opportunities – An Annotated Bibliography*, Moe, Australie, université Monash, 1996.

Sullivan, P. et M. O'Reilly. « Canada's First Rural Medical School : Is It Needed ? Will It Open ? », *Journal de l'Association médicale canadienne*, vol. 166, n° 4 (2002), p. 488.

Walker, D. « Docs Don't Always Practice Where They Studied Med », Letters to the Editor, *Medical Post*, vol. 37 (2001), p. 15.

CHAPITRE DEUX

Allaire, G. et L. Picard. *Deuxième rapport sur la santé des francophones de l'Ontario*, Sudbury, Institut franco-ontarien et Programme de recherche, d'éducation et de développement en santé publique, 2005.

Anderson, M. et M.W. Rosenberg. « Ontario's Underserviced Area Program Revisited : An Indirect Analysis », *Social Science and Medicine*, vol. 30 (1990), p. 35-44.

Badgley, R.F. « Social and Economic Disparities under Canadian Health Care », *International Journal of Health Services*, vol. 21 (1991), p. 659-671.

Barer, M.L. et G.L. Stoddart. *Toward Integrated Medical Resource Policies in Canada*. Winnipeg, ministère de la Santé du Manitoba, 1991.

Brooks, R.G., M. Walsh, R.E. Mardon, M. Lewis et A. Clawson. « The Roles of Nature and Nurture in the Recruitment and Retention of Primary Care Physicians in Rural Areas : A Review of the Literature », *Academic Medicine*, vol. 77, n° 8 (2002), p. 790-798.

Chan, B.T.B. *Du surplus perçu à la pénurie perçue : l'histoire des médecins canadiens dans les années 1990*, Ottawa, Institut canadien d'information sur la santé, 2002.

Coates, K. et W. Morrison. *The Forgotten North : A History of Canada's Provincial Norths*, Toronto, James Lorimer, 1992.

Comité d'experts sur les professionnels de la santé. *Shaping Ontario's Physician Workforce : Building Ontario's Capacity to Plan, Educate, Recruit and Retain Physicians to Meet Health Needs*, Toronto, ministère de la Santé et des Soins de longue durée de l'Ontario, 2001.

Dauphinee, W.D. « Medical Workforce Policy Making in Canada : Are We Creating More Problems for the Future ? », *Médecine clinique et expérimentale*, vol. 19, n° 4 (1996), p. 286-291.

Dauphinee, W.D. et L. Buske. « Medical Workforce Policy-making in Canada, 1993-2003 : Reconnecting the Disconnected », *Academic Medicine*, vol. 81, n° 9 (2006), p. 830-836.

Denz-Penhey, H., S. Shannon, J.C. Murdoch et J.W. Newbury. « Do Benefits Accrue from Longer Rotations for Students in Rural Clinical Schools ? », *Rural and Remote Health*, vol. 5 (2005), p. 414.

DesMeules, M., R.W. Pong, C. Lagacé, D. Heng, D. Manuel, R. Pitblado, R. Bollman, J. Guernsey, A. Kazanjian et I. Koren, *Comment se portent les Canadiens vivant en milieu rural ? Une évaluation de leur état de santé et des déterminants de la santé*, Ottawa, Institut canadien d'information sur la santé, 2006. Peut être consulté à : http://www.phac-aspc.gc.ca/publicat/rural06/index-fra.php

Di Matteo, L., J.C.H. Emery et R. English. « Is It Better to Live in a Basement, an Attic or to Get Your Own Place ? Analyzing the Costs and Benefits of Institutional Change for Northwestern Ontario », *Analyse de politiques*, vol. 32, n° 2 (2006), p. 173-195.

Diverty, B. et C. Pérez. « The Health of Northern Residents », *Health Report*, vol. 9, n° 4 (1998), p. 49-55.

Dunk, T.W. *It's A Working Man's Town : Male Working-class Culture*, Montréal et Kingston, McGill-Queen's University Press, 1991.

Fair, M. « Health of the Rural Population : Occupational Mortality Patterns », dans *Rural and Small Town Canada*, R. Mendelson et R.D. Bollman (dir.), Toronto, Thompson Educational Publishing, 1992, p. 293-298.

Heard, S. « The City of Elliot Lake to 1991 : Before the Roof Fell In », dans In *Boom Town Blues : Elliot Lake – Collapse and Revival in a Single-industry Community*, A.M. Mawhiney et J. Pitblado (dir.), Toronto, Dundurn Press, 1999, p. 21-35.

Heng, D., R.W. Pong, B.T.B. Chan, N. Degani, T. Crichton, J. Goertzen, W. McCready et J. Rourke. « Graduates of Northern Ontario Family Medicine Residency Programs Practise Where They Train », *Journal canadien de la médecine rurale*, vol. 12, n° 3 (2007), p. 146-152.

Hensel, J.M., M. Shandling et D.A. Redelmeier. « Rural Medical Students at Urban Medical Schools : Too Few and Far Between? », *Open Medicine*, vol. 1, n° 1 (2007), p. 19-23.

Hutten-Czapski, P., J.R. Pitblado et S. Slade. « Scope of Family Practice in Rural and Urban Settings », *Médecin de famille canadien*, vol. 50 (2004), p. 1548-1550.

Lalonde, M. *Nouvelle perspective de la santé des Canadiens*, Ottawa, ministère de la Santé nationale et du Bien-être social, 1974.

Lucas, R.A. *Minetown, Milltown, Railtown : Life in Canadian Communities of Single Industry*, Toronto, University of Toronto Press, 1971.

McKendry, R.J. *Les médecins de l'Ontario : Trop ou pas assez? L'an 2000 et au-delà*. Toronto, gouvernement de l'Ontario, ministère de la Santé et des Soins de longue durée, 1999.

Mitura, V. et R.D. Bollman. « La santé des Canadiens des régions rurales : une comparaison rurale-urbaine des indicateurs de santé ». *Bulletin d'analyse : régions rurales et petites villes du Canada*, vol. 4, n° 6 (2003), p. 1-21. Peut être consulté à http://www.statcan.gc.ca/pub/21-006-x/21-006-x2002006-eng.pdf

Olatunde, S., E.R. Leduc et J. Berkowitz. « Different Practice Patterns of Rural and Urban General Practitioners Are Predicted by the General Practice Rurality Index », *Journal canadien de la médecine rurale*, vol. 12, n° 2 (2007), p. 73-80.

Pampalon, R. « Health Discrepancies in Rural Areas in Quebec », *Social Science and Medicine*, vol. 33, n° 4 (1991), p. 355-360.

Pathman, D.E., B.D. Steiner, B.D. Jones et T.R. Konrad. « Preparing and Retaining Rural Physicians through Medical Education », *Academic Medicine*, vol. 74 (1999), p. 810-820.

Pong, R.W. « Strategies to Overcome Physician Shortages in Northern Ontario : A Study of Policy Implementation over 35 Years », *Human Resources for Health*, vol. 6, n° 24, 2008, peut être consulté en ligne à www.human-resources-health.com/content/6/1/24.

Pong, R.W. et J.R. Pitblado. *Geographic Distribution of Physicians : Beyond How Many and Where*, Ottawa, Institut canadien d'information sur la santé, 2005.

Pong, R.W., B.T.B. Chan, T. Crichton, J. Goertzen, W. McCready et J. Rourke. « Big Cities and Bright Lights : Rural- and Northern-trained Physicians in Urban Practice », *Journal canadien de la médecine rurale*, vol. 12, n° 3 (2007), p. 153-160.

Probert, A. et R. Poirier. « The Health Status of First Nations People », *Bulletin Recherche sur les politiques de santé*, vol. 5 (2003), p. 6-10.

Raphael, D. (dir.). *Social Determinants of Health : Canadian Perspectives*, Toronto, Canadian Scholars' Press, 2004.

Romanow, R.J. *Guidé par nos valeurs : L'avenir des soins de santé au Canada*, Saskatoon, Commission sur l'avenir des soins de santé au Canada, 2002.

Rourke, J.T.B. et R. Strasser. « Education for Rural Practice in Canada and Australia », *Academic Medicine*, vol. 71, n° 5 (1996), p. 464-469.

Rourke, J.T.B., F. Incitti, L.L. Rourke et M. Kennard. « Relationship between Practice Location of Ontario Family Physicians and Their Rural Background or Amount of Rural Medical Education Experience », *Journal canadien de médecine rurale*, vol. 10, n° 4 (2005), p. 231-239.

Rosenblatt, R.A., M.E. Whitcomb, T.J. Cullen, D.M. Lishner et L.G. Hart. « Which Medical Schools Produce Rural Physicians ? », *Journal of the American Medical Association*, vol. 268, n° 12 (1992), p. 1559-1565.

Santé Canada. *Profil statistique de la santé des Premières nations au Canada*, Ottawa, Santé Canada, 2003.

Stymeist, D.H. *Ethnics and Indians : Social Relations in a Northwestern Ontario Town*, Toronto, Peter Martin Associates Limited, 1975.

Tepper, J. *L'évolution du rôle des médecins de famille au Canada, 1992-2001*, Ottawa, Institut canadien d'information sur la santé, 2004.

Tesson, G., V. Curran, R. Strasser et R. Pong. « Adapting Medical Education to Meet the Physician Recruitment Needs of Rural and Remote Regions in Canada, the US and Australia », dans *National Health Workforce Assessment of the Past and Agenda for the Future*, A. Rotem, G. Perfilieva, M.R. Dal Poz et B.D.H. Doan (dir.), Paris, France, Centre de Sociologie et de Démographie Médicales, 2006, p. 327-346.

Weller, G.R. « Political Disaffection in the Canadian Provincial North », *Bulletin of Canadian Studies*, vol. 9, n° 1 (1985), p. 58-86.

– « Politics and Policy in the North », dans *The Government and Politics of Ontario*, G. White (dir.), Toronto, Nelson, 1990, p. 275-292.

Weller, G.R. et P. Manga. « The Feasibility of Developing an Integrated Health Care Delivery System in the North : The Case of Northwestern Ontario », dans *Health Care Issues in the Canadian North*, David E. Young (dir.), Edmonton, Boreal Institute for Northern Studies, université de l'Alberta, 1988, p. 140-150.

Wilkin, R. « Health of the Rural Population : Selected Indicators », dans *Rural and Small Town Canada*, R. Mendelson et R.D. Bollman (dir.), Toronto, Thompson Educational Publishing, 1992, p. 285-291.

Wilkinson, R. et M. Marmot (dir.), *Social Determinants of Health : The Solid Facts*, Copenhague, Organisation mondiale de la santé, 2003.

Worley, P., C.A. Silagy, D.J. Prideaux, D. Newble et A. Jones. « The Parallel Rural Community Curriculum: An Integrated Clinical Curriculum Based in Rural General Practice », *Medical Education*, vol. 34 (2000), p. 558-565.

Young, T.K. *Health Care and Cultural Change: The Indian Experience in the Central Subarctic*, Toronto, University of Toronto Press, 1988.

CHAPITRE TROIS

Boelen, C. Prospects for Change in Medical Education in the Twenty-First Century. *Academic Medicine*, vol. 70, n° 7 (1995), S21-S28.

Brazeau, N.K., M.J. Potts et J.M. Hickner. « The Upper Peninsula Program: A Successful Model for Increasing Primary Care Physicians in Rural Areas », *Family Medicine*, vol. 22, n° 5 (1990), p. 350-355.

Flexner, A. « Medical education in the United States and Canada. A report to the Carnegie Foundation for the Advancement of Teaching », *The Carnegie Foundation*, bulletin n° 4 (1910).

Gibbs, T. « Community-based or tertiary-based medical education: so what is the question? », *Medical Teacher*, vol. 26, n° 7 (2004), p. 589-590.

Green, L.A., G.E. Fryer Jr, B.P. Yawn, D. Lanier et S.M. Dovey. « The ecology of medical care revisited », *New England Journal of Medicine*, n° 344, vol. 26 (2001.), p. 2021-2025.

Habbick, B.F. et S.R. Leeder. « Orienting medical education to community need: a review », *Medical Education*, vol. 30 (1996), p. 163-171.

Hays, R. et T.S. Gupta. « Ruralising Medical Curricula: The Importance of Context in Problem Design », *Australian Journal of Rural Health*, vol. 11 (2003), p. 15-17.

Hays, R., J. Stokes et C. Veitch. « A New Socially Responsible Medical School for Regional Australia », *Education for Health*, vol. 16, n° 1 (2003), p. 14-21.

Hogenbirk, J.C., F. Wang, R.W. Pong, G. Tesson et R.P. Strasser. *Nature of Rural Medical Practice in Canada: an Analysis of the 2001 National Family Physician Survey*. Sudbury, Ontario, Centre de recherche en santé dans les milieux ruraux et du Nord, Université Laurentienne, 2004.

Howe, A. et G. Ives. Does community-based experience alter career preference? « New evidence from a prospective longitudinal cohort study of undergraduate medical students », *Medical Education*, vol. 35 (2001), p. 391-397.

Inoue, K., Y. Hirayama et M. Igarashi. « A Medical School for Rural Areas », *Medical Education*, vol. 31 (1997), p. 430-434.

Jeffries M. « The history of distance education », s.d. http ://www.digitalschool.net/edu/DL_history_mJeffries.html

Kenny, N.P. et B.L. Beagan. « The patient as text : a challenge for a problem based learning », *Medical Education*, vol. 38 (2004), p. 1071–1079.

Magnus, J.H. et A. Tollan. « Rural Doctor Recruitment : Does Medical Education in Rural Districts Recruit Doctors to Rural Areas? », *Medical Education*, vol. 27 (1993), p. 250–253.

Neufeld, V.R., R.F. Mandsley, R.J. Pickering, J.M. Turner, W.W. Weston, M.G. Brown et J.C. Simpson. « Educating Future Physicians for Ontario », *Academic Medicine*, vol. 73 (1998), p. 1133 – 1148.

Oswald, N., S. Jones Anderson. « Evaluating primary care as a base for medical education : the report of the Cambridge community-based clinical course », *Medical Education*, vol. 35 (2001), p. 782–788.

Papa, F.J. et P.H. Harasym. « Medical curriculum reform in North America, 1765 to the present : a cognitive science perspective », *Academic Medicine*, vol. 74 (1999), p. 154–164.

Rabinowitz, H.K., J.J. Diamond, F.W. Markham et N.P. Paynter. « Critical Factors for Designing Programs to Increase the Supply and Retention of Rural Primary Care Physicians », *Journal of the American Medical Association*, vol. 286, n° 9 (2001), p. 1041–1048.

Ramsey, P.G., J.B. Coombs, D.D. Hunt, S.G. Marshall et M.D. Wenrich. « From Concept to Culture : The WWAMI Program at the University of Washington School of Medicine », *Academic Medicine*, vol. 76, n° 8 (2001), p. 765–775.

Rourke, J. et coll. « Relationship between practice location of Ontario family physicians and their rural background or amount of rural medical education experience », *Journal canadien de médecine rurale*, vol. 10, n° 4 (2005), p. 231–239.

Rourke, J.T.B. « Rural practice in Canada », dans *Textbook of Rural Medicine*, publié sous la direction de J.P. Geyman, T.E. Norris et L.G. Hart, New York, McGraw-Hill, 2001, p. 395–409.

Ruiz, J.G., M.J. Mintzer et R.M. Leipzig. « The Impact of E-Learning in Medical Education », *Academic Medicine*, vol. 81, n° 3 (2006), p. 207–212.

Santé Canada. *Imputabilité sociale : Une vision pour les facultés de médecine du Canada*, Ottawa, Santé Canada, 2001.

Schmidt, H.G. « Problem based learning : rationale and description », *Medical Education*, vol. 17 (1983), p. 11–16.

Stewart, Moira, J.B. Brouwn, W. Wayne Weston, Ian R. McWhinney, Carol L. McWilliam et Thomas R Freeman. *Patient Centered Medicine :*

Transforming the Clinical Method. Abingdon, Radcliffe Medical Press Ltd., 2003.

Strasser R. « The Attitudes of Victorian Rural General Practitioners to Country Practice and Training », *Australian Family Physician*, vol. 21, p. 7 (1992), p. 808-812.

Strasser, R.P. « Training for Rural Practice – Lessons from Australia », *The Carl Moore Lecture*, Hamilton, Ontario, McMaster University, 2001.

Strasser, R.P., R.B. Hays, M. Kamien et D. Carson. « Is Australian Rural Practice Changing? Findings from the National Rural General Practice Study », *Australian Journal of Rural Health*, vol. 8 (2000), p. 222-226.

Strasser, S. et R. Strasser. « The Northern Ontario School of Medicine : a long-term strategy to enhance the rural medical workforce », *Cahiers de sociologie et de démographie médicales*, vol. 47, n° 4 (2007), p. 469-490.

Strasser, R.P. « Training for rural Practice – Lessons from Australia », *The Carl Moore Lecture*, Hamilton, McMaster University, 2001.

Working Group on Postgraduate Education for Rural Family Practice. *Postgraduate Education for Rural Family Practice : Vision and Recommendations for the New Millennium*, Mississauga, Ontario, Collège des médecins de famille du Canada, 1999.

Worley, P., C. Silagy, D. Prideaux, D. Newble et A. Jones. « The Parallel Rural Community Curriculum : an integrated clinical curriculum based in rural general practice », *Medical Education*, vol. 34 (2000), p. 558-565.

Worley, P.S., O.J. Prideaux, R.P. Strasser, C.A. Silagy et J.A. Magarey. « Why We Should Teach Undergraduate Medical Students in Rural Communities », *Medical Journal of Australia*, vol. 172 (2000), p. 615-17.

Worley, P., A. Esterman et D. Prideaux. « Cohort Study of Examination Performance of Undergraduate Medical Students Learning in Community Settings », *British Medical Journal*, vol. 328 (2004), p. 207-210.

Worley, P., D. Prideaux, R. Strasser, R. March et E. Worley. « What Do Medical Students Actually Do on Clinical Rotations ? », *Medical Teacher*, vol. 26, n° 7 (2004), p. 594-598.

Worley, P., R. Strasser et D. Prideaux. « Can Medical Students Learn Specialist Disciplines Based in Rural Practice : Lessons from Students' Self Reported Experience and Competence », *Rural and Remote Health*, vol. 4 (2004), p. 338. Peut être consulté à http://rrh.org.au/articles/subviewnew.asp?ArticleID=338.

Worley, P., D. Prideaux, R. Strasser, A. Magavey et R. March. « Empirical Evidence for Symbiotic Medical Education : A Cooperative Analysis of Community and Tertiary Based Programmes », *Medical Education*, vol. 40 (2006), p. 109-116.

Verby, J.E. « The Minnesota Rural Physician Associate Program for Medical Students », *Journal of Medical Education*, vol. 63 (1988), p. 427-437.

Zamboanga Medical School Foundation. The Foundation, 2006. Peut être consulté à www.adzu.edu.phlmedschooVv2/info/?page=About%20Us

CHAPITRE CINQ

Albanese, M.A., P. Farrell et S.L. Dottl. « A Comparison of Statistical Criteria for Setting Optimally Discriminating MCAT and GPA Thresholds in Medical School Admissions ». *Teaching and Learning in Medicine*, vol. 17, n° 2 (2005), p. 149-58.

Bates, J., V. Frinton et D. Voaklander. « A New Evaluation Tool for Admissions ». *Medical Education*, vol. 39, n° 11 (2005), p. 1146.

Brieger, G.H. « The Plight of Premedical Education : Myths and Misperceptions – Part 2 : Science "versus" the liberal arts ». *Academic Medicine*, vol. 74, n° 11 (1999), p. 1217-1221.

Caplan, R.M., C. Kreiter et M. Albanese. « Preclinical Science Course "preludes" Taken by premedical Students : Do They Provide a Competitive Advantage? ». *Academic Medicine*, vol. 71, n° 8 (1996), P. 920-922.

Eva, K.W., J. Rosenfeld, H.I. Reiter et G.R. Norman. « An Admissions OSCE : The Multiple Mini-Interview ». *Medical Education*, vol. 38, n° 3 (2004), p. 314-326.

Julian, E.R. « Validity of the Medical College Admission Test for Predicting Medical School Performance ». *Academic Medicine*, vol. 80, n° 10 (2005), p. 910-917.

Kreiter, C.D., P. Yin, C. Solow et R.L. Brennan. « Investigating the Reliability of the Medical School Admissions Interview ». *Advances in Health Sciences Education : Theory and Practice*, vol 9, n° 2 (2004), p. 147-59.

Lumsden M.A, M. Bore, K. Millar, R. Jack et D. Powis. « Assessment of Personal Qualities in Relation to Admission to Medical School ». *Medical Education*, vol. 39, n° 3 (2005), p. 258-265.

Mitchell, K., R. Hayne et J. Koenig. « Assessing the Validity of the Updated Medical College Admission Test ». *Academic Medicine*, vol. 69, n° 5 (1994), p. 394-401.

Neufeld, V.R., R.F. Maudsley, R.J. Pickering, J.M. Turnbull, W.W. Weston, M.G. Brown et J.C. Simpson. « Educating Future Physicians for Ontario ». *Academic Medicine*, vol. 73, n° 11 (1998), p. 1133-1148.

Owen, J.A., G.F. Hayden et A.F. Connors Jr. « Can Medical School Admission Committee Members Predict Which Applicants Will Choose Primary Care Careers? ». *Academic Medicine*, vol. 77, n° 4 (2002), p. 344-349.

Rabinowitz, H.K. « Evaluation of a Selective Medical School Admissions Policy to Increase the Number of Family Physicians in Rural and Underserved Areas ». *New England Journal of Medicine*, vol. 319, n° 8 (1988), p. 480-486.

Rabinowitz, H.K., J.J. Diamond, F.W. Markham et N.P. Paynter. « Critical Factors for Designing Programs to Increase the Supply and Retention of Rural Primary Care Physicians ». *Journal of the American Medical Association*, vol. 286, n° 9 (2001), p. 1041-1048.

Rourke, J., D. Dewar, R. Harris, P. Hutten-Czapski, M. Johnston, D. Klassen, J. Konkin, C. Morwood, R. Rowntree, K. Stobbe et T. Young. « Strategies to Increase the Enrollment of Students of Rural Origin in Medical School: Recommendations from the Society of Rural Physicians of Canada ». *Canadian Medical Association Journal*, vol. 172, n° 1 (2005), p. 62-65.

Tilleczek, K., R. Pong, J. Konkin et D. Cudney. « An Examination of the Northern Ontario School of Medicine Student Selection Process ». Rapport inédit, 2006.

Woloschuk, W. et M. Tarrant. « Do Students from Rural Backgrounds Engage in Rural Family Practice More Than Their Urban-raised Peers? ». *Medical Education*, vol 38, n° 3 (2004), p. 259-261.

CHAPITRE SIX

NOTE: Tous les documents internes de l'EMNO cités dans ce chapitre ont été versés dans les archives de l'EMNO qui se trouvent à Thunder Bay (Ontario) afin de les mettre à la disposition du public.

Barrows, H. et R. Tamblyn. *Problem Based Learning: An Approach to Medical Education*. New York : Springer Publishing Co., 1980.

Elstein, A., L. Schulman et S. Sprafka. *Medical Problem Solving: An Analysis of Clinical Reasoning*. Cambridge : Harvard University Press, 1978.

Fisher, L.A. et C. Levine. *Planning a Professional Curriculum*. Calgary : University of Calgary Press, 1996.

Harden, R. Dans une présentation au conseil de faculté des Émirats arabes unis, (souvenir de l'auteur) 1989.

Mandin, H., P.H. Harasym, C. Eagle et M. Watanabe. « Developing a Clinical Presentation Curriculum at the University of Calgary ». *Academic Medicine*, vol. 70 (1995), p. 186-93.

EMNO. The Social Accountability Mandate. Principles and Framework for Working Arrangements Involving Lakehead University, Laurentian University, and the Northern Ontario School of Medicine, 1992.

EMNO. « A Northern Rural Medical School: Increasing Rural Medical Graduates in Ontario - A Preliminary Proposal ». Conseil de liaison de la NORMS des universités Laurentienne et Lakehead. Présenté au groupe d'experts sur les ressources des professions de la santé, juin 2000.

EMNO. NOMS Business Plan, August 2002. Comité de gestion de la mise en œuvre de l'École de médecine du Nord de l'Ontario, Price Waterhouse Consulting Publisher, Sudbury (Ontario), 2002.

EMNO. « Proposal for the Curriculum of the Northern Ontario Medical School, Ontario Institute for Studies in Education (Course TPS 1813), 2003, Western Ontario ». Publié sous la direction de Janet Wilson et Doug Ross, University of Western Ontario (2003a), 32 p.

EMNO. « A Flying Start: Report of the NOMS Curriculum Workshop "Getting Started in the North," January 16-18, 2003 ». Sault Ste. Marie, 11 p. Archives de l'EMNO, 2003b.

EMNO. LCME Accreditation Data Base (2003-2004), Binder #2. Archives de l'EMNO, 2003c.

EMNO. Report on the Aboriginal Pilot Project, February. Archives de l'EMNO, 2004.

EMNO. Appendix: Part 2 (Specific Issues) LCME/CaCMA Limited Accreditation Site Visit, 13-17 March, 78-9. Archives de l'EMNO, 2005a.

EMNO. Aboriginal Pilot Placement Report. Archives de l'EMNO, 2005b.

Papa, F.J. et P.H. Harasym. « Medical Curriculum Reform in North America, 1765 to the Present: A Cognitive Science Perspective ». *Academic Medicine*, vol. 74, n° 2 (1999), p. 154-164.

Southern Illinois University. *Curricular Objectives*. Fort Worth: Evans College Publication Service, 1976.

Toohey, S. *Designing Courses for Higher Education*. Philadelphia: Open University Press, 2002.

Worley, P., C. Silagy, D. Prideaux, D. Newble et A. Jones. « The Parallel Rural Community Curriculum: An Integrated Clinical Curriculum Based in Rural General Practice ». *Medical Education*, vol. 34 (2000), p. 558-565.

CHAPITRE SEPT

Association of American Medical Colleges. *Minority Students in Medical Education: Facts and Figures* XIII. 2005. Peut être consulté à https://services.aamc.org/publications (consulté le 11 mars 2009).

Association des facultés de médecine du Canada. *Canadian Medical Education Statistics*, vol. 29 (2007). Ottawa: AFMC.

Bowman, R.C. « New Models or Remodeling Students or Both ? » *Rural and Remote Health*, vol. 7 (2007), p. 722. Peut être consulté à http ://www.rrh.org.au (consulté le 11 mars 2009).

Deacon, T. *The Symbolic Species : The Co-Evolution of Language and the Brain*. New York : W.W.Norton & Co, 1997.

Dhalla, I.A., J.C. Kwong, D.I. Streiner, R.E. Badour, A.E. Waddell et I.L. Johnson. « Characteristics of First Year Students in Canadian Medical Schools ». *Canadian Medical Association Journal*, vol. 166, n° 8 (2002), p. 1029–1035.

Gold, J. *The Story Species : Our Life-Literature Connection*. Markham : Fitzhenry & Whiteside, 2002.

EMNO. *Inaugural : Breaking New Ground for Northern Ontario*. Sudbury, 2005.

Talley, R.C. Graduate Medical Education and Rural Health Care. *Academic Medicine* 65 (1990), p. S22–S25.

Wright, B., I. Scott, W. Woloschuk, F. Brenneis. « Career Choice of New Medical Students at Three Canadian Universities : Family Medicine versus Specialty Medicine ». *Canadian Medical Association Journal*, vol. 170, n° 13 (2004), p. 1920–1924.

Yates, M. et J. Youniss, éd. *The Roots of Civic Identity : International Perspectives on Community Service and Activism in Youth*. Cambridge : University of Cambridge Press, 1999.

CHAPITRE HUIT

EMNO. *Principles and Framework for Working Arrangements Involving Lakehead University, Laurentian University, and the Northern Ontario Medical School*, 2002.

EMNO. *Alternative Strategies for the Cooperation of Laurentian and Lakehead Universities with the Northern Medical School (NOMS) in Matters Relating to Human Resources*. 2003.

Kastor, J.A. *Mergers of Teaching Hospitals in Boston, New York, and Northern California*. Michigan : University of Michigan Press, 2001.

McKendry, R. *Physicians for Ontario : Too many ? Too few ? For 2000 and beyond*. Toronto : Gouvernement de l'Ontario, ministère de la Santé et des Soins de longue durée, 1999.

NORMS Liaison Council. « A Northern Rural Medical School ; Increasing Rural Medical Graduates in Ontario : A Preliminary Proposal ». Présenté par les universités Laurentienne et Lakehead au groupe d'experts sur les ressources professionnelles en santé, 2000.

Ontario, ministère de la Santé et des Soins de longue durée. *Shaping Ontario's Physician Workforce: Building Ontario's Capacity to Plan, Educate, Recruit and Retain Physicians to Meet Health Needs*. Toronto: ministère de la Santé et des Soins de longue durée, 2001.

CHAPITRE NEUF

*Tous les documents internes de l'EMNO cités dans ce chapitre ont été versés dans les archives de l'École afin de les mettre à la disposition du public.
Association of American Medical Colleges. Achieving Accountability: A Proactive Process for Academic Medical Centers. Washington, DC: 2005.
Association canadienne des professeures et professeurs d'université (ACPPU). La liberté de publier/La liberté de divulguer les risques. *L'actualité de négociation de l'ACPPU* (2007), n° 18, avril.
Association des facultés de médecine du Canada (AFMC). *L'imputabilité sociale: Besoins en santé des Autochtones* (s.d.[a]). Disponible à: http://www.afmc.ca/social-aboriginal-health-f.php (consulté le 1er juillet 2008).
Association médicale mondiale. *Declaration of Geneva adopted by the 2nd General Assembly*. Genève: Association médicale mondiale, 1948. Disponible à: http://www.wma.net/e/policy/c8.htm (consulté le 21 juin 2008).
– S. d.(b). Base de données sur les initiatives en matière d'imputabilité sociale. Disponible à: http://www.afmc.ca/search_tool/step1-f.php (consulté le 1er juillet 2008).
– AFMC Forum, 2002–2006.
– Proceedings of the Inaugural Meeting of Partners' Forum on Social Accountability of Canadian Medical Schools, Halifax (Nouvelle-Écosse), 2004.
– « Enhancing the Health of the Population: The Role of Canadian Faculties of Medicine ». Communication du groupe de travail sur la santé publique de l'AFMC présentée au conseil des doyens des facultés de médecine. Janvier 2006.
Boelen C. et Heck J.E. *Defining and Measuring the Social Accountability of Medical Schools*. Genève: Division du développement des ressources humaines pour la santé, Organisation mondiale de la santé, 1995.
Centre de recherche sur la santé dans les milieux ruraux et du nord (CRSRN). S. d. http://www.cranhr.ca/ (consulté le 1er juillet 2008).
Conférence sur les soins de santé primaires, Déclaration d'Alma-Ata, URSS, 1978. Disponible à: http://www.euro.who.int/AboutWHO/Policy/20010827_1?PrinterFriendly=1&language=French (consulté le 21 juin 2008).

Council of Ontario Faculties of Medicine (COFM). *Educating Physicians for Rural and Northern Communities : a Provincial Plan for the New Millennium*, Report prepared by COFM Task Force on Education of Physicians for Rural and Northern Communities, 1999.

Conseil de liaison de la NORMS, Université Laurentienne et Lakehead University. *A Northern Rural Medical School; Increasing Rural Medical Graduates in Ontario : A Preliminary Proposal*. Présenté à l'Expert Panel on Health Professions Resources, 2000.

École de médecine du Nord de l'Ontario (EMNO). *A Flying Start : Report of the NOMS Curriculum Workshop « Getting Started in the North »*, Sault Ste. Marie (Ontario), 2003a.

– Procès-verbaux des réunions des représentants de la communauté francophone, 2002–2003, 2003b.

– Compte rendu de l'atelier de l'EMNO pour les Autochtones « Follow Your Dreams », Première nation Wauzhushk Onigum (Ontario), 10–12 juin, 2003c.

– Documents liés à l'agrément, commentaires et critiques, examen externe, 2004a.

– Base de données sur la formation médicale, 2003–04, section 2, annexe ED26, 114. LCME, EMNO, 2004b.

– Base de données sur la formation médicale, 2003–2004, section 4, annexe ED1, 3. LCME, EMNO, 2004c.

– Base de données sur la formation médicale, 2003–2004, section 4, annexe FA14, 1–5. LCME, EMNO, 2004d.

– Base de données sur la formation médicale, 2003–2004, section 4, annexe FA14, 56. LCME, EMNO, 2004e.

– Base de données sur la formation médicale, 2003–04, section 4, annexe FA14, 59. LCME, EMNO, 2004f.

– Base de données sur la formation médicale, 2003–2004, section 4, annexe FA14, 75. LCME, EMNO, 2004h.

– Procès-verbaux, Groupe témoin francophone, 2004i.

– Une vision communautaire : Rapport du Symposium « Les Francophones et l'École de médecine du Nord de l'Ontario » (*A Community Vision : Report of the Symposium "Francophones and the Northern Ontario School of Medicine"*). 2005a.

– Centre de ressources pour l'information sur la santé. Plan stratégique relatif à la bibliothèque, 15 mai. NOSM Faculty Handbook. (Consulté le 15 février 2009), 2005b.

– Questions de l'interview à la Division des sciences humaines. Printemps, 2005c.

– *Northern Passages*, (bulletin de l'EMNO). Printemps, 2005d.

- *Creating a Sustainable Health Research Industry in Northern Ontario*. Peut être consulté à : http ://www.normed.ca/research/general.aspx?id=5980 (consulté le 15 février 2009), 2005e.
- Procès-verbaux du Comité de la recherche. Printemps, 2005f.
- Plan stratégique pour la recherche, 17 mai 2005. NOSM Faculty Handbook, 2005g.
- Procès-verbaux et correspondance du comité du thème 1, 2004-2005, 2005h.
- Règlements administratifs adoptés le 27 septembre, 2006a.
- Procès-verbaux, Groupe témoin francophone, 2004-2006, 2006b.
- Communiqué, 2 mai, 2006c.
- *Northern Passages* (bulletin de l'EMNO), 2006d.
- Interview avec Sue Berry, *Northern Passages* (bulletin de l'EMNO), printemps, p. 4, 2006e.
- NOSMFA, Collective Agreement, 2006-08, Article 1.3. Peut être consulté à : http ://www.nosmfa.ca (consulté le 21 juillet 2008), 2006f.
- *Report of Academic Principles, Academic Council*, 18 mai. Peut être consulté à : http ://www.normed.ca/uploadedFiles/About_Us/Governance/Academic_Council/Documents_and_Information/06_05_18_Academic Principlesapproved.pdf (consulté le 21 juillet 2008), 2006g.
- Plan stratégique, 2006-09. Peut être consulté à : http ://www.normed.ca/about_us/general.aspx?id=298&terms=vision+and+mission (consulté le 21 juillet 2008), 2006h.
- Base de données sur les séances d'apprentissage en milieu communautaire, 2006-2007, 2007a.
- Texte constitutif du conseil de l'enseignement, révisé en avril et mai. Peut être consulté à http ://www.normed.ca/uploadedFiles/About_Us/Governance/Academic_Council/Documents_and_Information/NOSM_Academic_CouncilConstitution_2007.pdf (consulté le 15 février 2009), 2007b.
- S. d.(a). Evolution of NOSM Research. Peut être consulté à : http ://www.nosm.ca/research/general.aspx?id=3840 (consulté le 1er juillet 2008)
- S. d.(b). *Ways to Give*. Peut être consulté à : http ://www.normed.ca/about_us/giving/general.aspx?id=730 (consulté le 1er juillet 2008).

Fédération mondiale pour l'enseignement de la médecine, WFME *Global Standards for Quality Improvement*, 2003. Disponible à : http ://www.wfme.org/ (consulté le 21 juin 2008).

Hudson, G., « Medical Education, Technology and a Northern Aboriginal Community Experience ». Communication non publiée présentée lors d'une séance intitulée *Enhancing Primary Health Care in Aboriginal Communities through Holistic Applications of Telehealth and Telemedicine*,

2007. Assemblée annuelle de la Société canadienne de télésanté. St John's (Terre-Neuve et Labrador)

McCready, W., J. Jamieson, M. Tran, et S. Berry. The first 25 years of the Northwestern Ontario Medical Programme. Canadian Journal of Rural Medicine, vol. 9, n° 2 (2004), p. 92-100.

Morris, J. Lettre à F. Gilbert, recteur de l'université Lakehead, 20 juillet 2000. Northern and Rural Medical School First Nations Governance Working Group Background Book, EMNO.

Nishnawbe Aski Nation (NAN). Résolution 00/16, Nishnawbe Aski Nation, concernant le projet d'école de médecine dans le Nord. 20 juillet 2000. Northern and Rural Medical School First Nations Governance Working Group Background Book, EMNO.

Organisation mondiale de la santé, *Defining and Measuring the Social Accountability of Medical Schools*. Genève, 1995.

– Doctors for Health : A WHO Global Strategy for Changing Medical Education and Medical Practice for Health for All. Genève : Organisation mondiale de la santé, 1996.

Parboosingh, Jean et coll. The Association of Canadian Medical Colleges' Working Group on Social Accountability, Medical schools' social contract : more than just education and research, CMAJ, vol. 168, n° 7 (2003), p. 852-853.

Richards R, T. Fulop et J. Bannerman. *Innovative Schools for Health Personnel : Report on Ten Schools Belonging to the Network of Community Oriented Educational Institutions for Health Sciences*. Suisse : Organisation mondiale de la santé, 1987.

Rourke J.T. Building the new Northern Ontario Rural Medical School. *Australian Journal of Rural Health*, vol. 10 (2002), p. 112-116.

Santé Canada. *Imputabilité sociale : Une vision pour les facultés de médecine du Canada*. Ottawa : Santé Canada, 2001.

Tesson G., V. Curran, R. Pong et R. Strasser. Advances in rural medical education in three countries : Canada, the United States and Australia. *Education for Health* (Abingdon),vol. 18 (2005), p. 405-415.

Woollard, Robert F. Caring for a Common Future : Medical Schools' Social Accountability. *Medical Education*, vol. 40, n° 4 (2006), p. 301-313.

CHAPITRE DIX

Association of American Medical Colleges (AAMC). *The Economic Impact of AAMC Member Medical Schools and Teaching Hospitals*. Washington, DC : AAMC, 2007.

Barer, M. et G. Stoddart. *Toward Integrating Medical Resource Policies for Canada*. Rapport préparé pour la Conférence fédérale-provinciale-territoriale des sous-ministres de la Santé. Winnipeg : Manitoba Health, 1991.

Hays, R. « Rural Medical Education in Europe : The Relevance of the Australian Experience ». *Rural and Remote Health*, vol. 7, n° 683, (2007). Peut être consulté à : http ://rrh.deakin.edu.au (consulté le 15 août 2008).

Heng, D., R.W. Pong, B.T.B. Chan, N. Degani, T. Crichton, J. Goertzen, W. McCready et J. Rourke. « Graduates of Northern Ontario Family Medicine Residency Programs Practise Where They Train ». *Canadian Journal of Rural Medicine* vol. 12, n° 3 (2007), p. 146–152.

McCready, W., J. Jamieson, M. Tran et S. Berry. « The First 25 Years of the Northwestern Ontario Medical Programme ». *Canadian Journal of Rural Medicine*, vol. 9, n° 2 (2004), p. 92–100.

McKendry, R. *Physicians for Ontario : Too many? Too few? For 2000 and beyond*. Toronto : Gouvernement de l'Ontario, ministère de la Santé et des Soins de longue durée, 1999.

NORMS Liaison Council. *A Northern Rural Medical School; Increasing Rural Medical Graduates in Ontario : A Preliminary Proposal*. Présenté par les universités Laurentienne et Lakehead au groupe d'experts sur les ressources professionnelles en santé. Sudbury, Centre de recherche en santé dans les milieux ruraux et du Nord, 2000.

Ontario Medical School Application Service (OMSAS). Medical School Information, 2007. Peut être consulté à : http ://www.ouac.on.ca/omsas/pdf/b_omsas_e.pdf (consulté le 30 août 2007).

Ontario, ministère de la Santé et des Soins de longue durée. *Shaping Ontario's Physician Workforce : Building Ontario's Capacity to Plan, Educate, Recruit and Retain Physicians to Meet Health Needs*. Toronto : MSSLD, 2001.

Organisation mondiale de la santé. *Defining and Measuring the Social Accountability of Medical Schools*. Genève : Division du développement des ressources humaines pour la santé, Organisation mondiale de la santé, 1995.

Santé Canada. *Imputabilité sociale : Une vision pour les facultés de médecine du Canada*, Ottawa, Santé Canada, 2001.

Stoddart, G. et M. Barer. « Will Increasing Medical School Enrolment Solve Canada's Physician Supply Problems? » *Canadian Medical Association Journal*, vol.161, n° 8 (1999), p. 983–984.

Tesson, G., V. Curran, R.W. Pong et R. Strasser. « Advances in Rural Medical Education in Three Countries : Canada, the United States and Australia ». *Rural and Remote Health*, vol. 5 (2005), p. 397. Peut être consulté à : http ://rrh.deakin.edu.au (consulté le 20 août 2008). Figure aussi dans *Education for Health* vol.18, n° 3 (2005), p. 405–415.

Tesson, G., V. Curran, R. Strasser et R. Pong. « Adapting Medical Education to Meet the Physician Recruitment Needs of Rural and Remote Regions in Canada, the US and Australia ». Dans *Proceedings of the International Symposium on the National Health Workforce : Assessment of the Past and Agenda for the Future*, <who edited this?>, (2006), p. 327–346. Paris : Centre de Sociologie et de Démographie Médicales.

Worley, P., A. Esterman et D. Prideaux. « Cohort Study of Examination Performance of Undergraduate Medical Students Learning in Community Settings ». *British Medical Journal*, vol. 328 (2004), p. 207–209.

Index

Aberman, A., xi, xviii, 18, 19, 143, 147, 148, 154
admission, processus d', 45, 71–89; admissions au volet autochtone, 76, 82–4, 87; antécédents des candidats, 74–5, 127, 131–5; comité des admissions, 72, 77–8; entrevues, 75–6, 85–6; influence sur le choix de carrière, 71, 128, 139; politiques, 80–2; Rural and Remote Suitability Score, 85
agrément, vii, xi, 17, 97, 102–3, 144, 148
Albanese, M., 74, 231
Algoma, collège, 149n
Allaire, G., 25, 196, 224
Almond, R., 8, 9
Anawati, A., 131, 134
Anawati, J., 64
Anderson, M., 29, 224
Anishnawbe Mushkiki, 179
apprentissage clinique en région rurale, 5
apprentissage distribué en milieu communautaire, 49
apprentissage en milieu communautaire, séances, 111
apprentissage par cas, 36, 37, 98, 106, 109
apprentissage par problèmes, 36, 37, 92
aspects personnels et professionnels de l'exercice de la médecine, 48, 97, 104, 217
Association canadienne des professeures et professeurs d'université (ACPPU), 159, 198
Association des facultés de médecine du Canada (AFMC), 133, 136, 175, 183, 233, 235
Association des professeurs de l'École de médecine du Nord de l'Ontario (NOSMFA), 159–60
Association of American Medical Colleges (AAMC), 131, 144, 175, 209, 233, 235, 238
Atcheson, J., 191
Augustine, J., xv, 5, 8, 57–8
autochtones : atelier sur le programme d'études des, 76, 95–6, 180–2; communautés, xii, 10, 12,

15, 16, 22, 50, 76, 78, 83, 141, 180-3, 215; histoire des, 180
Ayeni, O., 134

Badgley, R., 25, 224
Bannermann, J., 174, 238
Barer, M., 32, 204, 224
Barrows, H., 92, 232
Bates, J., 85, 231
Beagan, B., 38, 229
Berardi, P., 131
Berkowitz, J., 31, 226
Berry, S., 59, 178
Blayney, M., 160
Boelen C., 42, 175, 228, 235
Bollman, R., 25, 226
Borg D., 182
Boshcoff, K., 14, 147
Boyle, D., 8, 154
Bowman, R., 132, 234
Bracebridge, 114
Brazeau N., 39, 228
Brieger, G., 74, 231
Brigham and Women's Hospital, 148
Brooks, R., 31, 224
Bureau de santé du district de Thunder Bay, 179
Busing, N., 64
Buske, L., 33, 225

Calgary, université de, 92, 207
Cambridge, université, RU, 42
campus de formation clinique, xviii, 11, 146
campus satellite, 12, 14, 212
Caplan, R., 74, 231
Centre de recherche en santé dans les milieux ruraux et du Nord (CRSRN), 125, 141, 194

Centre de santé communautaire NorWest, 179
Chambre de commerce de Sudbury, 12
Chan B., 31, 224
Cheu, H., x
Clement, T., 14, 30
coalition des maires, xvii, 8, 208
Coates, K., 24-5, 225
Collège des médecins de famille du Canada, 64, 66
Colombie-Britannique, université de la, 72
Comité de gestion de la mise en oeuvre (CGMO), 17, 19, 94, 146, 151, 211
Commission des relations de travail de l'Ontario, 160
communautés éloignées, 189-92
compétence clinique dans les soins de santé, 48, 97, 104, 217
Conférence annuelle de recherche sur la santé dans le Nord, 195
Conférence de 2003 de la Fédération mondiale pour l'enseignement de la médecine, 174
Connors, A., 74, 231
conseil de liaison de la Northern Ontario Rural Medical School (NORMS), xiii, xvi, xvii, 8, 9, 93, 145, 189, 204, 211
Conseil médical du Canada, 121, 191
Contact Nord, 43, 65, 217
Corporation d'éducation médicale du Nord-Est de l'Ontario (CEMNO), xvi, 44, 64-5, 86, 145, 155, 177, 220
Cowan, J., 160
Cox, J., 64

Creating a Sustainable Health Research Industry in Northern Ontario, 194
Csontos, L., 160
Cunningham, L., 17, 146

Dauphinee, W., 32-3, 225
Dawson, S., 25
Deacon, T., 126, 234
Déclaration Alma-Ata de 1978, 174
Deer Lake, 141
Denton, R., 91
Denz-Penhey, H., 32, 225
DesMeules, M., 25, 225
développement communautaire, programme d'agent de, 157
Dhalla, I., 132
Diététistes du Canada, 157
Di Matteo, A., 25, 225
diversité (programme d'études), 49
Diverty, B., 26, 225
Dottl, S., 74, 231
Dryden, 57, 114
duBois, G., 64
Dunk, T. W., 24, 32, 225

école autonome, 12, 212
École de médecine du Nord de l'Ontario (EMNO) : annonce de la création, vii, 14, 202; bourses pour les étudiants, 167-8, 196; bureau des admissions et des affaires étudiantes, 80; Centre de ressources pour l'information sur la santé, 94, 195; comité de la formation médicale de premier cycle, 97, 103; conseil d'administration, 149, 197, 200; Conseil de l'enseignement, 79, 124, 189, 197; énoncé de vision et mission, 45-6, 198; financement (gouvernement de l'Ontario), 162-4; installations, 165-6; modèle de formation médicale, 36; plan stratégique, 199, 200; principes de l'enseignement, 49, 199, 218; principes d'entente entre les universités Laurentienne, Lakehead et l'EMNO, 151, 168; règlements, 149; technologie de l'information, bureau, 77, 84;
Educating Future Physicians for Ontario, 76
Elstein, A., 92, 32
Emery, J., 25, 225
English, R., 25, 25
Esterman, A., 40, 230
étude de suivi sur les étudiants, 125-42
étudiants en médecine d'origine rurale, 74
Evans, J., 10, 56
Eves, E., 17, 18, 19
exercice en milieu rural, 38, 54-6
externat communautaire polyvalent, 50, 108, 114, 119

facultés de médecine, 143-4, 203
Fair, M., 25, 225
Falter, H., 154
Family Medicine North (FMN), 59, 63, 66
Farrell, P., 74, 231
Farrell, S., 179
Fédération des municipalités du Nord de l'Ontario, 13
Ferroni, G., 160
Fisher, L., 90, 231

Flexner sur la formation médicale aux États-Unis et au Canada, Rapport, 36, 228
Flinders, université, Australie-Méridionale, 40, 42
fondements de la médecine, 48, 97, 104, 217
Fonnebo, V., 13
formation à distance par voie électronique, 43-4
formation interprofessionnelle, 44, 49, 107
formation médicale axée sur la communauté, 36, 47
formation médicale en milieu communautaire, 36, 40-2, 208
formation médicale en région rurale, 30-3, 36, 37-40
formation médicale postdoctorale, 50
Forster, J., 64
Fort Frances, 57, 114
francophones, communautés, 10, 16, 22, 25, 46, 50, 66, 76, 78, 132, 142, 185-9, 198, 199, 216
Frinton, V., 85, 231
Fulop, T., 174, 238

généralisme (dans le programme d'études), 49
George, P., xvi, 7, 145-6
Gibbs, T., 42, 228
Gilbert, F., 11, 147, 180
Giroux, S., 131
Gold, J., 126, 234
Gordon, J., 11, 14, 17, 146
gouvernance, 19, 213, 221
Gouvernement de l'Ontario, 30n, 40-1; Assurance-santé de l'Ontario, 28; Comité d'experts sur le professionels de la santé (rapport George), xvi, xvii, 8, 9, 11, 30, 86, 204; Ministère de la Formation et des Collèges et Universités, 163, 166, 167, 168; Ministère de la Santé et des Soins de longue durée, xv, 6, 28, 63, 147, 163, 220; Ministère du Développement du Nord et des Mines, xvii, xviii, 13; programme des services aux régions insuffisamment desservies (PSRID), 28
Gouvernement du Canada : FedNor (Industrie Canada), 8, 208; Santé Canada, 26, 42, 175, 207, 213
Green, L., 42, 228
Groupe témoin autochtone, 50, 76, 96, 182, 198
Groupe témoin francophone, 50, 70, 77, 186, 187, 188
guérison traditionnelle (autochtone), 96, 181, 183
Gupta, T., 38, 228

Habbick, B., 36, 41, 228
Happy Valley-Goose Bay, 64
Harasym, P., 36, 37, 90, 229
Harden, R., 93, 232
Harris, M., 17, 18, 146
Hayden, G., 74, 231
Hayne, R., 73, 231
Hays, R., 13, 38, 40, 212, 228
Heard, S., 24, 225
Heck, J., 175, 235
Helmer, J., 191
Heng, D., 5, 31, 209, 225
Hensel, J., 34, 226
High Hopes, 125-41
Hirayama, Y., 40, 228

Hogenbirk, J., 38, 228
Howe, A., 41, 228
Hudson, G., xi, 160, 183, 193, 237
Humphries, P., 59
Hunt, D., xi, 141, 182, 183
Huntsville, 114
Hurtubise, A., 191
Hutten-Czapski, P., 9, 31, 62, 226

Igarishi, M., 40, 228
imputabilité sociale, 34, 36, 42–3, 45, 74, 90, 104, 133, 173–201
initiatives visant les futurs étudiants, 44
Inoue, K., 38, 228
Institut d'études pédagogiques de l'Ontario, 94
intégration (programme d'études), 49
Ives, G., 41, 228

Jacklin, K., 191
James Cook, université, 13, 40, 210
Jeffries, M., 43, 229
Jichi, école de médecine, Japon, 40
Johns Hopkins, hôpital, Baltimore, 36
Jones, A., 42, 229
Julian, E., 73, 231

Kakegamic, G., 15, 133
Kapuskasing, 114, 134
Kastor, J., 148, 234
Kaufman, A., 5, 13
Keewaytinook Okimakanak Health Services, 165
Kelly, L., 56
Kenny, N., 37, 224
Kenora, 57, 114

King, Martin Luther, 173
Koenig, J., 73, 231
Konkin, J., x, 137
Kraemer, J., 8
Kreiter, C., 70, 231

laboratoire, séances en, 111
Lacroix, M., 8
Lafoley, B., 192
Lakehead, hôpital psychiatrique, 179
Lakehead, université, vii, xvi, 4, 7, 30, 45, 145, 146, 147, 153, 221
Lalonde, M., 32, 236
Lanphear, J., xi, 177
Larson, R., 17, 146
Laurentienne, Université, vii, xviii, 4, 7, 30, 45, 145, 146, 147, 153, 221; Bureau des initiatives en santé, 8, 215
Leduc, E., 31, 226
Leeder, S., 36, 41, 228
Leipzig, R., 44, 229
Levine, C., 90, 232
Liaison Committee on Medical Education/Comité d'agrément des facultés de médecine du Canada (LCME/CAFMC), 97, 102, 144, 176
liberté universitaire (Academic freedom and research), 197–8
Lightfoot, N., 160
Lucas, R., 29n, 32, 226
Lumsden, M., 82, 231

Maar, M., 160
McCalla, D., 63
McCauley, R., 64
McCready, W., 59–60, 177, 208, 238
McDonald, M., 8, 65

McGill, université, 73
McGirr, D., 59
McGuinty, D., 20
McKendry, R., xiii, xv, xvi, 6–7, 9, 33, 145, 204, 205, 206, 211, 224
McKenzie, O., 192
McKracken, 209
McLean, A., 64
McMaster, université, xv, 4, 5, 37, 44, 50, 56, 72, 73, 75, 85, 92, 145, 157, 207, 208, 211, 220
McMullen, W., 8, 64–5
McMurtry, R., 10
Magnus, J., 40, 229
Mandin, H., 92, 232
Manga, P., 25, 29, 227
Marmot, M., 32, 227
Massachusetts General Hospital, 148
Maurer, P., 59
Medical College Admissions Test (MCAT), 73, 137, 186
médecine axée sur le patient (MAP), 47
médecine de famille (choix de carrière), 71, 74–5, 81, 85, 127, 139–41
médecine familiale du Nord-Est de l'Ontario, programme de (NOFM), 9, 29–30, 63, 66
médecins de famille comme enseignants, 56–7, 62
Meekis, A., 141
Memorial, université, 64, 207
Minor, B., 194
Mintzer, M., 44, 229
Mitchell, K., 73, 231
Mitura, V., 25, 226

modèle à deux campus, 15, 18, 19, 94, 147, 211
modèle scientifique de l'organisme-machine, 36
Moose Factory, 61
Moro, A., 8
Moretti, J., 131
Morris, J., 180, 238
Morrison, W., 24, 225
Mosdossy, G., 64
moyenne pondérée cumulative, 73, 74, 80, 81, 83, 85
Mulloy, J., x, 5, 9, 209
Mustard, F., 56

Nation Nishnawbe Aski, 15, 133, 147, 180
Neelands, P., 58, 59
Neufeld, V., 47, 76, 231
Newman, D., xvii, xviii, 13, 14
Nord de l'Ontario : aliénation, 24 ; caractéristiques de la population, 22–5 ; état de santé de la population, 25–6 ; taux de mortalité, 27
North Bay, 8, 22, 114
NORTH Network, 43, 165, 217
Nouveau-Mexique, université du, 13

offre ou répartition des médecins, 28–30, 45, 205
Olatunde, S., 31, 226
Ontario Medical Association, 77
ordinateurs portables (pour les étudiants), 101
O'Reilly, M., 7
Organisation mondiale de la santé (OMS), 42, 174, 213
Oswald, N., 42, 229

Ottawa, Université d', xv, 5, 44, 50, 60, 61, 73, 145, 186, 187, 208, 220; Programme de liaison communautaire, 61
Owen, J., 74, 231

Pampalon, R., 25, 226
Papa, F., 36, 90, 229,
Paquette, E., 64
Parallel Rural Community Curriculum (PRCC) (université Flinders), 40, 42, 50, 114, 210, 217
Parboosingh, J., 175, 238
Parry Sound, 114
Pathman, 31, 226
Pegoraro, A., 8
Pérez, C., 26, 225
Perkin, R., 64
Physician Shortage Area Program (PSAP) du Jefferson Medical College en Pennsylvanie, 39
Picard, L., 25, 224
Pitblado, R., 28, 31, 226
Poirier, R., 26, 226
Pong, R., ix, x, 28, 29, 31, 34, 194, 226
Potts, L., 130-1, 135
PricewaterhouseCoopers, 17, 146
Prideaux, D., 39, 230
Probert, A., 26, 226
professionnel de la santé (équipes interprofessionnelles), 6, 155-6, 178, 180, 218
Programme de médecine du Nord-Ouest de l'Ontario (PMNO), xv, xvi, 5, 29, 44, 57, 85, 145, 155, 177, 220
Programme de stage en diététique dans le Nord de l'Ontario, 157, 218

Programme d'études : apprentissage autodirigé, 106, 112-13 : apprentissage en milieu communautaire, séances, 177-80; atelier sur le programme d'études, 47, 76, 95, 189-90, 218; évaluation, 96-7; fils conducteurs du programme d'études, 98; modèle des systèmes organiques, 91; modèle fondé sur la présentation clinique, 92; modèle fondé sur le contenu disciplinaire, 91; projets pilotes, 99, 102, 123
Programme d'externat en région rurale et du Nord, 29
propédeutique, 74

Queen's, université, 61

Rabinowitz, H., 39, 75, 229
Rainsbury, P., 64
Ramsey, P., 39, 42, 239
Ranger, N., 186
Raphael, D., 32, 229
recrutement (personnel et corps professoral), 153-9, 192-3, 214-15
Redelmeier, D., 34, 226
réintégration, programme de, 29
Réseau de recherche et d'éducation de l'Ontario (ORION), 101, 217
Réseau des sciences de la santé universitaires du Nord (RSSUN), 6, 44
« Résidents en médecine familiale du Bouclier canadien », programme des, 50
ressources documentaires numérisées, 43

retombées économiques (de l'école de médecine), 209–10
Richards, R., 174, 238
Rock, A., 207
Romanow, R., 25, 227
Rosenberg, M., 29, 224
Rosenblatt, R., 5, 31, 227
Ross, B., 159, 185
Ross, G., 193, 194
Ross, T., 131
Rosser, W., 64
Rourke, J., 5, 9, 31, 38, 75, 171, 227, 238
Rowe, B., 64
Ruiz, J., 44, 224
Rupert, H., 192
Rural Physician Associates Program (RPAP) de l'université du Minnesota, 39

santé dans le Nord et les régions rurales, 48, 97, 104, 217
santé sociale et de la population, 48, 97, 104, 217
Sault Ste Marie, 8, 22, 47, 61, 95, 114, 195
Schoales, B., 8
Schmidt, H., 37, 229
Schulman, L., 92, 232
Scott, T., 9, 154
séances cliniques (structurées), 110, 111, 112
Seely, J., 64
sénat universitaire, role de gouvernance, 144
Serment de Genève de 1948, 174
Service canadien de jumelage de résidents (CARMS), 97
Service ontarien de demande d'admission en médecine (OMSAS), 77, 84, 215

Shandling, M., 34, 226
Sherbrooke, Université de, 188, 207
Silagy, C., 40, 42, 230
Sioux Lookout, 56, 61, 114
Smart Systems for Health Agencies, 101
Société de gestion du Fonds du patrimoine du Nord de l'Ontario, 168
Société de la médecine rurale du Canada, 9, 75
société sans but lucratif, 45, 148, 158, 220
soins communautaires, séances, 109
soins hospitaliers, séances, 108
Southern Illinois, université, 91
spécialisation des diplômés du Nord-Est de l'Ontario, programme de, 29
spécialités générales, 51, 81, 138
Sprafka, S., 97, 232
Stewart, M., 48, 229
Stoddart, G., 32, 204, 224
Stokes, J., 40, 230
Strasser, R., x, xii, 19, 20, 31, 38, 40, 44, 214, 230
Strasser, S., 44, 230
stratégie de recherche pour l'EMNO, 193–6
Stymeist, D., 32, 227
Sudbury, 5, 8, 22, 61, 63, 208, 211
Sullivan, P., 7
Suntres, Z., 160
symposium francophone, 76, 170, 188
symposium international sur la formation médicale en milieu rural, 13

Talley, R., 127, 234
Tamblyn, R., 92, 232
Tarrant, M., 75, 232
technologie de l'information, 164–6, 184–5
technologie des communications à large bande, 48
Temiskaming Shores, 114
Tepper, J., 31, 227
Tesson, G., ix, x, xi, xii, 17, 31, 146, 153, 186, 210, 212, 227
Thunder Bay, 5, 8, 14, 17, 22, 61, 63, 208, 211
Tilleczek, K., 48, 232
Timmins, 8, 22, 61, 114
Tollan, A., 40, 229
Toohey, S., 90, 93, 233
Topps, D., 9
Toronto, université de, 61
Tromso, université de, 13, 40
Tyndall, S., 155

Upper Peninsular Program au Michigan, 39

Veitch, C., 40, 228
Verby, J., 39, 42, 231
Voaklander, D., 85, 231
volets ruraux en formation médicale, 39

Walker, D., 7
Walsh, A., 64

Walters, L., 113
Weller, G. R., 24, 25, 29, 227
Western Ontario, université, 9, 61
Western Reserve School of Medicine, 37
Whitfield, J., ix, 154
Wilkin, R., 25, 227
Wilkinson, R., 32, 227
Windsor, 11
Witham, R., 192
Witmer, E., xvi, 7
Woloschuk, W., 75, 232
Woollard, R., 175, 238
Working Group on Postgraduate Education for Rural Family Practice, 39, 230
Worley, P., 32, 39, 41, 42, 114, 217, 228
Wootton, J., 207
World Organization of Family Doctors, 42
Wright, B., 138, 234
Wright, D., xi, 153, 160
WWAMI (Washington, Wyoming, Alaska, Montana and Idaho), réseau, 39, 210

Yates, M., 142, 234
Young, T., 26, 32, 228
Youniss, J., 142, 234

Zamboanga, école de médecine de, Philippines, 40